GRUHLE – RAECKE

GRUNDRISS DER PSYCHIATRIE

GRUNDRISS DER
PSYCHIATRIE

VON

PROFESSOR DR. HANS W. GRUHLE

FÜNFZEHNTE VERBESSERTE AUFLAGE
DER
PSYCHIATRISCHEN DIAGNOSTIK
VON
JULIUS RAECKE

MIT 8 ABBILDUNGEN

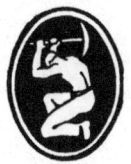

SPRINGER-VERLAG BERLIN HEIDELBERG GMBH
1948

HANS WALTER GRUHLE
Lübben/Lausitz, 7. 11. 1888

© Springer-Verlag Berlin Heidelberg 1948
Ursprünglich erschienen bei Springer-Verlag O. H. G. in Berlin
and J. F. Bergmann in München 1948

ISBN 978-3-662-30440-2   ISBN 978-3-662-30439-6 (eBook)
DOI 10.1007/978-3-662-30439-6

Veröffentlicht unter Zulassung Nr. US-W-1093 Extended (Dr. Ferdinand Springer,
Heidelberg) der Nachrichtenkontrolle der Militärregierung.
Druck der Bayerischen Kommunalschriften-Druckerei, München

Vorwort zur fünfzehnten verbesserten Auflage.

1908 verfaßte JULIUS RAECKE die erste Auflage und E. SIE-MERLING in Kiel schrieb das Vorwort dazu. Durch zehn Auflagen konnte RAECKE sein Büchlein selbst betreuen. Für die elfte Auflage gestaltete ich große Teile weitgehend um und übergebe nun die fünfzehnte Auflage den heranwachsenden Ärzten, damit sie Verständnis und Kenntnisse daraus gewinnen.

HANS W. GRUHLE.

Inhaltsverzeichnis.

Allgemeiner Teil.

Schon bei einem rein körperlich Leidenden ist es nicht immer leicht, die wichtigsten Angaben über die Entstehung der Erkrankung zu erhalten. Ein hoch Fiebernder, ein sehr Geschwächter wird nicht durch viele Fragen gequält werden dürfen. Man wird versuchen, von den *Angehörigen* das Notwendige zu erfragen. Handelt es sich aber gar um ein Gemütsleiden oder eine Geistesstörung, so lauten die Angaben des Erkrankten oft kraus und verworren, und man wird erst recht darauf angewiesen sein, von den Angehörigen genaue Mitteilungen — in Abwesenheit des Kranken — zu erhalten. Auch das ist oft nicht leicht. Besonders der akute Ausbruch einer Psychose, zu der der Arzt gerufen wird, ist ein so erschreckendes Ereignis, daß die Angehörigen oft den Kopf verlieren und kaum viel zu erzählen imstande sind. Dennoch ist hier eine genaue — oft später nachzuholende — Anamnese äußerst wichtig.

A. Die Vorgeschichte (Anamnese).

Es wäre nicht geschickt, sich bei den Angehörigen sogleich nach den ersten Anzeichen seelischer Störung zu erkundigen. Man würde dann oft zu hören bekommen, daß der Kranke noch nie dergleichen gezeigt habe. Man kann als Arzt noch so sachlich eingestellt sein, man darf doch nie vergessen, daß an den seelischen Störungen nun einmal ein moralischer Makel haftet, den alle Klugheit und Aufgeklärtheit des Gebildeten nicht aus der Welt zu schaffen vermögen. Deshalb lasse man sich erst einmal den ganzen Lebenslauf berichten; das ist etwas relativ Neutrales. Da versenkt sich die Mutter oder Ehefrau des Kranken in die Vergangenheit und weiß mit positiven Angaben aufzuwarten, die wichtig sind. Man frage die Mutter nach der Kinderzeit des Sohnes, wie er in der Schule gelernt habe, ob er einmal sitzengeblieben sei, wie die spätere Berufsausbildung verlief, ob er viel in der Welt herumkam

oder seßhaft war, ob er gern beim Militär war, Sport trieb, Vereinen angehörte, politisch interessiert war, wie er zur Kirche stand.
Man wird von der Ehefrau die Zeiten der Ehe, die Ausfüllung seiner
Freizeit, die Stellung zur Natur, zur Häuslichkeit, zum Alkohol,
erfragen. Man wird nicht versäumen, nach den ehelichen Beziehungen und deren möglichen Änderung sich zu erkundigen. Werden
solche Fragen ruhig und sachlich direkt gestellt, so wird sich keine
Ehefrau dadurch verletzt fühlen. In allen diesen Gebieten wird
man relativ leicht einen Stoff sammeln können, der zur Erfassung
einer Persönlichkeit dienlich ist. Viel schwerer wird man es haben,
wenn man sich für den Charakter des Kranken interessiert. Hier
stehen den Angehörigen meist die Ausdrücke sprachlich nicht recht
zur Verfügung. Einfache Leute unterhalten sich selten über derlei.
So kann es vorkommen, daß die Frage, ob ein Kind still war,
bejaht wird, obwohl er hernach als wilder Bursche geschildert wird.
Still kann heißen: er hat wenig geschwätzt, während man mit der
Frage mehr die Versonnenheit, Besinnlichkeit meinte. Auf diesem
Gebiete kann man sich arg mißverstehen, zumal wenn man nicht
daran denkt, Suggestivfragen zu vermeiden. Man verhindert auch
hier die Mißverständnisse am leichtesten, wenn man nicht über
vieldeutige Eigenschaften disputiert, sondern lieber recht anschaulich fragt und die Schlüsse auf die Eigenschaften dann selbst zieht.
Hat er *viel* Kameraden gehabt, hat er gern Bücher gelesen, Fußball gespielt, Tiere geliebt oder gequält, Sammlungen angelegt,
war er mehr Anführer oder Mitläufer, hat er oft Wunden und
Schrammen gehabt, hatte er für Musik etwas übrig. Und in der
Ehe: spielte er gern mit den Kindern oder schlug er sie viel, bastelte
er gern, arbeitete er im Garten, ging er in politische Versammlungen usw. Auf diese Weise fällt es nicht schwer, sich ein Bild
einer Persönlichkeit zu zimmern. Freilich braucht eine solche
Anamnese Zeit. Man kann sie nicht aufnehmen, wenn 20 Kassenkranke im Wartezimmer warten.

Man vergesse über dem Seelischen nicht etwa das *Körperliche.*
Man erfrage aus der Kinderzeit verlängertes Bettnässen (Enuresis),
irgendwelche Anfälle, nächtliches Aufschrecken (Pavor nocturnus),
dann Störungen der Pubertätszeit, Lues; bei Frauen erkundige
man sich nach den Niederkünften und Wochenbetten und etwaigen Komplikationen. Endlich gehe man auf die *letzte* Erkrankung
ein: ob der Kranke schon längere Zeit nervös oder anders geworden
sei — wann er denn das erstemal auffällig erschien? Womit er
sich in der letzten Zeit innerlich beschäftigt habe? Ob er verwirrt
dahergeredet habe? Ob ein eigentlicher Stimmungsumschwung
oder ob ein Nachlassen der Geisteskräfte beobachtet worden sei?

Bei dem Zeitaufwand, den eine sorgsame Anamnese braucht, wird es nicht immer möglich sein, alles auf einmal zu erfragen. Daher ist es vielleicht geschickter, die Fragen nach der Familie und Sippe auf eine weitere Unterredung zu verschieben. Diese sorgsame Aufhellung der *Vererbungsverhältnisse* ist empfehlenswert. Ist die Aufdeckung einer Belastung auch niemals bindend und eindeutig, so gibt sie doch häufig einen Hinweis diagnostischer Art. Man bedenke, daß *mehrere* Familienmitglieder von der eigenen Familie Verschiedenes wissen. Eine Mutter wird oft starke Bedenken haben, das Kind durch wahre Angaben über ihre Familie vermeintlich zu schädigen. Deshalb wird man gern die Gelegenheit ergreifen, auch andere Familienangehörige nach der Aszendenz und nach den Seitenlinien zu befragen. An dieser Stelle können nicht die Erbregeln klargelegt werden. Aber man erinnere sich, daß die rezessive Art der Vererbung eine, ja mehrere Generationen überspringen kann. Deshalb ist es wichtig, auch über weiter zurückreichende Ahnen und ebenso über Nebenlinien Kenntnisse zu sammeln. Man soll die Nachforschung auch keineswegs auf die eigentlichen Psychosen beschränken. Auch Morphiumsucht, Trunksucht, Selbstmord, sozialer Verfall, Verbrechen, abwegige Charaktere, körperliche Mißbildungen u. dgl. sind Umstände, die zuweilen die biologische Verfassung einer Familie klarstellen. Heiraten unter Blutsverwandten, die nach Ansicht der meisten Forscher an sich biologisch unbedenklich sind, wenn beide (nach oben schnell konvergierende) Zweige der Familie erbrein sind, werden sofort bedenklich, wenn sich ein belastendes Moment in der Aszendenz findet, das sich nun durch Wiedervereinigung zweier Zweige der gleichen Familie substantiell vermehrt. Bei den einzelnen Störungen wird von den Vererbungsmomenten noch die Rede sein. Die Erbforschung ist immer eine Forschung mit großen Zahlen und Wahrscheinlichkeitsberechnungen. Wenn sie z. B. feststellt, daß bei der idiopathischen Epilepsie höchstens 10 Prozent der Kinder eines epileptischen Elternteils wiederum epileptisch sind, so nützt dieses Wissen im einzelnen Falle wenig, wenn diese Eltern nur ein Kind haben. Eine noch so gut durchforschte Sippentafel wird selten eine Prognose für den einzelnen Descendenten erlauben.

Schema für die Anamnese (Vorgeschichte).

1. Vererbung. Seltsame Charaktere, hochgradige Nervosität, Schwermut, andere Gemütsstörungen, Schwachsinn, Geistesstörungen, Selbstmord, Trunksucht, sozialer Verfall in der Familie.

2. Entwicklung. Geburtsverlauf, Gichter (Fraisen), Kopfverletzungen, Anfälle, verlängertes Bettnässen, nächtliches Aufschreien, Nachtwandeln. Schulerfolge, Sitzenbleiben, Schulschwänzen, Pubertätsstörungen.

3. Lebenslauf. Berufsausbildung, Militärzeit, Kriegsbeteiligung, Sport, Politik, Liebhabereien. Soziale Stellung, Geselligkeit, Verlauf der Ehe, Kinder. Bei Frauen: Niederkunft und Wochenbett, Menstruation, Wechseljahre. — Besonders eindrucksvolle Erlebnisse, Schicksalsschläge.
4. Körperliche Krankheiten. Lungenleiden, Lues, Unfälle, Alkoholismus.
5. Beginn der jetzigen Erkrankung. Kam ein äußeres aufregendes Ereignis vor? — Stimmungsumschwung, Angst, Unruhe, Lebensüberdruß, Charakterveränderung, geistiger Rückgang. Auffällige Gedanken und Äußerungen, Verwirrtheit, Anfälle, Sinnestäuschungen, Wahnideen. Körperliche Störungen: Schlaflosigkeit, Schwindel, Ohnmachten, Lähmungen, Krämpfe, Sprach- und Schriftstörungen. Bisherige Behandlung.

Hat man die Vorgeschichte aufgeklärt, so suche man sich ein Bild davon zu machen, wie sich der Kranke subjektiv seinem Leiden gegenüber verhält, ob er überhaupt im eigentlichen Sinne „leidet". Später wird davon die Rede sein, daß es auch Erkrankungen gibt, in denen der Kranke keineswegs leidet, vielmehr jede Erkrankung leugnet und im höchsten Glücksgefühl schwebt (manischer Zustand). Oft aber wird er wirkliche Klagen vorbringen.

Die Klagen der Kranken.

Wie wenig gleichmäßig das Verhältnis der objektiven Schwere eines Leidens zu der subjektiven Stimmung und der Körpergemeinempfindung ist, wird einem klar, wenn man an die Verschiedenheit der Todesstunde denkt: der eine geht selig hinüber, der andere schläft friedlich ein, der dritte hat einen entsetzlich quälenden Todeskampf. Aber auch bei harmlosen Leiden benehmen sich die Menschen sehr verschieden: bei einem einfachen Fingerpanaritium schreit und jammert der eine, während der andere ruhig stillhält. Mag auch ein solcher peripherer Schmerz eines harmlosen Leidens zuweilen wirklich verschieden sein, so ist es in der Hauptsache doch die Persönlichkeit, die aus dem Schmerz viel oder wenig macht. Ob Mißempfindungen oder Schmerzen wirklich sehr schlimm sind oder von jemand nur so schlimm dargestellt werden, kann man nur ermessen, wenn man die ganze Persönlichkeit des Betroffenen kennt. Die Wehleidigkeit der Menschen ist eben außerordentlich verschieden. Es gibt auch Menschen, die ernste Leiden und Schmerzen standhaft ertragen, die aber bei kleinen Unannehmlichkeiten sich höchst exaltiert aufführen.

Solche Verschiedenheiten der subjektiven Haltung zu Schmerz und Krankheit können sogar diagnostisch wichtig werden. Das Beispiel sei hier vorweggenommen, daß der Epileptiker auf die besorgten Fragen nach seinen Anfällen beruhigend und beschwichtigend antwortet, während der Hysteriker seine Anfallssymptome wichtigtuerisch ausmalt. Andererseits kann der Hysteriker objektive Schmerzen zu Zeiten völlig ausschalten, d. h. subjektiv geradezu annullieren. Es scheint ein Widerspruch in sich selbst zu sein, einen Körperschmerz überhaupt „objektiv" zu nennen. Dennoch muß man sich dieses oder eines ähnlichen Ausdruckes bedienen, wenn man die außerordentlich verschiedene Bewußtwerdung oder Verarbeitung des Schmerzes kennzeichnen will. Auch die übrigen Sinnesqualitäten außer dem Körperschmerz sind nicht nur schlechtweg da oder sie sind nicht da, sondern sie nehmen bei gleichem äußeren Reiz die verschiedensten Qualitäten und Quantitäten an, je nachdem die Konstitution des Reizempfangenden beschaffen ist, und je nachdem er frisch oder ermüdet, aufmerksam oder abgelenkt, traurig oder lustig ist. Vor 30 Jahren wurde der junge Mediziner noch in der Meinung erzogen, daß ein bestimmter Reiz eine bestimmte Empfindung setze, ebenso wie der Ausschlag des Unterschenkels immer gleich groß sei, wenn der Schlag des Hammers das Kniephänomen dem wirklich entspannten Oberschenkel auslöse. Heute hat man sich vielmehr daran gewöhnt, die Zusammenhänge und das gegenseitige Sichbedingen zu beachten. Erst wenn man einen Menschen aus vielen Lebenslagen sehr gut kennt, kann man bei einer Schmerzäußerung ermessen, ob der Schmerz schlimm sei oder nicht. Bei einem bisher fremden Menschen ist dies immer sehr schwer.

Man beachte aber auch die *Art* der Klagen neben ihrer Stärke. Bei einem kranken Arzt, der sich selbst ruhig und sachlich zu beobachten weiß, wird man auf seine Unterschiede des Beschreibens *viel* geben dürfen. Wir wissen, daß uns unsere inneren Organe — Magen, Leber usw. — nicht als empfindungsmäßige Einheiten gegeben sind, so daß man für gewöhnlich z. B. nicht mit Sicherheit sagen kann, ob ein Schmerz im Duodenum oder im Colon transversum sitzt. Ein Kranker aber, der sich lange sorgsam beobachtet hat, kann dabei auf dieser subjektiven Seite des Erlebens ebensoviel lernen und sich darin ausbilden, wie ein Jahrmarktskünstler gelernt hat, die einzelnen Zacken seines M. serratus anterior gesondert zu innervieren. Man achte die Art der Klagen niemals gering, sie geben dem Erfahrenen oft wertvolle Hinweise.

Andererseits falle man nicht auf klagselige Leute herein und vermeide vor allem die leider so verbreitete Gewohnheit mancher Chirurgen, „einmal nachzusehen", wenn jemand beständig über seinen Blinddarm klagt: „dann müsse dort doch etwas los sein". Sehr oft ist dort gar nichts zu finden. Man kann sich der Entrüstung nicht erwehren, wenn solchen ewig über den Leib klagenden Leuten der Bauch viele Male aufgeschnitten worden ist, dadurch die Festigkeit der gesamten Bauchdecken zerstört wurde, und nun mehrere Bauchbrüche, Hängebauch und damit natürlich zahllose objektiv begründete Beschwerden gesetzt worden sind. Das ist nie wieder gutzumachen.

Der Gedanke ist durchaus unrichtig, daß ein lokalisierter Schmerz auch eine lokalisierte Ursache haben müsse, ja es ist sogar noch falsch anzunehmen, daß an dieser Stelle wenigstens eine Organschwäche, oder ein Locus minoris resistentiae oder eine Disposition „säße". Die Suggestion, die Hypnose stützt diese unsere Auffassung. Es gibt suggestive Personen, die nach langen Gesprächen über eine gerade herrschende Diphtherieepidemie anfangen, leichte Halsschmerzen grundlos zu bekommen. Der Hypnotiseur kann dem Medium an beliebiger gesunder Körperstelle schwere Schmerzen lokalisieren. Aber es gibt auch einen *Wahn* des Schmerzes bei eigentlichen Geisteskranken. Man soll nicht schnell ungeduldig werden, wenn ein Hilfesuchender sehr ausführlich seine Mißempfindungen und Schmerzen schildert. Man kann vieles aus diesen Klagen heraushören. Wenn sich jemand z. B. beklagt, er habe Holzbeine, oder es sei, als wenn seine Beine nur von oben bis zum Knie da seien u. dgl., so können solche Ausdrücke ebenso vom Neurastheniker wie vom Tabiker gebraucht werden. Es gibt dabei keine Feinheiten der Unterscheidung. Beschränkt man sich aber nicht auf die objektive Untersuchung und auf diese Spezialklagen, sondern lernt man die *ganze* Persönlichkeit der Klagenden kennen, so wird sich die Entscheidung, ob neurasthenisch oder organisch, eben aus der Gesamtbeurteilung sehr wohl treffen lassen. Man lasse sich nicht durch die Thesen moderner medizinischer Literatur irremachen, daß heute der Unterschied zwischen organisch und funktionell, zwischen objektiv und psychogen oder gar zwischen seelisch und körperlich gefallen sei. Es ist richtig, daß wir erst in neuerer Zeit gelernt haben zu ermessen, wie eingreifend der seelische Einfluß auf den Körper sein kann: er kann organische Veränderungen *setzen*. Wir haben ebenso erst in jüngerer Zeit gelernt zu begreifen, wie schwer selbst der Charakter eines Menschen durch ein organisches Leiden (z. B. die Encephalitis lethargica) zerstört und geändert werden kann. Da aber der Arzt die Aufgabe hat, nach der Grundursache eines Leidens zu suchen, so bleibe ihm die altmodische Fragestellung außerordentlich wichtig: Ist die Ursache dieser Klagen ein *organisches* Leiden, etwa ein beginnendes Ovarialcystom, oder sind sie *psychogen*? Daß man diese Frage zuweilen, z. B. bei gewissen Idiosynkrasien, Anaphylaxien, aber auch anderen Erkrankungen nicht sicher beantworten kann, ändert nichts an der Notwendigkeit, sie sich stets exakt zu stellen.

Bei manchen Klagen fällt auf, daß die gewählten Vergleiche und Bilder seltsam weit hergeholt, verschroben, gesucht erscheinen. Wenn ein Unfallverletzter von den Kopfschmerzen nicht die üblichen Vergleiche gebraucht: brennend, stechend, drückend, bohrend usw., sondern wenn er erzählt, es sei wie siedendes Wasser; er spüre deutlich, wie die Bläschen aufsteigen, oder es sei, wie wenn zwei Billardkugeln aufeinander prallten, so verwundert man sich dieser Ausdrücke. Aber man muß wissen, daß sich solcher Ausdrücke nur derjenige bedient, dem sein Leiden ein höchst interessanter Gegenstand der Beschäftigung geworden ist. Vielleicht hat er wirklich ein Kopftrauma gehabt, vielleicht lag ursprünglich wirklich eine leichte organische Schädigung vor. Aber nun beobachtet er jede geringste Mißempfindung und schmückt sie dichterisch aus. Von diesem Typus klagseliger Hypochonder, bei denen später noch erörtert werden wird, ob man sie besser als Neurotiker oder Neuropathen oder Psychopathen oder Neurastheniker bezeichnet, ist oft nicht leicht eine Form echter Geisteskrankheit, die hypochondrische Hebephrenie zu unterscheiden. Freilich läßt sich dennoch meistens diese Unterscheidung treffen, wenn man sich nicht auf die Beachtung dieser Klagen beschränkt, sondern die ganze Persönlichkeit erfaßt. Davon wird bei der Schizophrenie noch die Rede sein.

Insbesondere sei noch der Klagen über *Anfälle* gedacht. Der unbestimmte Ausdruck deckt beim Laien außerordentlich Verschiedenes. Hier enthalte sich der Arzt ganz besonders der suggestiven Fragen. Der bekümmerte Vater nennt es z. B. einen Anfall, wenn sich bei der fast stuporösen schizophrenen Tochter plötzlich für einige Zeit ein Erregungszustand einstellt. Die Mutter nennt es einen Anfall, wenn das kleine Kind einige Zeit „wegblieb", d. h. nicht atmete und blau wurde. Hier sei nur der *Anfälle im engeren Sinne* gedacht, d. h. der plötzlich einsetzenden seelischen und motorischen abnormen Symptome. Den Angehörigen werden naturgemäß vor allem die objektiv zu beobachtenden Anzeichen auffallen, der Kranke selbst wird auch von den subjektiven Begleiterscheinungen berichten können. Die Mutter erzählt von der Tochter: „Mitten im Gespräch stockt sie plötzlich, dann wischt sie sich unsicher mit der rechten Hand über den Mund, wobei sie stiert, und dann ist es mit einem tiefen Atemzug etwa nach vier Sekunden vorbei" (das ist eine epileptische „absence").

Die Tochter selbst: „Ich verliere manchmal so den Gedankengang, sonst habe ich nichts gespürt." — Der Sanitätsmann: „Er hat schrecklich getobt. Schon als wir ihn zu sechs gehalten und auf die Erde gelegt haben, hat er immer noch nach uns getreten und uns ins Gesicht gespuckt. Zwischendurch hat er sich wie ein Fisch in die Höhe geschnellt oder hoch im Bogen aufgebäumt" (das ist ein psychogener Anfall). Bei solchen Anfällen kommt es anamnestisch-diagnostisch auf folgende Gesichtspunkte an: mit oder ohne äußeren Anlaß — plötzlich oder nach subjektiven Vorzeichen — mit Anfangsschrei oder ohne solchen — plötzliches Zusammenbrechen (Sturz) oder unleidliches Hinwerfen — einförmige elementare Zuckungen oder wechselndes Strampeln und Umsichschlagen — halbseitig oder ganzseitig — bläulichblaß oder rot — Krampfen des ganzen Körpers oder nur einzelner Glieder — Einnässen oder nicht — Zungenbiß oder nicht — Verletzungen beim Sturz oder nicht — Röcheln — Stöhnen oder Schreien — Schimpfen — Dauer bis drei Minuten oder stundenlang — Erinnerungslosigkeit oder nicht. Die nähere Erklärung der Bedeutung dieser Symptome wird unter B 9. „Krämpfe" und im Epilepsiekapitel folgen.

B. Der Körperbefund (Status somaticus).

Daß man auch bei der Annahme einer seelischen Störung niemals vergessen darf, auch einen genauen *Körperbefund* zu erheben, ist selbstverständlich. Hier soll deshalb auf die wichtigsten Punkte hingewiesen werden.

Schema für den Körperbefund.

1. Allgemeiner körperlicher Zustand. Alter, Gewicht, Größe. *Temperatur, Bau und Haltung.* Knochenbau. Muskulatur, Ernährung. Hautfarbe, Gesichtsausdruck. Mißbildungen (Degenerationszeichen). Kropf.

2. Schädel. Maße und Form. Druck- und Klopfempfindlichkeit. Perkussionsschall. Narben.

3. Augen (II., III., IV., VI. Hirnnerv). *Pupillen*weite, -form, -differenz; *Licht- und Konvergenzreaktion. Augenbewegungen.* Nystagmus. Exophthalmus, *Augenhintergrund.* Sehschärfe. Gesichtsfeld.

4. Die übrigen Hirnnerven. Trigeminus; Corneal- und Conjunctivalreflex. *Facialis.* Zunge (Bißnarben!). *Gaumen* (Rachenreflex, Schlucken). Geruch. Geschmack. Gehör. Gleichgewichtsstörungen.

5. Sprache. Stottern. Dys- und Anarthrie (bulbäre Sprache). *Skandieren. Artikulatorische Sprachstörung mit Silbenstolpern.* Aphonie. Aphasie (sensorische und motorische). Alexie. Agraphie. (Sonstige Schreibstörungen.)

6. Arme. Lähmungen. Spannungszustand der Muskulatur. Atrophie. *Sehnenreflexe.* Druckempfindlichkeit der Nerven. *Ataxie. Tremor.*

7. Beine. Wie bei den Armen (Kniephänomen!). Außerdem Patellar- und *Fußklonus. Zehenreflex. Gang. Romberg.*

8. Rumpf. Hautreflexe. Vasomotorisches Nachröten. Mechanische Muskelerregbarkeit. Druckpunkte. Wirbelsäule. Blasen- und Mastdarm- störungen. Decubitus.

9. Krampfzustände (Rigor, Athetose, Chorea), *Krampfanfälle* (Epi- lepsie, Jackson, Hysterie). Tonusvergleich beider Körperhälften.

10. Sensibilität. Tast-, Schmerz- und Temperatursinn. Orts-, Lage- und Kraftsinn. Vibrationsempfindung. Stereognostischer Sinn.

11. Innere Organe. Herz. *Puls* (Blutdruck). Lungen. Bauchorgane. *Urin.*

12. Liquor cerebrospinalis. Druck, Aussehen. Chemische und mikro- skopische Untersuchung. (Wassermannsche Reaktion.)

13. Elektrische Untersuchung. Faradisch und galvanisch. Quantita- tive und qualitative Änderung der Eregbarkeit.

1. Allgemeiner körperlicher Zustand.

Das *Alter* des Kranken ist für die Beurteilung mancher Sym- ptome wichtig (Alters-Miosis, Tremor senilis, Rigidität der Gefäße usw.). Nie unterlasse man es daher, in einem körperlichen Status das Alter, wenigstens annähernd, anzugeben.

Das *Gewicht* zu kennen ist nur dann wertvoll, wenn man auch die Größe weiß, da zwischen beiden ein bestimmtes Verhältnis besteht. Der Körpergewichtsquotient $\dfrac{\text{Zahl der cm}}{\text{Zahl der kg}}$ soll durchschnittlich zwischen 2 und 3 betragen. Wenn man keine exakte Messung vornehmen kann, versäume man wenigstens nicht, zu notieren, ob der Kranke von mittlerer Größe ist, ob über- oder untermittelgroß. Starke Gewichtsschwankungen finden sich besonders bei Schizophrenen. Zunahme des Gewichts bei gleich- zeitiger psychischer Besserung gilt als Zeichen beginnender Genesung. Starke Gewichtszunahme entwickelt sich aber auch oft bei Verblödung.

Die *Temperatur* ist stets festzustellen. Infektionspsychosen werden in erster Linie durch das Thermometer diagnostiziert.

Nach epileptischen Anfällen kann man hohe Temperatursteigerungen beobachten, besonders bei Paralyse; bei genuiner Epilepsie nur, wenn die Anfälle sich häufen: Status epilepticus. Das hysterische Fieber ist stets vorgetäuscht (Reiben des Thermometers, Eintauchen in heiße Flüssigkeit). Man kontrolliere solche Messungen daher stets selbst oder durch zuver- lässiges Personal. Rectale Messungen sind sicherer als Achselhöhlenmes- sungen. Subnormale Temperaturen findet man besonders bei Alkoho- listen und Schizophrenen, gelegentlich bei Delirien im Gefolge von In- fektionskrankheiten.

Der *allgemeine Habitus* kann mancherlei Anhaltspunkte für die Richtung der Untersuchung gewähren.

Vorzeitiges Altern ist oft bei Arteriosklerose des Gehirns zu beobachten. Gedunsenes Gesicht mit zahlreichen Petechien, injizierten Bindehäuten erregt Verdacht auf Alkoholismus. Schlaffe, leere Züge, erloschener Blick sind bei Paralyse häufig. (Über den Ausdruck der Affekte ist im Abschnitt über den seelischen Befund mehr zu finden.) — Auch Riesenwuchs (Gigantismus) und Zwergwuchs, rachitische (Schädel, Zähne, Rippen, Epiphysen, Verkrümmung der Unterschenkel) und myxödematöse Veränderungen (s. unter Struma!) fallen sogleich in die Augen. Auf Exantheme, Ödeme, Hernien und Varicen ist zu achten. Besonders hervorzuheben ist das Verhalten von *Knochenbau* (kräftig oder grazil), von *Muskulatur* (gut, mäßig, schlecht), von *Ernährung* (Adipositas, Kachexie usw.). Die Färbung von Haut und Schleimhäuten ist wichtig (Anämie, Bleichsucht; Bronzehaut bei Addison durch Erkrankung von Plexus solaris und Nebennieren).

Als *Mißbildungen* oder *Degenerationszeichen* hat man neben den weiter unten zu erwähnenden Schädelanomalien angesprochen: Verbildung der Ohren, verschieden gefärbte Iris, exzentrische Stellung der Pupille, Hasenscharte, Wolfsrachen, steilen Gaumen, Anomalien in Form, Größe, Zahl und Stellung der Zähne, überzählige Finger und Zehen, Schwimmhautbildung, Klumpfüße, übermäßig lange Arme, zu kurze Beine, fluktuierende 10. Rippe, abnorme Haar- und Bartentwicklung, überzählige Brustwarzen, Hypospadie und Epispadie, Kryptorchismus, Vagina duplex, Atresia vaginae, Uterus bicornis, Exostosen, Spina bifida, angeborene Luxationen. Alle diese Zeichen dürfen nur, wenn sie sehr gehäuft auftreten, den Verdacht auf *minderwertige Anlage* erwecken. Sie finden sich im allgemeinen etwas häufiger bei Schwachsinnigen als bei normalen Individuen, gestatten aber im Einzelfalle an sich niemals einen Schluß auf den Geisteszustand des Betroffenen.

Zwergwuchs kann sehr verschiedene Ursachen haben. Unter Infantilismus versteht man die krankhafte Fortdauer der Merkmale der Kindheit durch das ganze Leben infolge von Entwicklungs- und Wachstumshemmung (fehlerhafte Anlage, fötale Erkrankung, Hypophysenschädigung). Öfter finden sich hohe Stimme, mangelhafte Ausbildung der Geschlechtsorgane, der Schamhaare und des Bartes (auch Neigung zu Fettansatz und vermehrter Hüftschweifung). Ähnliche Symptome werden auch bei *eunuchoidem Hochwuchs* beobachtet mit Zurückbleiben der sekundären Geschlechtsmerkmale infolge Hypofunktion der Keimdrüsen.

Akromegalischer Riesenwuchs ist Folge von Hypophysenreizung. Dagegen wird übermäßige Fettentwicklung mit Rückbildung der Genitalien (Dystrophia adiposo-genitalis) heute mehr auf Erkrankung der trophischen Zentren im Zwischenhirn bezogen.

Das *Othämatom* ist keine Mißbildung, sondern das Ergebnis eines Schlages auf die Ohrmuschel mit Zertrümmerung des Knorpels und Bluterguß zwischen Knorpel und Perichondrium. Aus der anfänglich fluktuierenden Geschwulst wird nach Resorption des Blutergusses durch Narbenzug eine dauernde Verunstaltung der Muschel. Bei Neigung zu trophischen Störungen entwickelt sich das Othämatom sehr leicht (Paralyse).

Struma (Kropfbildung) und Athyreosis (Fehlen der Schilddrüse) gehören zum Bilde des Kretinismus (siehe im speziellen Teil). Die BASE-DOWsche Krankheit (Struma, Exophthalmus, Tachykardie) infolge Hyperfunktion der Schilddrüse geht öfter mit psychischen (hypomanischen oder amentiellen) Störungen einher. Doch kommt Kropfbildung auch ohne alle derartigen Erscheinungen bei geistig Gesunden vor.

Myxödem, d. h. pralle, teigige Schwellung der Haut, in welcher Fingerdruck keine Delle hinterläßt, tritt zusammen mit Schwachsinn, Schwindel, Ohnmachten, Zittern von Zunge und Händen nach Entfernung der ganzen Schilddrüse auf: Cachexia strumipriva der Chirurgen (vgl. im speziellen Teile Myxödem!).

Fettig glänzende Haut, „*Salbengesicht*", findet sich bei postencephalitischen Lähmungszuständen und bei Katatonien.

Auf die *Körperbautypen* wird heute mehr Wert gelegt, seitdem KRETSCHMER sie auf bestimmte Charakterzüge bezogen hat.

1. Pyknisch oder *Eurysom*. Bis mittelgroß, gedrungen mit breitem, weichen Fünfeckgesicht auf kurzem massiven Halse, der schlecht von Kopf und Rumpf abgegrenzt ist. Neigung zur Glatze, die sich als spiegelglatte Fläche von der Haarbegrenzung abhebt. Gleichmäßig voller Bart. Bei großem Brustumfang mäßige Schulterbreite. Große Eingeweidehöhlen und Neigung zum Fettbauch. Kurze Extremitäten und weiche, grazile Hände. Rechteckige Schultern.

Hierbei vorwiegend *cycloider* Charakter: Gesellig, gutherzig, bald weich und schwernehmend, bald heiter und hitzig, ausgleichend, harmonisierend. — Der pyknische Körper findet sich vorwiegend vom mittleren Lebensalter ab. Jünglinge sind (abgesehen von den Semiten) selten pyknisch. Unter den manisch-depressiven Gemütskranken und den Trinkern sieht man besonders viel Pykniker.

2. Asthenisch oder *Leptosom*. Lang und schmal aufgeschossen, oft hager. Schmale Schultern. Magere Arme mit knochigen Händen. Flacher Brustkorb. Fettloser Bauch. Muskeldünne Beine. Winkelprofil oder Langnasenprofil. Gesicht: verkürzte Eiform. Abfallendes Hinterhaupt. Dichtes Pelzmützenhaar. Seltene Glatze mit mattem Boden, Faltenbildung. Spärlicher Bart mit Aussparungen.

Hierbei oft *schizoider* Charakter: Ungesellig, kalt, verschlossen, berechnend. Bald brutal, bald schneidend ironisch. Freude am Widerspruch. — Unter den Schizophrenen sind leptosome Typen recht häufig.

3. Athletisch. Mittel- bis hochgewachsen. Breit ausladende Schultern und stattlicher Brustkorb. Straffer Bauch. Rumpf nach unten verjüngt. Derbe Knochen. Hoher Kopf mit steiler Eiform des Gesichts. Starke Rumpfbehaarung. Derbe, dicke Haut. Keine einheitliche oder auch nur vorwiegende Charakterstruktur.

4. Dysplastisch. Von der Norm stark abweichend infolge endokriner Störungen. Mißbildungen. (Findet sich ebenfalls oft bei Schizophrenie.) Abgrenzbar zwei Haupttypen:

a) Hypoplastisch. Zurückbleiben in der Entwicklung einzelner Körperteile, wie Mittelgesicht, Becken, Hände, Füße.

b) Eunuchoid. Bei mangelhaft entwickelten Geschlechtsdrüsen kann es zu Hochwuchs mit überlangen Armen und Beinen kommen, zu schmalen Schultern bei breitem Becken. Oder es macht sich polyglandulärer Fettwuchs geltend.

2. Schädel.

Maße. Der Schädel hat beim Erwachsenen im allgemeinen einen *größten Horizontalumfang* zwischen 53 (bzw. 51 bei Frauen) und 60 cm. In der Regel bewegen sich die Zahlen zwischen 55 und 57 cm. Der *größte Längsdurchmesser* beträgt ungefähr 17—21 cm, der größte Breitendurchmesser 14—18 cm. Immer ist das Verhältnis zur Größe und Masse des ganzen Körpers zu berücksichtigen.

Methode. Man mißt den *Umfang* mit einem stählernen Bandmaß oberhalb der Augenbrauen und über dem vorspringendsten Punkt des Hinterhaupts. Die Dichtigkeit des Haares ist zu bemerken.

Den größten Längs- und Querdurchmesser nimmt man mit dem Tasterzirkel ohne Rücksicht auf die Horizontalebene.

Bei Neugeborenen soll der Umfang des Schädels etwa 35—36 cm betragen, nach einem Jahre gegen 45 cm; bei Kindern von 7 Jahren mindestens 48 cm (bzw. 47 cm bei Mädchen), bei Kindern von 14 Jahren mindestens 50,5 cm (bzw. 49,5 bei Mädchen).

Als mittlere Zahlen können gelten:

Neugeboren	36 cm
1 Jahr	45 „
2 Jahre	48 „
5 Jahre	50 „
10 Jahre	52 „
15 Jahre	54 „

Die große Fontanelle soll bis spätestens Anfang des 3. Lebensjahres geschlossen sein, ist es meist schon im 18. Lebenmonat.

Mikrocephalie. Abnorm kleiner Schädel (Umfang unter 49 cm) mit starkem Überwiegen des Gesichtes, Vortreten des Unterkiefers, geringem Abstand zwischen beiden Augen (bei Idioten). Liegen dabei die flache Stirn und die Nase in einer Linie, spricht man von einem Aztekenkopf; weicht das Kinn sehr stark zurück, von einem Vogelgesicht.

Hydrocephalie (Wasserkopf). Abnorm großer Schädel mit breiter Stirn, nach unten gerichteten Augen, kleinem Gesicht. (Bei ausgeprägtem Hydrocephalus besteht geistige Schwäche.)

Lange Schädel nennt man Dolichocephale, kurze Brachycephale. Ist der Schädel im Verhältnis zur Breite auffallend hoch, spricht man von

Turmschädel. Die Maße des Schädels und besonders ihre Verhältniszahlen haben für die Abgrenzung der *Rassen* eine bestimmte Bedeutung. Beim *einzelnen* Menschen kann man aus der Schädelform nur dann gewisse Schlüsse auf das seelische Verhalten ziehen, wenn die Zahlen *weit* über- oder unterwertig sind. Angeboren Schwachsinnige haben häufig ganz normale Kopfmaße. Auch Schiefheit des Schädels kann bis zu einem gewissen Grade als normal gelten: mütterliches Becken und Geburtsvorgang sind von Einfluß auf die Schädelform. Bei *rachitischen* Schädeln springen Stirn und Scheitelhöcker stark vor; die Stirn ist verbreitert, das Hinterhaupt abgeflacht, der Schädel hat viereckige oder birnförmige Gestalt, in der Gegend der großen Fontanelle findet sich eine sattelförmige Einbuchtung. Bei *Kretinismus* sieht man oft übergroßen Kopf mit eingesunkener Nasenwurzel, weit auseinanderstehenden Augen, vorgeschobenen Kiefern.

Druck- und Klopfempfindlichkeit des Schädels an umschriebenen Stellen findet sich manchmal bei Hirntumor, häufiger bei Hirnabsceß. Empfindlichkeit des Warzenfortsatzes läßt an Ohrerkrankung denken. Nach Kopfverletzungen kann umschriebene Empfindlichkeit zurückbleiben.

Kephalgie (Kopfschmerz). Der neurasthenische *Kopfschmerz* wird meist als lästiger Druck (schwerer Helm, Band um die Stirn) oder als krampfartige Spannung über die ganze Schädeldecke hin beschrieben. Der Tumorkopfschmerz tritt akuter auf, sitzt innerlich, kann wie der meningitische äußerst heftig sein, verbindet sich mit Übelkeit und Schwindel, steigert sich, wie der arteriosklerotische Kopfschmerz, bei Lagewechsel. Nächtliche Kopfschmerzen sind eigentümlich für Lues cerebri. Bei Migräne wird Schläfenstechen mit Augenflimmern und Übelkeit geklagt (besteht gewöhnlich anfallsweise von Jugend auf, kann erblich sein). Der anämische Kopfschmerz bevorzugt Schläfen und Stirn. — Man frage bei Kopfschmerz: „Ist es ein Bohren, Schneiden, Stechen, Brennen, Reißen, Ziehen, Drücken? Sitzt es außen oder innen? Ist es immer da oder anfallsweise? Zu welcher Tageszeit?"

Bei *Occipital-Neuralgie* zieht der Kopfschmerz vom Nacken zum Scheitel hinauf. Die Haut ist hyperästhetisch. Der Hauptdruckpunkt findet sich in der Mitte zwischen Processus mastoideus und den obersten Halswirbeln (Trigeminusneuralgie s. S. 23).

Über Stiche in Stirn und Augen, Flimmern und Verschwimmen der Buchstaben klagen beim Lesen nervöse Kinder mit Schwäche der Augen-Akkommodationsmuskeln (Asthenopia nervosa).

Nackensteifigkeit bei Kopfschmerz, Benommenheit, Erbrechen läßt an Meningitis denken. (Bei Kindern mit Meningitis tuberculosa Aufschreien vor Schmerz im Schlafe.)

Der *Perkussionsschall* am Schädel kann in seltenen Fällen über einem Tumor dumpfer werden oder sogar tympanitisch, wenn der Tumor den Schädelknochen stark verdünnt hat. (Beim Säugling ist tympanitischer Schall physiologisch.) Wichtiger ist das „Scheppern" (Geräusch des gesprungenen Topfes), das auftritt, wenn Tumor oder Hydrocephalus zu einer Sprengung der Nähte geführt hat, ferner bei Schädelfrakturen.

Bei Schädelnarben, deren Beschreibung und Beurteilung zuweilen bei der Begutachtung von Unfallsfolgen wichtig sind, beachte man: Lage, Form, Länge, Verschieblichkeit über dem Knochen; ob eine Rinne, eine Knochenlücke darunter zu fühlen ist. Im letzteren Falle läßt sich vielleicht Pulsation des Gehirns durch die aufgelegten Finger wahrnehmen. Ist angeblich nach Kopfverletzung eine umschriebene Druckempfindlichkeit zurückgeblieben, prüfe man, ob bei Druck auf diese Stelle der Puls ansteigt (MANNKOPFF-RUMPFsches Symptom), oder die Pupillen sich erweitern. Positiver Ausfall spricht für die Richtigkeit der Angabe, negativer gegen stärkeren Schmerz.

3. Augen (II., III., IV., VI. Hirnnerv).

Pupillen. Die Weite der Pupillen hängt ab von der Innervation des *III.* Nerven, Oculomotorius (Sphincter pupillae) und des Sympathicus (Dilatator pupillae). Im hellen Raume sind die Pupillen eng (Miosis), im Dunkeln weit (Mydriasis).

Miosis besteht im Schlafe, bei Greisen, nach Eserin, Opium und Morphium; bei Erkrankung des Centrum ciliospinale im unteren Halsmark und oberen Brustmark (Dilatatorlähmung); ferner oft bei Tabes und bei Paralyse. Auch ältere Alkoholiker haben oft enge Pupillen.

Mydriasis findet sich bei psychischer Erregung (Angst, Schmerz, gespannter Aufmerksamkeit usw.) und bei kräftigen Muskelaktionen, in epileptischen und hysterischen Anfällen, bei katatonischen Spannungszuständen, zuweilen bei reflektorischer Pupillenstarre, zumal einseitig (Paralyse, Tabes, Lues cerebri); außerdem nach Atropin, Cocain, Scopolamin, bei Chloroform und bei Lufthunger.

Reizung des Oculomotorius verengt die Pupille,
Lähmung des Oculomotorius erweitert die Pupille,
Reizung des Sympathicus erweitert die Pupille,
Lähmung des Sympathicus verengt die Pupille.

Man unterscheide bei Untersuchung der Pupillenweite *eng* (bis zur Stecknadelkopfgröße), *untermittelweit* (etwa 2 mm), *mittelweit* (etwa 3—5 mm), *übermittelweit* und *weit* bis ad maximum (kaum sichtbarer Irissaum).

Die *Form* der Pupille ist gewöhnlich rund. *Leichte Entrundung* kommt bei Gesunden vor, häufiger bei Geisteskranken, besonders bei Katatonie, wo im Stupor vorübergehend und selten die Pupillen queroval erscheinen können. *Dauernd* und *stark verzogene* Pupillen trifft man, sofern nicht lokale Augenaffektionen vorliegen (Synechien, Sphincterrisse, Glaukom), vor allem bei Störungen der Lichtreaktion (Paralyse, Tabes, Lues cerebri).

Differenz der Pupillen. Betrachtet man bei gleichmäßig auffallendem Licht die Pupillen Gesunder, so sind sie mit ganz geringen Ausnahmen gleich weit. Wird eine Pupille stärker belichtet, so wird sie enger. Pupillendifferenz (Anisokorie), wenn sie bei gleichmäßiger Beleuchtung mehr als 1—2 mm beträgt, ist fast stets abnorm, doch kann es sich um relativ harmlose Ursachen handeln. Ein kräftiger Schneeballwurf ins Auge kann für Jahre dort eine weitere Pupille setzen, ein einseitig entwickelter Kropf drückt dort auf die Sympathicusäste und erweitert die Pupille der gleichen Seite. Lymphomoperationen am Hals zerstören oft Sympathicusfasern und dadurch das Links-Rechts-Gleichgewicht, so daß Pupillendifferenzen entstehen. In vielen Fällen hängt aber die verschiedene Pupillenweite mit einer gestörten Lichtreaktion zusammen und ist dann ein ernstes Symptom.

Zu beachten ist, daß Differenz und Entrundung lange Zeit der Entwicklung von nachweisbarer Störung der Lichtreaktion voraufgehen können (Paralyse, Tabes). Vorübergehende Differenz findet sich bei Migräne, seltener bei Katatonie, *Differenz* kommt auch angeboren vor.

Konvergenzreaktion. Bei Konvergenz der Bulbi durch Blick in die Nähe (auf den genäherten Finger, auf die eigene Nasenspitze) tritt infolge von *Mitbewegung* im Sphincter pupillae eine lebhafte Verengerung der Pupillen ein. Es ist das kein eigentlicher Reflex.

Lichtreaktion. Fällt Licht in ein Auge, so verengt sich reflektorisch die Pupille sowohl desselben Auges (direkte Lichtreaktion) als auch des anderen Auges (konsensuelle Lichtreaktion).

Das Zustandekommen dieses Reflexes läßt sich in folgender Weise erklären: Der Lichtreiz, der eine Retina trifft, wird durch den II. Nerv, den Opticus und (nach teilweiser Kreuzung im Chiasma) durch *beide* Tractus optici zu den *primären Sehzentren* in der Gegend der vorderen Vierhügel und Thalami optici geleitet (zentripetaler Schenkel des Lichtreflexbogens), um dann auf Bahnen, die in ihrem näheren Verlaufe noch nicht bekannt sind, auf die Kerne beider Oculomotorii überzugehen und nun beiderseits im Oculomotorius bzw. dessen innerem Aste zum Sphincter pupillae zu gelangen (zentrifugaler Schenkel) und die Pupillen zu verengern. Bei Schädigung 1. *des zentripetalen* Schenkels im *Opticus* wird das betreffende Auge reflextaub: Lichtreize, die in dieses Auge dringen, erzeugen keinerlei Pupillenverengerung mehr, während Belichtung des gesunden Auges beide Pupillen zur Kontraktion bringt (direkt am gesunden Auge und konsensuell am reflextauben Auge). Die Konvergenzreaktion ist beiderseits intakt. Bei Schädigung 2. *des zentrifugalen* Schenkels im *Oculomotorius* entsteht eine Sphincterlähmung der gleichseitigen Pupille (Ophthalmoplegia interna) und damit *absolute Starre* derselben für Licht und Konvergenz, während die andere Pupille noch durch Licht direkt wie konsensuell und ferner bei Konvergenz zur Kontraktion gebracht wird. 3. *Sind zentripetaler und zentrifugaler Schenkel des Lichtreflexbogens intakt, und tritt trotzdem keine Lichtreaktion mehr ein, so handelt es sich um eine Schädigung der cerebral gelegenen* (ihrem Verlauf nach unbekannten) *Schaltstücke* (vgl. das gegenüberstehende Schema: Hypothetische Bahnen).

Dieses Fehlen der Lichtreaktion bei erhaltener Konvergenzreaktion heißt reflektorische Pupillenstarre (ARGYLL-ROBERTSONsches Phänomen). *Sie ist von größter klinischer Bedeutung, da sie mit Bestimmtheit anzeigt, daß eine organische Veränderung*

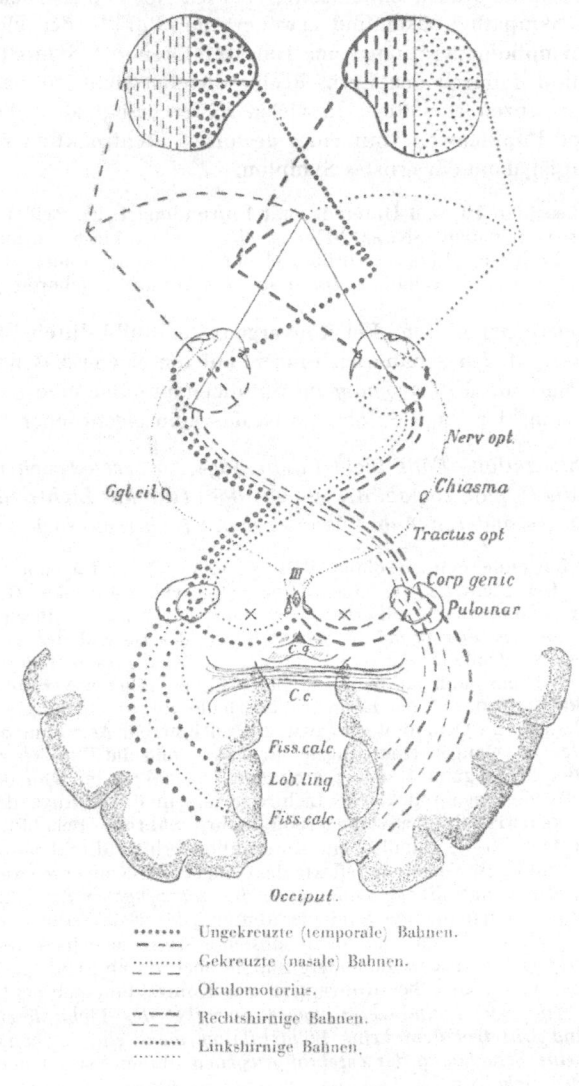

.... Ungekreuzte (temporale) Bahnen.
– – – – Gekreuzte (nasale) Bahnen.
– – – – – Okulomotorius.
‗ ‗ ‗ Rechtshirnige Bahnen.
•••••• Linkshirnige Bahnen.

Abb. 1. Optische Leitungsbahnen. (Nach HEINE, Augenuntersuchung.)

im Zentralnervensystem vorgegangen ist. Sie findet sich als dauerndes Symptom fast ausschließlich bei Paralyse und Tabes. Bei Lues cerebri kommt es häufiger zur absoluten Pupillenstarre (gleichzeitiges Fehlen der Konvergenzreaktion) durch Oculomotoriuserkrankung.

Auch im epileptischen Anfalle und im Koma handelt es sich vermutlich um absolute Starre, nur ist die Konvergenzreaktion wegen der Bewußtlosigkeit nicht zu prüfen. Ferner erzeugen die Gifte Morphium, Scopolamin, Atropin vorübergehend absolute Starre. Nur ausnahmsweise findet sich Lichtstarre bei Alcoholismus chronicus und Diabetes, nach Gehirntrauma und Grippe-Encephalitis.

Die sehr seltene (vorübergehende) Pupillenstarre im hysterischen Anfall und katatonischen Stupor hängt ebenso wie die gleichzeitige Mydriasis mit den heftigen Muskelspannungen zusammen und ist absolut. Pupillenträgheit bis zur absoluten Starre wird auch im Greisenalter (mit Miosis) und bei Arteriosklerose des Gehirns gelegentlich beobachtet.

Methoden zur Prüfung der Lichtreaktion.

Man prüft auf reflektorische Pupillenstarre *jedes Auge einzeln,* indem man das andere solange mit einer Hand verdeckt, um nicht durch die konsensuelle Lichtreaktion gestört zu werden (möglichst ohne den Kopf zu berühren). Um die Konvergenzreaktion auszuschließen, läßt man den Kranken einen feststehenden, nicht zu nahen Punkt fixieren. Untersucht man bei hellem Sonnenlicht, so lasse man den Kranken zum Fenster hinausschauen und beschatte zeitweise das zu prüfende Auge mit der freien Hand. Sobald diese fortgezogen wird, und das Licht ins Auge einfällt, verengt sich normalerweise die Pupille. Oder man stelle den Kranken seitwärts zum Fenster und lasse sich von ihm ruhig anblicken, während das zu untersuchende Auge voll beleuchtet ist. Beim Beschatten durch die Hand erweitert sich die Pupille und verengt sich wieder, wenn die Hand fortgezogen wird. Der Kranke darf *nicht* das Auge schließen, weil bei festem Lidschluß (Innervation des Orbicularis oculi durch den Facialis) als *Mitbewegung* im Oculomotorius eine Pupillenverengerung erfolgt, das sog. WESTPHAL-PILTZsche Orbicularisphänomen (unrichtigerweise Kneifreflex genannt). Besser noch prüft man im *Dunkelzimmer,* oder wenigstens in einer schlecht beleuchteten Ecke des Zimmers, wobei der Kranke mit dem Rücken zum Fenster steht. Man benutzt dann als Lichtquelle eine elektrische Lampe oder dgl., die man abwechselnd dem Auge von der Seite her nähert und entfernt, während der Kranke dem Untersucher ruhig ins Auge blickt. Man kann ihn auch mit dem unverdeckten Auge direkt in die Lichtquelle hineinsehen lassen, falls man eine Linse dazwischen hält, die, seitlich verschoben, bald ihren Lichtkegel in die Pupille fallen läßt, bald daneben. Sträubt sich ein erregter Kranker gegen jede derartige Untersuchung, so mag man noch zum Ziele gelangen, indem man ihn aus dem Dunkeln ins Helle führt und umgekehrt, und dabei beobachtet, ob sich die Pupillenweite deutlich ändert. Bei dieser groben Prüfung lassen sich indessen Konvergenz und konsensuelle Reaktion nicht sicher ausschließen. Furcht scheint den Reflex hemmen zu können.

Wurde die Lichtreaktion als fehlend erkannt, so hat der positive Ausfall der Konvergenzreaktion den Beweis zu erbringen, daß es sich um eine reflektorische Pupillenstarre handelt.

Von einer *trägen Lichtreaktion* spricht man dann, wenn trotz prompter Konvergenzreaktion die Pupille sich auf Licht nur sehr langsam und unausgiebig zusammenzieht. Oft handelt es sich hier um das Vorstadium einer reflektorischen Pupillenstarre (Paralyse, Tabes), doch können toxische Vorgänge (Alkohol-, Morphium-, Scopolamingebrauch) im Spiele sein, ferner Senium, unzureichende Beleuchtung usw., so daß Vorsicht am Platze ist.

Bei der seltenen *myotonischen* Konvergenzreaktion (nach Schädeltrauma) dauert es nach jeder Konvergenz längere Zeit, bis die einmal verengte Pupille sich auf Blick in die Ferne wieder erweitert.

Pupillenunruhe. Der Irissaum des Gesunden steht nicht still, sondern unterliegt fortwährenden Schwankungen, die bei psychischen Vorgangen (Anrede, Schmerz, Schreck) lebhafter werden. Es scheint, daß diese Unruhe besonders bei Katatonie und Hebephrenie herabgesetzt ist oder sogar fehlen kann.

Unter *Hippus* versteht man spontane schnelle, ausgiebige Änderungen der Pupillenweite unabhängig von Konvergenz, Beleuchtung und anderen äußeren Reizen. Hippus tritt im epileptischen Anfalle, im katatonischen Stupor auf, aber auch bei Gesunden. Es ist damit nicht die Erscheinung zu verwechseln, daß bei trägerer Lichtreaktion einer Pupille diese im Dunkeln die engere, im Hellen die weitere ist.

Paradoxe Pupillenreaktion hat man die Erweiterung auf Licht genannt. Hier handelt es sich meist um Ungeschicklichkeiten bei der Untersuchung.

Die *Augenbewegungen,* welche durch den III., IV. und VI. Hirnnerven reguliert werden, prüft man zunächst, indem man einen hin und her bewegten Gegenstand (Finger, Bleistift, Licht) unverwandt fixieren läßt. Bei Blinden wird zweckmäßig deren eigene Hand hin und her bewegt. Tritt ein Bulbus nicht in den äußeren Augenwinkel, so liegt Lähmung des Nervus abducens (M. rectus externus) vor (ganz geringes Zurückbleiben braucht noch nicht pathologisch zu sein). Ist bei Oculomotoriuslähmung der äußere Ast betroffen (Ophthalmoplegia externa), dann hängt das Oberlid (Ptosis), der Bulbus weicht nach außen unten ab und kann nicht nach innen bewegt werden. Dabei wird vom Trochlearis (M. obliquus superior) die obere Bulbushälfte etwas nasalwärts gerollt, und der Kopf wird schief gehalten. Bei Lähmung des inneren Oculomotoriusastes besteht totale Pupillenstarre (Ophthalmoplegia interna). Nicht zu verwechseln mit einer Kombination von Ophthalmoplegia externa und interna ist die Ophthalmoplegia totalis: Beteiligung sämtlicher Augenmuskeln überhaupt. Das Auge steht unbeweglich geradeaus und das Lid hängt. — Die *Ptosis* (Lähmung des M. levator palpebrae) zeigt oft zuerst eine Erkrankung des Oculomotorius in seinem Kern an.

Die feinere Untersuchung auf Augenmuskellähmung geschieht durch Prüfung der Doppelbilder. (Farbige Gläser.)

Bei (meist doppelseitiger) *Lähmung einzelner* Augenmuskeln (nicht ganzer Nervengebiete) handelt es sich um Erkrankung der Nervenkerne (oft Lues!). *Symptome der Augenmuskellähmung* sind Doppeltsehen (Diplopie) in bestimmter Blickrichtung, das aber bei Schließen eines Auges verschwindet (nur bei Hysterie gibt es auch Diplopia monocularis); ferner Schielstellung (Strabismus) und falsche Projektion des Gesichtsfeldes mit Vorbeigreifen an Gegenständen, wenn das kranke Auge nicht geschlossen wird; oft auch schiefe Kopfhaltung.

Bei dem *Strabismus* sind die Augenachsen nicht parallel oder nicht auf den gleichen Punkt gerichtet, sondern bilden miteinander einen Schielwinkel, der bei Strabismus convergens nach vorn geschlossen ist, bei Strabismus divergens nach rückwärts. Die Größe des Schielwinkels bleibt bei allen Bewegungen konstant bei Strabismus concomitans, wechselt bei Strabismus paralyticus.

Leichte Schwäche eines Augenmuskels verrät sich dadurch, daß der Bulbus in die gewünschte Stellung nur für einen kurzen Moment unter leicht zuckender Unruhe gebracht werden kann.

Nystagmus (Augenzittern) ist damit nicht zu verwechseln: Regelmäßiges Hin- und Herzucken der Bulbi, sei es schon in der Ruhe, sei es erst bei intendierten Bewegungen oder auch nur in den Endstellungen (besonders beim Blick nach oben außen); horizontal, vertikal oder rotatorisch.

Nystagmus tritt auf bei Encephalitis, multipler Sklerose, Lues cerebri, Tumor cerebelli, FRIEDREICHscher Ataxie, Labyrinthaffektionen (vestibulärer Nystagmus).; und bei Bergarbeitern; er kann auch angeboren sein oder durch starke Herabsetzung der Sehschärfe bedingt werden. Man unterscheidet *Pendelnystagmus* (Bulbi gehen mit gleicher Geschwindigkeit hin und her) und *Rucknystagmus*. (Auf ruckartige Bewegung in bestimmter Richtung folgt langsames Zurückweichen. Der Rucknystagmus ist rechts oder links gerichtet, entsprechend der Richtung der raschen Phase.)

Blicklähmung (assoziierte Augenmuskellähmung) bedeutet, daß die *gemeinsame* Bewegung *beider* Bulbi nach einer bestimmten Richtung (nach oben, unten, rechts, links) beschränkt ist. Das Symptom beruht meist auf Herden in der Brücke, findet sich zusammen mit Nystagmus (bei multipler Sklerose).

Blick- oder *Schaukrämpfe* sind tonische (selten klonische) Krämpfe assoziierter Augenmuskeln (zuweilen mit Krämpfen der Stirn- und Nackenmuskeln); sie kommen vorwiegend bei der chronisch gewordenen Encephalitis epidemica vor und bannen den Blick auf Sekunden bis Minuten in eine Richtung.

Konjugierte Deviation (Déviation conjuguée) heißt die Erscheinung, daß die Blickwendung durch Schädigung des einen Seitwärtswenderzentrums im Großhirn ganz aufgehoben ist, und die Bulbi dauernd nach der entgegengesetzten Seite (rechts oder links) abweichen: Die Augen blicken nach der Seite des Gehirnherdes! — Bestehen bei Seitwärtswendung zuckende Bewegungen, so handelt es sich nicht um Lähmung des einen Seitwärtswenderzentrums, sondern um Reizung des anderen oder um eine tiefer liegende Blicklähmung in der Brücke: in beiden Fällen blicken die Augen von der Seite des Gehirnherdes weg!

Bei *Insuffizienz* der *Mm. recti interni* können diese zwar noch einzeln wirken, aber nicht mehr zusammen: Konvergenz ist nicht recht möglich. (Sogenanntes MÖBIUSsches Symptom bei Morbus Basedowii.)

Wird aus irgendeinem Grunde der Halssympathicus auf der einen Seite gelähmt (Centrum ciliospinale im obersten Brustmark), so verengt sich auf dieser Seite die Pupille (der Oculomotorius überwiegt), der Augapfel sinkt zurück (MÜLLERscher Orbitalmuskel), die Lidspalte verengt sich (Ptosis), Schweiß- und Tränenabsonderung verringert sich; alles auf der gleichen (kranken) Seite. Es ist der HORNERsche *Symptomenkomplex*. Eine einseitige Halssympathicusschädigung bewirkt zuweilen auch Verfärbung der Iris auf der kranken Seite (Heterochromie der Iris).

Exophthalmus. Die Augen quellen vor, so daß sie von den Lidern kaum mehr bedeckt werden können, und man um die Iris herum viel Weißes vom Auge sieht. Der Gesichtsausdruck wird dadurch meist vollkommen verändert: bald bekommt er etwas Erstauntes, bald etwas Bösartiges. (Morbus Basedowii; Tumor hinter dem Auge.) Dabei besteht: 1. GRAEFEs Symptom: Beim Blick nach unten folgt das Oberlid nicht der Abwärtsbewegung des Auges, so daß der supracorneale Teil des Bulbus unbedeckt bleibt. 2. STELLWAGs Symptom: Der unwillkürliche Lidschlag erscheint fast aufgehoben. 3. Insuffizienz der Recti interni.

Der *Augenhintergrund* ist bei Verdacht auf organische Störungen mit dem Augenspiegel zu untersuchen. Einfache *Atrophia nervi optici* macht erst blasse, dann porzellanweiße Verfärbung der Papillen bei normalen Grenzen und Gefäßen. Klinisch besteht Schwund der Sehkraft bis zur Erblindung: Amaurose. (Findet sich besonders bei Tabes, bei Paralyse, bei Lues cerebri.) — *Temporale Abblassung* der Papillen ist charakteristisch für multiple Sklerose. *Stauungspapille* mit sekundärer Atrophie wird verursacht durch raumbeschränkende Prozesse im Schädel: Tumor, Absceß, Hydrocephalus usw.

Sehnervenatrophie der Arteriosklerotiker kann durch Druck sklerotischer Gefäße (Carotis interna, Ophthalmica) auf die Optici bedingt sein, geht einher mit Veränderung an den Papillargefäßen und bewirkt meist geringe Sehstörungen: Konzentrische Einengung des Gesichtsfeldes.

Die *Sehschärfe* prüft man in üblicher Weise durch Lesen von Buchstaben verschiedener Größe in verschiedener Entfernung unter Korrektion etwaiger Refraktionsanomalien. Bei stärkerer Herabsetzung kommen Fingerzählen und Fixieren eines bewegten Lichtes in Betracht bzw. bloße Unterscheidung von Hell und Dunkel.

Bei Prüfung des *Farbensinnes* (am bequemsten, doch ungenau, durch bunte Wollproben) ist zu unterscheiden, ob es sich (relativ selten) um richtige Rot-Grün- bzw. Gelb-Blau-Blindheit handelt oder um falsche Farbenbenennung und -unterscheidung infolge psychischer Schwäche (häufig bei Imbezillität). Die Farbenblindheit hat die verschiedensten Grade.

Unter *Gesichtsfeld* versteht man das Feld aller Punkte, die von einem Auge in bestimmter fixierter Stellung gesehen werden. Man kann das Gesichtsfeld auf eine Tafel projizieren und aufzeichnen.

Normalerweise ist es temporalwärts größer als nasalwärts, für Weiß größer als für Farben (für Blau größer als für Rot, für Rot größer als für Grün). Da alle Lichtstrahlen sich im Knotenpunkte des Auges kreuzen, so entspricht der rechten Gesichtshälfte die linke Netzhauthälfte usw. (s. das Schema Abb. 1, S. 16).

Perimeter.

Man untersucht das Gesichtsfeld mit dem Perimeter: Der Kranke sitzt mit dem Rücken gegen das Fenster, fixiert mit einem Auge — das andere ist verbunden — den Mittelpunkt eines drehbaren, geteilten Halbkreises und hat anzugeben, in wieviel Abstand vom Mittelpunkt er eine an der Peripherie auftauchende weiße (oder farbige) Marke noch sieht (oder als Farbe richtig erkennt). Die gefundenen Grenzwerte werden in ein Schema eingetragen.

Fehlt ein Perimeter, nehme man zwei weiße Blättchen. Das erste, das man mit der einen Hand vor die eigene Brust hält, wird vom Patienten fixiert, das zweite nähert man mit der anderen Hand von den verschiedenen Seiten her dem ersten Blättchen und läßt angeben, wann es zuerst gesehen wurde. Starke Einengung und Halbseitenausfall lassen sich so erkennen. Man muß sich bei jeder Prüfung des Gesichtsfeldes sorgfältig vor Suggestivfragen hüten.

Gesichtsfeldeinschränkung kann konzentrisch, d. h. von allen Seiten gleichmäßig sein bei Stauungspapille und anschließender Atrophie (Tumor), bei Arteriosclerosis cerebri (s. S. 135) seltener bei einfacher Atrophie (Tabes, Paralyse) und bei multipler Sklerose. Sie kommt vorübergehend vor nach epileptischen Anfällen. Außerdem findet sich eine oft sehr hochgradige, konzentrische Einschränkung als psychogenes Symptom, aber ohne entsprechende Schädigung der Orientierung, und ohne daß der lineare Durchmesser des Gesichtsfeldes beim Perimetrieren auf doppelte Entfernung entsprechend wächst (röhrenförmiges Gesichtsfeld).

Es beruht eine solche psychogene Einengung des Gesichtsfeldes auf psychischen Vorgängen, ist immer vom Grade der Aufmerksamkeit und vom guten Willen abhängig und sollte nicht als objektives Symptom gelten. Ein Engerwerden des Gesichtsfeldes während der Untersuchung infolge von Ermüdung findet sich mitunter bei Neurasthenie.

Als *Hemianopsie* bezeichnet man den halbseitigen Ausfall beider Gesichtsfelder.

Hier kann es sich nicht wie bei einseitiger Blindheit um eine Affektion des Opticus handeln, sondern nur um Erkrankung von Chiasma oder Tractus opticus bzw. Sehstrahlung und Occipitalhirn.

Auf Hemianopsie kann man bei benommenen und dementen Kranken prüfen, indem man ihrem Gesicht abwechselnd von rechts und links die Hand rasch wie zum Schlage nähert und darauf achtet, ob gezuckt und geblinzelt wird. Die Aufforderung, auf den Tisch verstreute Erbsen aufzulesen, wird vom hemianopischen Kranken sehr ungleich (zugunsten der normalen Feldhälfte) ausgeführt. — Wird eine begrenzte gerade Linie wiederholt gleichmäßig falsch halbiert, so deutet dies auf Hemianopsie.

Am häufigsten ist die *homonyme Hemianopsie.* Auf beiden Augen fehlt gleichmäßig die rechte (oder linke) Hälfte des Gesichtsfeldes: Hemianopsia dextra (oder sinistra). Der Kranke sieht überhaupt nicht, was auf der rechten (oder linken) Seite vorgeht.

Dieses Symptom entsteht durch Schädigung der kontralateralen Sehbahnen hinter dem Chiasma. Eine linksseitige Rindenerkrankung hier oder eine Durchbrechung der Sehstrahlen in der linken Capsula interna kann rechtsseitige Hemianopsie bedingen. Daher ist Hemiplegie so oft mit Gesichtsfeldausfall nach der Seite der Lähmung hin verbunden (s. das Schema Abb. 1, S. 16).

Es pflegt nur bei *totaler Sehbahn-Durchbrechung* die Trennungslinie zwischen erhaltener und ausgefallener Gesichtsfeldhälfte geradlinig zu verlaufen, während sonst rings um die Macula, die Stelle des schärfsten Sehens, herum eine sehende Zone erhalten bleibt. Die letztere Beobachtung erklärt, warum Kranke mit doppelseitiger Rindenhemianopsie meist nicht völlig blind werden.

Dauernde Hemianopsien finden sich besonders bei Erweichungsherden im Gehirn (Arteriosklerose), mehr vorübergehende nach paralytischen Anfällen, und zwar oft verbunden mit flüchtigen Lähmungen (rechtsseitiger Gesichtsfeldausfall bei rechtsseitiger Arm- und Beinlähmung usw.). Kranke mit Rindenblindheit bemerken mitunter ihre Blindheit gar nicht und bilden sich ein, sie könnten sehen.

Bitemporale Hemianopsie, Ausfall beider äußeren Gesichtsfeldhälften entsteht durch Ausschaltung der nasalen Hälften beider Retinae infolge Zerstörung nur der gekreuzten inneren Fasern; sie ist charakteristisch für Chiasmaerkrankungen (Hypophysistumor, Lues cerebri): Der Kranke geht wie mit Scheuklappen durch die Welt, sieht nicht mehr, was auf beiden Seiten um ihn her vorgeht.

Als *Skotome* werden kleinere Gesichtsfeldausfälle bezeichnet, die nicht an der Peripherie liegen. Sie können lediglich den Farbensinn betreffen. Zentralskotome finden sich besonders bei Alkoholisten, bei multipler Sklerose und Lues cerebri (retrobulbärer Neuritis).

Flimmerskotome sind vorübergehende Gesichtsfeldausfälle, die einem Migräneanfall unter Lichterscheinungen vorausgehen können: Erst erscheint ein heller Punkt. Er breitet sich aus zu einer grell leuchtenden oder bunten Zackenfigur und verdeckt dann zum großen Teile das Gesichtsfeld (Epilepsie, Neurosen).

4. Die übrigen (I., V., VII., XII., X., XI., IX., VIII.) Hirnnerven.

Ist der V. Hirnnerv, der *Trigeminus,* geschädigt, bei Lues cerebri, bei Tumor usw., kann es zu Unempfindlichkeit von Hornhaut und Conjunctiva, Fehlen ihrer *Reflexe,* auch Keratitis neuroparalytica mit Sensibilitätsstörungen im Gesichte kommen. Die Hautbezirke der drei

Äste sind auf Abb. 3 a, S. 52 zu finden. Die seltenere Schädigung des motorischen Anteils führt zu mangelhaftem Kauen (oft im Endstadium der Paralyse).

Cornealreflex. Bei Berührung der Hornhaut, der Stelle größter Berührungsempfindlichkeit der Körperoberfläche (Reizung sensibler Fasern des N. trigeminus) erfolgt Lidschluß durch Kontraktion des M. orbicularis (N. facialis). Dieser Reflex ist normalerweise fast regelmäßig vorhanden, nur individuell verschieden stark. Er fehlt oft in Benommenheitszuständen, im epileptischen Anfall, bei Hirntumoren, zumal der hinteren Schädelgrube, bei Hydrocephalus. Einseitiges Fehlen wie Verschwinden des früher deutlichen Reflexes sind stets pathologisch.

Bei der Untersuchung lasse man den geprüften Bulbus nach innen bewegen, setze den glatten Kopf einer Stecknadel im äußeren Augenwinkel auf und lasse ihn vorsichtig zur Cornea hinübergleiten. Man kann auch die Hornhaut leicht mit einem feinen Wattebäuschchen berühren oder mit der Fingerkuppe, ohne die Wimperhaare zu streifen.

Conjunctivalreflex, Lidschluß bei Berührung der Bindehaut, kommt ebenso zustande. Er ist aber weniger konstant und fehlt besonders häufig psychogen und nach längerem Bromgebrauch.

Nasenkitzelreflex und *Ohrkitzelreflex* erscheinen bei manchen psychischen Störungen herabgesetzt. Der letztere (geprüft durch Streichen mit Watte im äußeren Gehörgang) soll bei völliger Taubheit fehlen, aber er kann auch bei Stupor (Katatonie, S. 121) und Rigor (durch Basalganglienerkrankung, S. 47) nicht auslösbar sein!

Lidreflex (Blinzelreflex) nennt man unwillkürlichen Lidschluß bei Annäherung eines Gegenstandes an das Auge. Fehlt zuweilen bei Stupor und Rigor.

Blepharospasmus ist ein andauernder krampfhafter Lidschluß (besonders bei Augenentzündungen). Ebenso kann durch Reizzustände im Trigeminus Gesichtszucken (Facialis-Tic oder Tic convulsif) verursacht werden; doch kommen solche Tics auch psychogen vor.

Tonischer Krampf der Kaumuskeln heißt *Trismus* (besonders bei Tetanus). Tonisch-klonischer Krampf führt zu Zähneknirschen (bei Paralyse, Meningitis usw.).

Bei *Neuralgien* im *Trigeminus* merke man drei Druckpunkte: Für den ersten Ast die Austrittsstelle aus der Incisura supraorbitalis am inneren Ende des oberen Augenhöhlenrandes; für den zweiten Ast zwei Finger breit median vom Jochbogenfortsatz die Austrittsstelle aus dem Foramen infraorbitale; für den dritten Ast aus dem Foramen mentale 2½ cm lateralwärts vom Kinnvorsprung.

Der VII. Hirnnerv, *Facialis,* kann in seinen beiden Ästen, dem Stirnaugenast und dem Mundast, gleichzeitig deutlich gelähmt sein: *Periphere Lähmung* (im peripheren Nerven oder im Kern). Dabei häufig elektrische Entartungsreaktion; eventuell auch Ge-

schmacksstörung durch Chordabeteiligung und unangenehm ver-
schärfte Gehörsempfindung durch Beteiligung des Astes zum M.
stapedius. Einseitiger Tränenfluß). Oder aber es ist nur Lähmung
des Mundfacialis zu erkennen: Meist *zentrale Lähmung*. (Supra-
nucleär. Dabei dann nie Entartungsreaktion.) Bei zentraler Lähmung durch Herd in der Capsula interna stimmt die Seite der Facialislähmung mit der Seite der Extremitätenlähmung überein, bei
Herd in der Brücke oft nicht: *Hemiplegia alternans* (Facialis derselben Seite, Arm und Bein der gekreuzten Seite gelähmt). Bei
psychogener Hemiplegie bleibt das Gesicht fast stets frei.

   Totale halbseitige Facialislähmung ist leicht zu erkennen, wenn
nicht eine Kontraktur zur Lähmung hinzugetreten ist: Die Stirne ist
glatt, nicht zu runzeln. Das Auge steht offen, läßt sich nicht schließen
wegen Lähmung des M. orbicularis oculi: *Lagophthalmus*. Das Unterlid hängt herab, und es besteht Tränenträufeln. Beim Versuch, das
Auge zu schließen, flieht der Bulbus nach oben unter das gesenkte
Oberlid, ohne daß Augenschluß erreicht wird: BELLsches Phänomen.
(Seltener flieht der Bulbus unter das Unterlid: Inverser Bell.) Die
Nasolabialfalte ist verstrichen, der Mund nach der gesunden Seite ver-
zogen. Auf der kranken Seite hängt der Mundwinkel herab, und es
entweicht dort die Luft beim Blasen. Ausblasen eines Lichtes gelingt
besser nach der kranken Seite hin, weil hier die Luft entweicht. Der
Mund kann nicht zum Pfeifen gespitzt werden. Beim Essen der Suppe
fließt sie aus dem gelähmten Mundwinkel heraus.

   Bei *totaler doppelseitiger Facialislähmung* fehlt jedes Mienenspiel.

   Wichtig, weil häufig vorhanden und schwieriger zu erkennen,
ist eine zentral bedingte leichte Schwäche (Parese) des Mundfacialis. Man lasse den Kranken lachen, pfeifen, sprechen, die Backen
aufblasen und beachte, welche Mundhälfte schlechter bewegt wird.
(Häufig bei Paralyse und Arteriosklerose des Gehirns.)

   Übrigens ist der oberste Ast öfter mitbeteiligt, als man annimmt.
Eine geringe Schwäche (auch bei zentraler Lähmung) tritt dort na-
mentlich zutage bei dem Versuch, jedes Auge einzeln zu schließen.
Der Versuch gelingt auf der Seite der Facialisschwäche schlechter.

   Zu beachten ist immer als *Fehlerquelle,* ob eine angeborene Differenz beider Gesichtshälften oder eine gewohnheitsmäßige ungleiche
Innervation seit Jahren besteht (Anamnese, eventuell alte Photogra-
phien zu berücksichtigen!); ferner ob Narben im Gesicht eine Facialisdifferenz vortäuschen, ob auf einer Seite die Zähne fehlen, ob die
Pfeife immer in demselben Mundwinkel getragen wurde. Auch Kontraktur des einen Facialis kann Schwäche des anderen vortäuschen.

   Gesteigerte mechanische Erregbarkeit des Facialis äußert sich durch
Zucken der von ihm versorgten Gesichtsmuskeln bei Beklopfen seines
Stammes vor der Ohrmuschel oder schon bei Bestreichen der Gesichts-
haut: CHVOSTEKsches *Zeichen* (besonders bei Tetanie, aber auch bei
allgemein nervösen Zuständen und bei Katatonie).

Die Zunge zittert beim Herausstrecken besonders bei Alkoholisten (sehr stark bei Delirium tremens) und bei Paralyse (hier besteht häufig gleichzeitig ein fibrilläres Wogen der Zungenmuskulatur und Flattern der Gesichtsmuskeln um den Mund herum), aber auch bei Neurosen.

Bei Lähmung einer Zungenhälfte (N. hypoglossus, XII. Hirnnerv) weicht die Zunge beim Herausstrecken nach der gelähmten Seite ab, im Munde nach der gesunden.

Bei doppelseitiger Lähmung kann die Zunge überhaupt nicht herausgestreckt werden. Essen und Trinken sind hochgradig erschwert. Ist mit der Lähmung eine Atrophie verbunden, so ist die betreffende Zungenhälfte schlaffer anzufühlen und zeigt neben fibrillärem Zittern tiefe Dellen und Furchen (z. B. bei Bulbärparalyse).

Bißwunden und alte Narben am Zungenrande (auch an Lippen und Wangenschleimhaut) weisen auf überstandene epileptische Anfälle hin.

Der *harte Gaumen* kann abnorm schmal, steil und rinnenförmig sein. Dies spricht für schmale Schädelbasis und findet sich bei Imbezillen viel häufiger als bei Vollsinnigen.

Die *Gaumenbögen* sollen sich beim Anlauten gleichmäßig heben (A-sagen). Zurückbleiben einer Seite ist ein Zeichen von *Gaumenlähmung* (N. vagus, X. Hirnnerv). Dagegen haben Schiefstand der Gaumenbögen in der Ruhe und Abweichen der Uvula nach einer Seite wenig zu bedeuten. Bei doppelseitiger Lähmung des Levator palati hängen beide Gaumenbögen schlaff herab und bleiben sich nicht beim Anlauten. Es bestehen nasale Sprache und Schluckstörung: Beim Trinken kommt die Flüssigkeit zur Nase wieder heraus. (Besonders bei Bulbärparalyse und Pseudobulbärparalyse. Siehe S. 29).

Der *Rachenreflex* fehlt bei Gaumenlähmung, außerdem oft psychogen und nach Bromdarreichung. Er ist aber schon individuell sehr verschieden deutlich ausgeprägt. Bei Alkoholisten ist er meist gesteigert.

Man löst ihn aus durch Bestreichen der Uvula mit dem Spatel: Das Gaumensegel wird reflektorisch gehoben, und die Uvula verkürzt sich.

Globus hystericus hat man die besonders bei vielen Hysterischen vorhandene Empfindung genannt, als steige eine Kugel vom Magen bis zum Halse empor.

Salivation (Speichelfluß) oder Ptyalismus findet sich oft bei katatonischen Zuständen und nach Encephalitis lethargica usw.

Eine Art *Saugreflex* (reflektorische Saugbewegungen bei Bestreichen des harten Gaumens mit dem Spatel) beobachtet man in Zuständen schwerer Benommenheit (Koma). Bei Pseudobulbärparalyse kann Bestreichen von Lippen und Zunge zu einem Ablauf rhythmischer Lippen-, Kiefer-, Zungen- und Schlundbewegungen Veranlassung geben: *Freß-*

reflex. Dagegen bezeichnet *Schnappreflex* die häufige Erscheinung, daß verblödete Kranke (z. B. bei Paralyse) wahllos nach jedem dem Munde genäherten Gegenstande schnappen. Ähnlich verhalten sich die Saugreflexe der Säuglinge.

Torticollis oder *Caput obstipum* nennt man Schiefstand des Kopfes durch Krampf eines M. sternocleido-mastoideus (N. accessorius, XI. Hirnnerv).

Das *Geruchsvermögen* (N. olfactorius, I. Hirnnerv) untersucht man in der Weise, daß man dem Kranken ein Nasenloch zuhält und vor das andere eine deutlich riechende Flüssigkeit in einer Flasche mit engem Halse bringt, z. B. Pfefferminzöl, Essig, Asa foetida usw. (*nicht* Salmiakgeist!). Der Kranke soll angeben, ob und was er riecht. Kann er nicht die Art der Flüssigkeit nach dem Geruch bestimmen, so mag er wenigstens sagen, ob es gut oder schlecht riecht.

Doppelseitige Aufhebung des Geruches *(Anosmie)* kann durch Druck auf die Olfactorii zustande kommen bei Tumor, Hydrocephalus usw., findet sich ferner bei Paralyse, Tabes, multipler Sklerose. Indessen ist das Geruchsvermögen sehr verschieden entwickelt, wird auch durch lokale Prozesse in der Nase geschädigt. Selbst Differenzen zwischen rechts und links sind nur mit Vorsicht zu verwerten. Auch psychogen ist zuweilen halbseitige Geruchs- und Geschmackslähmung vorhanden. Doch vergesse man nicht, daß schon beim gewöhnlichen Schnupfen die Geruchsschärfe sehr herabgesetzt ist, und daß ernstere lokale Erkrankungen des Nasenrachenraums auch zum Verlust des Riechvermögens (mit Parosmien) führen können.

Abtropfen von Cerebrospinalflüssigkeit aus der Nase hat man bei starkem Gehirndruck durch Tumor oder Hydrocephalus, auch nach Schädeltraumen beobachtet.

Bei der *Geschmacksprüfung* streckt der zu Untersuchende die Zunge heraus und zeigt, ohne zu sprechen, mit dem Finger auf eine vorgehaltene Tafel nach einem der dort niedergeschriebenen Worte „Sauer", „Bitter", „Süß", „Salzig". Aufhebung des Geschmacks nennt man Ageusie.

Auch hier prüfe man beide Zungenhälften getrennt, indem man mit einem (jedesmal gewechselten) kleinen Wattebausch auf die Ränder etwas Flüssigkeit tupft. Zweckmäßig benutzt man schwache Zucker-, Kochsalz-, Chininlösungen und verdünnte Essigsäure (Chinin zuletzt). Nach jeder Prüfung ist der Mund auszuspülen. Bitter wird besonders an der Basis der Zunge, Süß an der Spitze geschmeckt, Sauer an beiden Rändern, Salzig überall.

Halbseitige Geschmacksaufhebung kann sich bei Hemiplegie finden, aber auch bei Hysterischen! Überhaupt sei man mit den Befunden äußerst vorsichtig, zumal mehrere Nerven in Betracht kommen: Hinteres Zungendrittel vom Glossopharyngeus (IX. Hirnnerv), vordere zwei Drittel von Chordafasern aus dem Trigeminus innerviert.

Am *Gehör* (N. cochlearis vom Acusticus) prüfe man zunächst die Luftleitung durch Nachsprechenlassen zweistelliger Zahlen in Umgangs- und Flüstersprache aus verschiedener Entfernung bei geschlossenen Augen. Das nicht untersuchte Ohr ist zuzuhalten. Dann prüfe man die Knochenleitung durch Aufsetzen einer schwingenden Stimmgabel auf den Kopf. Bei einseitiger psychogener Taubheit pflegt die Stimmgabel in der Regel auf der einen ganzen Kopfhälfte bis genau an die Mittellinie heran nicht gehört zu werden.

RINNEscher *Versuch.* Eine schwingende Stimmgabel wird auf den Warzenfortsatz aufgesetzt gehalten, bis der Ton eben nicht mehr gehört wird. Jetzt rasch vor das Ohr gehalten, wird sie normalerweise wieder gehört, weil die Luftleitung besser ist als die Knochenleitung: Positiver Rinne. Dieses Verhalten bleibt unverändert bei zentral bedingter Schwerhörigkeit (Erkrankung des N. acusticus bzw. Labyrinths), während es sich umgekehrt verhält bei Schädigung der Luftleitung: Negativer Rinne (Verstopfung des äußeren Gehörganges, Mittelohrleiden).

WEBERscher *Versuch.* Verschließt man ein Ohr, wird die auf den Schädel aufgesetzte Stimmgabel auf dieser Seite lauter gehört. Ebenso hört man bei einseitiger Schwerhörigkeit durch Erkrankung des Schallleitungsapparates die auf den Kopf aufgesetzte Stimmgabel auf der Seite des kranken Ohres; hingegen bei zentral bedingter Taubheit auf der Seite des gesunden Ohres.

SCHWABACHscher *Versuch.* Bei Erkrankung des inneren Ohres wird eine auf den Processus mastoideus aufgesetzte Stimmgabel kürzer gehört als vom Gesunden.

Über elektrische Acusticus-Reizung siehe S. 65.

Bei Erkrankung des Schalleitungsapparates werden tiefe Töne schlechter gehört als hohe; ist der schallempfindende Apparat erkrankt, verhält sich die Sache umgekehrt.

Störungen im *Gleichgewichtsapparat* (Bogengänge des Labyrinths, N. vestibularis vom Acusticus, Kleinhirn) lassen sich prüfen durch: 1. statische Untersuchung: Stehen auf einem Beine, den Zehen; Rumpfbeugungen vorwärts, rückwärts, rechts und links bei offenen und geschlossenen Augen; 2. dynamisch: Geh- und Hüpfversuche vorwärts, rückwärts, seitlich bei offenen und geschlossenen Augen; 3. durch Stehen auf der Matratze mit geschlossenen Augen und Füßen. (Auch der Gesunde schwankt hier anfangs, lernt es aber dann.)

Drehversuch. Dreht man den Kranken auf einem Drehstuhl oder mit trippelnden Schritten mehrmals im Kreise herum und läßt dann nach entgegengesetzter Seite hin den in etwa 1½ m Entfernung gehaltenen Finger fixieren, so tritt bei erhöhter Erregbarkeit des Vestibularapparates deutlicher Nystagmus (s. S. 19) auf.

Calorischer Nystagmus heißt die Erscheinung, daß bei Spülung des rechten Gehörgangs mit kaltem Wasser (etwa 20°) bei aufrechter Kopfhaltung oder in Rückenlage ein nach links gerichteter Rucknystagmus (s. S. 19) erscheint, bei Spülung mit heißem Wasser (gut 40°) ein nach rechts gerichteter; beides umgekehrt bei Spülung links. Bei Steigerung der Reaktion besteht Übererregbarkeit des Labyrinths. Die-

ses oder die intrakranielle Bahn des Vestibularapparates ist dann geschädigt. (Bei übererregbaren Nervösen kann durch den Versuch lange
andauernder Schwindel auftreten, auch Erbrechen, Zittern und
Schweißausbruch!) Über galvanische Vestibularisreizung siehe S. 65.

BARANYs *Zeigeversuch.* Die sitzende Versuchsperson soll bei
geschlossenen Augen und gestrecktem Arm den ihr vorgehaltenen
Finger des Untersuchers mit dem Zeigefinger berühren (das erstemal wird ihr die Hand geführt). Sie soll dann den gestreckten Arm
aufs Knie senken und wieder von unten her den Finger des Untersuchers berühren. (Der Untersucher mache nicht auf Fehler aufmerksam, sondern bringe seinen Finger an den der untersuchten
Person und lasse darauf nochmals den Versuch wiederholen.) Der
Gesunde trifft den Finger richtig. Bei vestibulärem Nystagmus
nach rechts fährt der Finger der Versuchsperson stets nach links
vorbei, bei Nystagmus nach links zeigt sie rechts vorbei: Störung
des Vestibulariszentrums in der Kleinhirnrinde.

War vor dem Zeigeversuch schon ein Gehörgang mit kaltem
Wasser ausgespritzt worden, so fährt der Finger nach der Seite des
ausgespritzten Ohres vorbei.

Entsprechend obigem *Vorbeizeigen seitwärts* geschieht der
Zeigeversuch nach *oben und unten.* Die Versuchsperson führt jetzt
den Finger horizontal von rechts oder links heran.

5. Sprache.

Die Sprache kann entweder in der Weise gestört sein, daß nur
die Aussprache auf Schwierigkeiten stößt durch krankhafte Vorgänge im artikulatorischen Sprechapparat, oder es sind Verständnis und Finden der Worte selbst beeinträchtigt: Aphasie.

a) Störungen der Aussprache.

Stottern entsteht durch tonisch-klonische Innervationen der
Sprachmuskulatur. Der Stotterer klebt am ersten Laute fest und
wiederholt ihn immer wieder, bis er mit gewaltsamer Anstrengung
den Krampf durchbricht. Psychische Erregung und Aufmerksam-
keitszuwendung verschlimmern das Stottern. Beim Singen, Flüstern, im Rhythmus und bei Ablenkung geht es besser. Charakteristisch sind die krampfhaften Mitbewegungen im Gesicht.

Das *hysterische* Stottern besteht im Gegensatz zum echten Stottern
auch beim Singen und Flüstern fort. Ferner wird hier meist nicht ein
Laut, sondern eine ganze Silbe wiederholt, und es wird das Wort bei
öfteren Versuchen nicht besser herausgebracht. Das Stottern ist kein
organisches Leiden des peripheren Sprechmechanismus, sondern eine
Anomalie seiner psychischen Innervation.

Stammeln nennt man die Unfähigkeit des Kindes, einzelne schwierige Laute zu erlernen. Krampfartige Erscheinungen fehlen im Gegensatz zum Stottern.

Bei *Dysarthrie* können infolge von Lähmungen in der Sprachmuskulatur (Erkrankung der Nervenkerne) einzelne Konsonanten bzw. Vokale nicht recht ausgesprochen werden. Die Sprache klingt nasal, undeutlich und verwaschen, als ob ein Kloß im Munde steckte: *Bulbär* (Bulbus rachidicus = medulla oblongata, wo die erkrankten Nervenkerne liegen). Charakteristisch vor allem für Bulbärparalyse, ferner für Pseudobulbärparalyse. Auch allgemeiner Rigor (S. 47), ferner choreatische Zuckungen (S. 48) können dysarthrische Störungen hervorrufen.

Bei Parese der Zungenmuskeln werden besonders d, t, s, l, r und i, e, ae schlecht herausgebracht; bei Parese der Lippenmuskeln b, p, w, f und u; bei Parese der Gaumenmuskeln g, k, ch, ng, r, und es fällt hier vor allem nasaler Beiklang auf. Zur Prüfung der einzelnen Konsonanten lasse man zweisilbige Worte sprechen, die den betreffenden Konsonanten in der Mitte haben; adda, atta, anna usw.

Anarthrie ist ein höherer Grad der Dysarthrie: Es ist nur noch unverständliches Lallen möglich.

Skandieren. Die Worte kommen langsam heraus (Bradylalie) und in ihre einzelnen Silben zerhackt. Die Kranken müssen gewöhnlich auffallend häufig Luft schöpfen. Zur Prüfung eignet sich daher schnellstes Zählen, Hersagen von Wochentagen oder Monaten oder Nachsprechen langer Worte wie Kleinkinderbewahranstalt, Hottentotten-Potentaten-Tanten-Attentäter. Vielfach besteht gleichzeitig bulbärer Beiklang. Skandieren ist charakteristisch vor allem für multiple Sklerose, findet sich zuweilen bei Kleinhirntumor und angedeutet bei arteriosklerotischer Gehirnerkrankung.

Silbenstolpern gilt als *artikulatorische Sprachstörung* im engeren Sinne. Hier handelt es sich um mangelhaftes Zusammenarbeiten, um Inkoordination der Sprachmuskeln, deren Innervation nicht mehr mit richtig abgestufter Kraft und in der erforderlichen Reihenfolge geschieht. Es kommt zu Stocken und Hängenbleiben, Häsitieren; zu verwaschenem, unscharfen Verbinden der einzelnen Laute: Schmieren; zu Auslassungen, Zusammenziehungen, Verdopplungen, Versetzungen und Umstellungen von Buchstaben und Silben: Stolpern. Die übermäßige Anstrengung, die dabei nötig wird, führt zu zahlreichen *Mitbewegungen* im Gesicht. Die Sprache ist oft langsam, nasal, monoton, lallend, auch meckernd.

Man prüfe auf artikulatorische Sprachstörung sorgfältig bei jeder Psychose durch Nachsprechenlassen geeigneter Beispiele wie: Drittes rheinisches Artillerieregiment, sächsische Schleppschiffahrts-Gesellschaft, Konstitutionelle Monarchie, Zwitscherndes Schwalben-Zwillingspaar, Schleimige Schellfischflosse, Selterwasserflaschenverschluß, Fla-

nellappen, Blauer pinselförmiger Schimmelpilz usw. Der Paralytiker
sagt dafür z. B.: „Drittereres rheinisches Artillerierement"; „Artillilerie" (Verdoppelung) oder „Arlerie" (Zusammenziehung); für Flanelllappen, Flanellapappen.

Die artikulatorische Sprachstörung mit Silbenstolpern ist charakteristisch für progressive Paralyse. Ähnliches Stolpern findet sich höchstens vorübergehend zuweilen bei toxischen Zuständen (im Rausch), Infektionspsychosen, Delirium tremens, epileptischer Verwirrtheit.

Krampfartiges mehrfaches Wiederholen der Endsilbe hat man *Logoklonie* genannt; z. B. für Anton: „Anton-ton-ton-ton-ton". Sie findet sich besonders bei Paralyse, doch auch bei Dementia senilis und anderen Rindenatrophien. (Iterationen [Einzelwiederholungen] werden auf Erkrankung der Stammganglien des Gehirns bezogen.)

Aphonie, Tonlosigkeit der Sprache, wird durch Stimmbandlähmung (N. recurrens vagi) hervorgerufen; findet sich ferner bei allgemeinem Rigor (S. 47), und ist — von lokalen Erkrankungen der Stimmbänder abgesehen — oft auch psychisch bedingt.

Bei *Taubstummheit* lernt das Kind nicht sprechen, weil es nicht hören kann. Die Taubheit kann in den ersten Lebensjahren erworben (durch Meningo-Encephalitis oder Mittelohrerkrankungen) oder angeboren sein. Solche Kinder lallen nur wenig im Gegensatz zu den *Hörstummen,* die den Tonfall der Umgebung nachahmen. Hier handelt es sich schon um Aphasie (s. u.).

Mutismus oder *Mutacismus,* Stummheit, ist ein psychisches Symptom. (Siehe unter Status psychicus!)

b) Aphasie.

Die Aphasie, Verlust der Wortsprachformen, ist ein Symptom einer cerebralen Systemstörung, früher sagte man: eines oder mehrerer Herde (foci). Es beruht auf Störungen in der Rinde vorwiegend der linken Großhirnhemisphäre. Man unterscheide:

1. Die motorische Aphasie. Der Kranke versteht das zu ihm gesprochene Wort. Er befolgt Aufforderungen, kann benannte Gegenstände zeigen. *Er verfügt über die Wortklangbilder, aber nicht über die Wortbewegungsbilder, besser Wortentwürfe. Er hat die Fähigkeit verloren, selbst zu sprechen und Gegenstände zu benennen,* hat keinen eigenen Sprachschatz mehr, kann auch nicht nachsprechen, sondern verhält sich schweigend bis auf einige wenige Laute und Worttrümmer, die ihm bisweilen geblieben sind. Auch die Schrift ist meist gestört. Also die Werkstatt der aktiven Sprach- und Schriftbildung hat Not gelitten.

2. Die sensorische Aphasie. Der Kranke versteht das zu ihm Gesprochene gar nicht oder nur mangelhaft. Es ist fast, als ob eine fremde Sprache an sein Ohr schlüge. Er befolgt daher Aufforderungen nur teilweise oder gar nicht mehr. *Er hat die Wortklang-*

bilder verloren, spricht gelegentlich viel, aber meist verkehrt. Er vergreift sich in den Worten, da er nicht merkt, ob er falsche Bezeichnungen gebraucht; so sagt er vielleicht für Schuh „Tasse", für Mann „Dame", für Tisch „Helgoland" usw. (Paraphasie). Die entsprechende Schreibstörung nennt man Paragraphie.

3. Die amnestische Aphasie. Der Kranke spricht und versteht Gesprochenes, aber er findet die Worte schwer. Namentlich hat er Eigennamen und konkrete Gegenstandsbezeichnungen weitgehend vergessen. Wird das fehlende Wort vorgesprochen, so wird

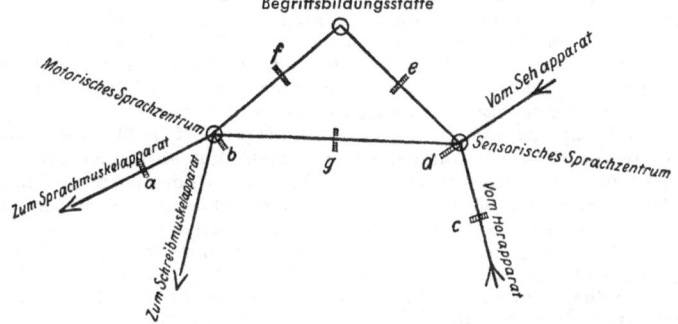

Abb. 2. Altes Schema der Aphasien.

es richtig erkannt und wiederholt. Diese amnestische Aphasie wäre also eine Gedächtnisstörung für Sprachliches. Es ist umstritten, ob sie rein vorkommt. (Linker, unterer Scheitellappen.)

Sobald man es mit einem Kranken zu tun hat, der schlecht versteht oder verworrene Äußerungen macht, denke man an die Möglichkeit einer Aphasie, zumal wenn er schon über 50 ist und arteriosklerotische Gefäßveränderungen aufweist (Erweichungsherd).

Man prüfe in der Weise, daß man erst einzelne Gegenstände (Schlüssel, Ring, Messer, Uhr usw.) vorhält und fragt: „Was ist das?" Man lasse sich dadurch nicht beirren, daß der Kranke zuerst vielleicht mit überlegenem Lächeln richtig antwortet. Auch hier können bei längerem Befragen besonders nach den Namen seltener vorkommender Gegenstände noch leichtere aphasische Störungen hervortreten. Darauf werden die Gegenstände zusammen auf den Tisch gelegt, und der Kranke hat die ihm genannten herauszusuchen: „Geben Sie mir den Schlüssel!" usw. Dann kommen Aufforderungen, wie: „Zeigen Sie die Zunge! Schließen Sie die Augen! Geben Sie mir die Hand!" (Man vermeide dabei selbst jede Bewegung!) Weiter lasse man Worte nachsprechen, zählen, rechnen, bekannte Reihen aufsagen (Monate, Wochentage usw.). Bilder werden oft schlechter bezeichnet als Gegenstände; Teile des eigenen Körpers (Nase, Ohr usw.) bald besser, bald schlechter, doch kann hier durch Agnosie (s. S. 34) Unfähigkeit bestehen, richtig zu zeigen, obgleich Aphasie fehlt! Vielfach hilft es den Kranken, wenn sie außer dem Gesicht einen zweiten Sinn zu Hilfe nehmen dürfen, z. B. den Schlüssel betasten, an der Uhr horchen *(optische Aphasie)*. Gelegentlich bleibt das Zahlenverständnis relativ gut erhalten, und Geldstücke werden richtig benannt.

Ferner lasse man einfache Figuren nachzeichnen, nach Kopie und Diktat schreiben, laut lesen. Oft bleibt allein die Unterschrift zu schreiben möglich.

Die sog. *innere Sprache* prüfe man bei den motorischen Aphasieformen zweckmäßig, indem man dem Kranken kompliziertere Aufträge erteilt: Er soll von einem Kartenspiel die einzelnen Karten auf den Tisch legen und jede sechste Karte umwenden. Er soll von zwei roten und einer blauen Karte die eine rote Karte auf die Erde werfen, die zweite dem Untersucher geben, die blaue in die Tasche stecken. Er soll dreimal an die Wand klopfen, dann die Tür öffnen, einmal um den Stuhl herumgehen und sich setzen. Zur richtigen Ausführung solcher Aufträge gebrauchen die meisten Menschen ihre innere Sprache (inneres Hersagen: also was sollst Du? Du sollst zuerst ... usw.). Gibt der Kranke an, zu wissen, wie ein verlangtes Wort heißt, und es nur nicht aussprechen zu können, so mag man ihm auftragen, mit den Fingern zu zeigen, wieviel Silben das Wort hat. (Indessen gehört hierzu eine gewisse Schulbildung.) Oder man spreche die Buchstaben vor und lasse daraus das Wort finden, was aber selten gelingt und auch bei bloßer Demenz unmöglich sein kann. — Man denke immer daran, daß alle Kranken mit organischen Systemschädigungen des Gehirns sehr ermüdbar sind, so daß sich die Ergebnisse der Untersuchung schon nach kurzer Zeit sehr ändern.

Alexie nennt man die Unfähigkeit zu lesen, meist verbunden mit sensorischer Aphasie, seltener isoliert (vgl. Agnosie, S. 34). Amusie nennt man den Verlust des Verständnisses für Musik. (Über Agraphie s. S. 35).

Aphasie kann durch die verschiedensten Gehirnläsionen hervorgerufen werden (Apoplexie, Embolie, Trauma, Tumor, Absceß usw.). Als länger dauerndes Symptom findet es sich vor allem bei Hirnschüssen und bei Arteriosklerose des Gehirns mit Thrombose und Erweichungen (arteriosklerotische und senile Demenz); mehr anfallsweise besonders bei Paralyse, Lues cerebri; ferner in epileptischen Verwirrtheitszuständen und ganz vorübergehend nach epileptischen Anfällen.

Die ältere Aphasielehre nahm zur Erklärung die Existenz eines motorischen Sprachzentrums (BROCA) in der linken dritten Stirnwindung hinten und eines sensorischen Sprachzentrums (WERNICKE) in der linken oberen Schläfenwindung an. Außer ihnen konnten die subcorticalen Verbindungen zum Sprachmuskelapparat und zum Gehörapparat geschädigt werden oder die Leitung zwischen den Sprachzentren oder die Verbindung dieser mit der Stätte der Begriffsbildung. Das sich so ergebende Schema (s. Abb. 2) ist noch heute zum besseren Überblick über die möglichen Aphasieformen brauchbar, obgleich man die Annahme gesonderter Sprachzentren meist aufgegeben hat zugunsten eines einheitlichen Sprachfeldes mit seinen Nebenapparaten. Man kann es auch so fassen: nicht eine einzelne Funktion ist bei der

Aphasie. 33

Aphasie gestört, sondern eine Zusammenordnung von Funktionen. Dem entspricht anatomisch nicht die Zerstörung eines Einzelfeldes, sondern eines Systems von Feldern und Leitungen.

In dieses alte Schema ließen sich bequem folgende Aphasieformen einordnen (s. Abb. 2):

1. *Motorisch.* a) *Reine* (sog. subcorticale) *motorische* Aphasie (reine Wortstummheit): Willkürliche Sprache und Nachsprechen aufgehoben; Wortverständnis, Lesen und Schreiben erhalten. Innere Sprache intakt. (Im Schema Läsion bei *a.*)

Singen ohne Worte meist möglich. Zuweilen Sprachreste.

b) *Vollständige* (sog. corticale) *motorische* Aphasie: Willkürliche Sprache und Schreiben aufgehoben; Wortverständnis und Lesen erhalten. (Im Schema Läsion bei *b*).

Abschreiben möglich. Zuweilen Paraphasieen. Bei unvollständiger Störung Telegrammstil. Bei 1 a und 1 b oft Facialis- und Hypoglossuslähmung rechts.

c) *Transcorticale motorische* Aphasie: Der Kranke kann sich auf einzelne Substantiva und Namen nicht besinnen, erkennt sie aber, wenn sie ihm vorgesprochen werden, spricht sie dann nach und gebraucht sie richtig. (Im Schema Läsion bei *f*.) Insofern es sich hier mehr um eine Gedächtnisstörung (Wortamnesie) zu handeln scheint, läßt sich von einer *amnestischen Aphasie* sprechen.

Lautes Lesen möglich.

2. *Sensorisch.* a) *Reine* (sog. subcorticale) *sensorische* Aphasie (reine Sprachtaubheit oder Lauttaubheit): Willkürliche Sprache, Schreiben und Lesen erhalten; Verständnis für gehörte Worte (nicht für Geräusche überhaupt!) aufgehoben. (Im Schema Läsion bei *c*.)

Störung des Nachsprechens.

b) *Vollständige* (sog. corticale) *sensorische* Aphasie (Worttaubheit); willkürliche Sprache erhalten, doch Paraphasie: Wortverständnis, Schreiben, Lesen gestört bzw. aufgehoben. (Im Schema Läsion bei *d*).

Oft Rededrang, Perseverieren, Kauderwelsch, Paragraphieen.

Bei 2a und 2b oft gekreuzte Hemianopsie.

c) *Transcorticale sensorische* Aphasie: Willkürliche Sprache und Schreiben erhalten, doch Paraphasie und Paragraphie; Nachsprechen, Diktatschreiben, Kopieren erhalten, doch ohne Verständnis (oft Echolalie). Wort- und Leseverständnis aufgehoben. (Im Schema Läsion bei *e*.) Übergänge zu amnestischer Aphasie (Namentaubheit).

3. *Leitungsaphasie* (Nachsprechaphasie): Obgleich willkürliche Sprache und Wortverständnis nicht aufgehoben sind, stößt Nachsprechen auf Schwierigkeiten. (Im Schema Läsion bei *g*.)

Paraphasieen. (Focus häufig in Inselgegend.)

Vereinigung von 1 b und 2 b ergibt die *totale Aphasie.*

Zu beachten ist, daß die sog. „subcorticalen" Aphasien auch auf Schädigungen in der Rinde beruhen, nur in der Nachbarschaft des engeren Sprachfeldes, dessen Läsion die „corticalen" Aphasien hervorruft. Bei den transcorticalen Aphasien werden ebenfalls in der Rinde die Beziehungen zur Stätte der Begriffsbildung gestört. Hier ist daher die sog. „innere Sprache" am stärksten in Mitleidenschaft gezogen. Bei der amnestischen Aphasie mag es sich um eine gleichmäßige

Gruhle, Psychiatrie, 15. Aufl. 3

Herabsetzung der Leistungsfähigkeit im Begriffs- und Sprachfeld handeln. Am unbefriedigendsten ist die Annahme einer umschriebenen Begriffsbildungsstätte. Die *ganze* Hirnrinde dürfte hieran beteiligt sein. Die Erfahrung liefert niemals einen aphasisch Gestörten, der sonst geistig vollkommen in Ordnung wäre. Sprache und Denken ist eins. *Agrammatismus* (Störungen der Wortstellung im Satze, Vergreifen in Wendungen, Fehlen der Bindewörter, Fürwörter, Artikel usw., Sprechen im Telegrammstil) und *Paragrammatismus* (fehlerhafte Wortzusammensetzungen und Lautabwandlungen) finden sich ebenso wie *Paraphasie* (s. S. 31 oben) als Ausdruck unvollständiger Aphasien oder bei ihrem Abheilen.

Als *Perseveration* bezeichnet man die Erscheinung, daß Kranke mit Aphasie, aber auch sonst benommene und geistig ermüdete Kranke (z. B. im postepileptischen Zustande), bei verschiedenen, aufeinanderfolgenden Fragen die einmal gegebene Antwort immer wiederholen, an dem betreffenden Worte förmlich kleben. So bezeichnen sie z. B. mit „Messer" nacheinander ein Messer, eine Uhr, die Nase usw. Ebenso können sie an einem Begriff, einer Bewegung hängen bleiben (vgl. S. 30).

Die sensorische Aphasie läßt sich auch als eine Unterform der Agnosie ansehen, die motorische Aphasie als Unterform der Apraxie.

Agnosie. Das Wahrnehmungsgesamt eines Gegenstandes, z. B. eines Stuhles, wird nicht „zusammengesehen", nicht als ein Ganzes erfaßt. Der Agnostische erkennt vielleicht Leisten und Kanten und eine größere Fläche, aber das alles „besagt ihm nichts". Infolgedessen fügen sich Fehlhandlungen an. Ein Kranker hält z. B. eine Zahnbürste für eine Zigarre und versucht daran zu rauchen. Umgekehrt wie man als Kind aus zerquetschten Tintenklexen sinnvolle Figuren heraussah (Rorschachprobe), so sieht ein Agnostiker in einer sinnvollen Figur nur Tintenklexe.

Bei *Seelenblindheit* erscheinen alle Objekte dem Auge fremd, und der Kranke ist nicht imstande, tägliche Gebrauchsgegenstände aus dem Gedächtnis zu beschreiben oder sich im Raume zu orientieren. (Erkrankung des Sehzentrums in der Gegend der Fissura calcarina beider Hinterhauptslappen.)

Wortblindheit: Unfähigkeit, den Sinn der Schriftzeichen zu erkennen.

Seelentaubheit: Unfähigkeit, den Sinn von Geräuschen zu erkennen (Miauen führt nicht auf Katze). (Linker Schläfenlappen.)

Apraxie. Unfähigkeit zu geordneter zweckmäßiger Bewegung trotz erhaltener Beweglichkeit.

Der Kranke kann Aufträge, die er verstanden hat, mit der einen Hand nicht ausführen (z. B. lange Nase machen, drohen, winken, an-

klopfen, knipsen, Orgel drehen usw.), obgleich die Hand nicht gelähmt ist.

1. Ideatorische Apraxie. Nur kompliziertere Handlungen miß-
lingen; der gesamte Bewegungsentwurf ist gestört. Einzelbewegungen
geschehen richtig. (Bei Paralyse, Senium, Arteriosklerose gelegentlich
beobachtet.)

2. Ideokinetische Apraxie: Einzelbewegungen werden verwechselt.
Der Bewegungsentwurf ist richtig, kann aber dem Gliedzentrum nicht
recht übermittelt werden. (Balkenherde ergeben oft Apraxie der linken
Hand.)

3. Gliedkinetische Apraxie: Ungeschicklichkeit der Bewegungen,
so daß z. B. Schreiben unmöglich wird. Der Bewegungsentwurf ist
richtig, kann auch dem Gliedzentrum richtig übermittelt werden, doch
gehorcht dieses nicht richtig.

Amimie äußert sich im aufgehobenen oder verkehrten Mienenspiel: Nicken und Kopfschütteln als Zeichen der Bejahung und Ver-
neinung werden verwechselt. (Paramimie s. S. 70 und 74.)

c) Schrift.

Die *Schrift* kann völlig aufgehoben sein: *Agraphie.* Dieses
Herdsymptom findet sich selten isoliert, häufiger als Begleiterscheinung von Aphasie. Das gleiche gilt von der Paragraphie, der sinn-
widrigen Verwendung von Worten (vgl. auch Apraxie!).

Außerdem kann die Schrift zittrig sein (Paralyse, Senium,
Arteriosklerose des Hirns, multiple Sklerose, Alkoholismus) oder
ataktisch ausfahrend: Die Buchstaben werden ungleich groß,
schief gestellt, eckig verzerrt (vgl. Ataxie der Hände!). Oder es
kommt zu Umstellungen und Auslassungen, Verdopplungen von
Buchstaben und Silben, ähnlich dem Verhalten bei der artikulatorischen Sprachstörung (Paralyse). Über die rein psychisch bedingten Sprach-, Lese- und Schriftstörungen ist unter Status
psychicus Näheres nachzusehen (s. S. 72, 75). Siehe auch Abb. 8
S. 150.

Schreibkrampf (Mogigraphie): Bei dem Versuche, zu schreiben,
stellen sich in den zugehörigen Muskelgebieten Innervationsstörungen
ein, welche das Schreiben behindern oder unmöglich machen.

Spiegelschrift bei Benutzung der linken Hand findet sich zuweilen
bei rechtsseitig Gelähmten, bei Gehirnleiden, bei Imbezillität, aber auch
psychogen.

Mikrographie, abnorm kleine Schrift, findet sich z. B. bei Paralysis
agitans.

Schreibstottern. Entstellung der Worte bis zur Unkenntlichkeit
durch Fortlassen oder Verwechseln der Buchstaben, so daß der
Schreiber es selbst nicht mehr lesen kann. (Besonders bei Schwach-
sinnszuständen.)

6. Bewegungsstörungen an den Extremitäten.

Dem Grade nach zerfallen alle *Lähmungen* in Paralysis (totale Unbeweglichkeit) und Parese (Schwäche); der Art ihrer Verbreitung nach in Lähmungen einzelner Muskeln, einzelner Nervengebiete und ganzer Extremitäten. Lähmung eines Gliedes heißt Monoplegie und Monoparese; Lähmungen beider Arme bzw. Beine: Paraplegie und Paraparese. Ohne den Zusatz „brachialis" sind mit Paraplegia meist Beinlähmungen gemeint. Lähmungen einer ganzen Körperhälfte nennt man Hemiplegie und Hemiparese. Paraplegien finden sich vorherrschend bei Rückenmarkslähmungen, Hemiplegien bei Gehirnlähmungen. Während die organischen Hemiplegien meist auch Facialis und Hypoglossus betreffen, bleibt bei psychogenen das Gesicht frei.

Halbseitenläsion des Rückenmarks (BROWN-SEQUARDsche *Lähmung*) macht zwar auch Lähmung von Arm und Bein derselben Seite, doch mit Anästhesie der anderen Seite.

Der *Tonus* (Spannungszustand) der gelähmten Muskeln kann erhöht sein: reflektorisch bedingte *Hypertonie* mit Steigerung der Sehnenreflexe (bei Erkrankung der Pyramidenbahnen). Versucht man an einer so gelähmten Extremität plötzliche passive Bewegungen vorzunehmen, so trifft man auf einen zunächst starken, allmählich nachlassenden („federnden") Widerstand: *Spasmus.*

Oder der Tonus ist zugleich mit den Sehnenreflexen herabgesetzt: *Hypotonie* oder *Atonie, z.* B. bei peripherer Nervenerkrankung. Hier fühlt sich die Muskulatur auffallend schlaff an, und es lassen sich in den Gelenken abnorm weitgehende Bewegungen ausführen. Oft besteht gleichzeitig Atrophie.

Atrophie eines Muskels äußert sich in Schwund, Schwäche und Veränderung der elektrischen Erregbarkeit. Man erkennt den *Schwund* bei einem Vergleich mit dem entsprechenden Muskel der anderen Seite oder (bei doppelseitiger Affektion) eines anderen Individuums. Bei Verdacht auf Muskelatrophie an *einem* Gliede nehme man Messungen mit dem Bandmaß an beiden vor.

Die *Schwäche* eines atrophischen Muskels entspricht dem Grade des Schwundes. Doch kann die Atrophie sich auch sekundär an die Lähmung eines Nervengebietes angeschlossen haben.

Ist die ganze Extremität gelähmt, so hat man folgende Hauptformen zu merken:

1. *Spastische* Lähmung: Hypertonie, Steigerung der Sehnenreflexe. Keine Atrophie, noch elektrische Entartungsreaktion. (Sitz besonders in Capsula interna, Pyramidenseitenstrangbahn.)

Die Spannung einzelner Muskelgruppen überwiegt die ihrer Antagonisten, so daß Kontrakturen entstehen können.

2. *Schlaffe* Lähmung: Hypotonie oder Atonie. Herabsetzung oder Fehlen der Sehnenreflexe. Atrophie. Elektrische Entartungsreaktion. (Sitz im Vorderhorn des Rückenmarks, vorderen Wurzeln, peripheren Nerven.)

Über die Veränderungen der elektrischen Erregbarkeit siehe S. 65.

3. *Psychogene* Lähmung (durch Gedanken oder Vorstellungen bedingt): Keine anatomischen Veränderungen.

Ataxie bedeutet Unsicherheit, Ungeordnetheit der Bewegungen. Sie kann ein Ausfluß motorischer Schwäche (Parese) sein. Sie kann aber auch bei gut erhaltener grober Kraft durch mangelhafte Koordination zustande kommen, indem die richtige Abstufung in der Innervation der einzelnen mitwirkenden Muskeln gelitten hat. Die Ataxie tritt zunächst bei feineren Bewegungen auf und wird deutlicher, wenn die Kontrolle des Gesichtssinnes fehlt. Besonders bei Zielbewegungen der Finger kommt es dann zu grobem Ausfahren. (Tabes dorsalis. Kleinhirntumor.)

Erwähnt sei hier noch das Symptom der *Adiadochokinesis*.

Diadochokinesie (von διαδοχή = successio) bedeutet die Fähigkeit zu aufeinanderfolgenden Bewegungen.

Rasch aufeinander folgende antagonistische Bewegungen (Pro- und Supination, Beugen und Strecken usw.) gelingen schlecht.

Einseitig bei Kleinhirntumor, ein- oder doppelseitig durch Rigor, aber auch bei Apraxie. Vorgetäuscht durch Versagen der Kraft bei Myasthenie (S. 65).

Werden beide Arme horizontal seitlich ausgestreckt und in gleicher Höhe gehalten, und tritt bei Augenschluß eine dem Kranken unbemerkt bleibende Senkung der einen Hand ein, so deutet dies auf eine Halbseitenstörung. — Werden beide Arme horizontal nach vorn gestreckt und die Augen geschlossen, so folgen beide Arme ein wenig dem gedrehten Kopf. Dabei hebt sich der dem Kinn nähere Arm etwas, der andere sinkt ein wenig. Abweichungen von diesem Verhalten („Grundversuch") sind abnorm (Kleinhirn!).

a) Arme.

Die *grobe Kraft* der Arme prüft man zuerst, indem man sie aktiv in allen Richtungen bewegen läßt, dann durch Widerstandsbewegungen:

Man sucht dem Kranken die senkrecht erhobenen Arme herabzudrücken, läßt ihn die Arme im Ellenbogen beugen und strecken, während man dagegen hält, und vergleicht die von ihm rechts und links aufgewandte Kraft. Man suche die geballte Faust zu öffnen, prüfe beiderseits den Händedruck, am besten mit einem Dynamometer, das der Kranke mit einer Hand frei in der Luft hält und zusammendrückt. Natürlich ist für die Beurteilung wichtig, ob er von Haus aus Rechtshänder oder Linkshänder war. Endlich lasse man Finger spreizen und schließen, wobei der dazwischen eingeschobene Zeigefinger die aufgewandte Kraft kontrolliert. Man lasse den Daumen opponieren, bis er den kleinen Finger berührt, prüfe die Bewegungen im Handgelenke sowie Pro- und Supination.

An der Hand sind vor allem folgende Lähmungstypen mit Atrophie zu merken: 1. *Krallen- oder Klauenhand* durch Ulnarislähmung: Interossei und Lumbricales sind ausgefallen, die Grundphalangen können nicht genügend gebeugt, die Mittel- und Endphalangen nicht genügend gestreckt werden. 2. *Affenhand* durch Medianuslähmung: Der Daumen steht infolge Ausfalls von Opponens, Abductor und Flexoren in einer Flucht mit den übrigen Fingern, gestreckt und dem Zeigefinger genähert. (Adductor wird versorgt vom Ulnaris.) 3. *Predigerhand* durch Lähmung von Medianus und Ulnaris: Die kleinen Handmuskeln und die Beuger von Hand und Finger sind ausgefallen. Dadurch kommt es zur Überstreckung der Hand und der Grundphalangen bei Beugestellung der Mittel- und Endphalangen. — Bei Radialislähmung hängt die Hand infolge des Extensorenausfalls herab.

Am Arm lassen sich unterscheiden: 1. ERBs partielle Plexuslähmung (5. und 6. Cervicalwurzel): Die Mm. deltoideus, biceps, brachialis internus, brachio-radialis (auch supinator brevis und infraspinatus) sind gelähmt und atrophisch. Der Arm kann nicht gehoben oder gebeugt werden. 2. KLUMPKEsche untere Plexuslähmung (8. Cervical- und 1. Dorsalwurzel): Es sind gelähmt die kleinen Handmuskeln, die Flexoren des Vorderarms; es ist meist Empfindungsstörung im Gebiete des N. ulnaris und an der Innenfläche des Armes vorhanden; seltener bestehen durch Dilatatorbeteiligung Pupillenstörungen.

Will man nach Atrophieen fahnden, so markiere man links und rechts einen Punkt gleich viel Zentimeter oberhalb (bzw. unterhalb) des Olecranon, messe hier den Umfang des Oberarmes (bzw. Vorderarmes) und vergleiche die Ergebnisse von links und rechts. Schon normalerweise ist der weniger benutzte Arm etwa 1 cm dünner als der andere.

An der Hand achte man vor allem darauf, ob die Spatia interossea eingesunken sind (Schwund der Mm. interossei), ob Daumen- und Kleinfingerballen welk, schlaff, wie ausgehöhlt erscheinen.

Die *Sehnenreflexe* der Arme sind auch bei Gesunden nicht immer sicher zu erzielen. Von Bedeutung sind daher nur starke Differenz auf beiden Seiten und eine hochgradige Steigerung (Läsion der Pyramidenbahn).

Der *Bicepssehnenreflex* wird durch Schlag des Perkussionshammers auf die Sehne in der Ellenbogenbeuge bei leicht gekrümmtem Arme hervorgerufen: Zuckung im Muskel und leichte Beugung. Man fasse den zu untersuchenden Arm am Handgelenke und achte darauf, daß die Muskulatur entspannt ist. Der *Tricepssehnenreflex* ist am deutlichsten zu erhalten, wenn der Arm über eine Stuhllehne schlaff herabhängt, so daß Ober- und Vorderarm ungefähr einen rechten Winkel bilden. Man beklopft dann die Sehne dicht über dem Olecranon: Zuckung im Muskel mit leichter Streckbewegung.

Um den *Periostreflex* zu prüfen, hebt man den betreffenden Vorderarm in einer Mittelstellung zwischen Pro- und Supination leicht an, indem
man die Hand faßt und darauf achtet, daß die Muskeln entspannt werden, dann beklopft man den Radius in seinem unteren Abschnitte — man
muß die beste Stelle jedesmal ausprobieren —: Es folgt Zuckung im M.
brachioradialis mit leichter Beugung des Vorderarmes, eventuell auch
Pronation nicht Supination!)

MAYERs *Fingerdaumenreflex:* Drückt man das Mittelfinger-
grundglied gegen die Hohlhand, soll normalerweise der Daumen
eine Oppositionsbewegung ausführen. Dieser Reflex fehlt in der
Regel bei Erkrankung der oberen Pyramidenbahn.

Knipsreflex: Knipst man am Ende des Zeigefingers oder Mittel-
fingers bei leichter Beugung, oder schlägt man ganz leicht von
unten gegen die Enden der leicht gebeugten Finger 2 bis 4, und
kommt es dabei zu einer ruckartigen Beugung dieser Finger
und des Daumengliedes, so weist dieser pathologische Reflex,
wenn er deutlich und einseitig ist, auf eine Pyramidenbahn-
schädigung hin.

Erhöhte *Druckempfindlichkeit* der großen Nervenstämme spricht
für Neuritis (Alcoholismus chronicus, KORSAKOWsche Psychose).
Man findet den Medianus im Sulcus bicipitalis und in der Ellenbogenbeuge, den Ulnaris am Olecranon, den Radialis zwischen Biceps und
Triceps an der oberen Grenze des unteren Drittels.

Zur Prüfung der *Ataxie:* Fingernasenversuch: Der Kranke führt
bei geschlossenen Augen abwechselnd den rechten und linken Zeigefinger zur Nasenspitze. Der Finger des Gesunden vollführt diese Bewegung in gerader Linie, der des ataktischen in Zickzacklinien oder
fährt überhaupt vorbei. Man kann außerdem die beiden Zeigefinger
in horizontaler Richtung gegeneinander stoßen lassen. (Doch ver-
fehlt hier auch der Gesunde bei geschlossenen Augen manchmal die
Richtung.) Man lasse ferner bei geschlossenen Augen einen Knopf
auf- und zumachen u. dgl.

Zittern (Tremor) der Hände kann schon in der Ruhe vorhanden
sein und ist dann am deutlichsten, wenn die Hände bei gespreizten
Fingern frei in der Luft ausgestreckt gehalten werden. Dabei
können die Zitterbewegungen schnell erfolgen (alkoholischer
Tremor, besonders bei Delirium tremens, und Zittern bei Erregung) oder mehr langsam, um dann durch aktive Bewegungen
gesteigert (Tremor senilis) oder verringert zu werden (Tremor bei
Paralysis agitans, oft verbunden mit Pfötchenstellung der Finger
und Pillendrehbewegungen, rhythmische Schwingungen, die den
Bewegungen der Antagonisten entsprechen).

Der *Intentionstremor* (Zittern bei gezielten Bewegungen) tritt
erst bei willkürlichen (intendierten) Bewegungen auf (multiple
Sklerose, Lues cerebrospinalis, Kleinhirntumor). Man prüft ihn
wie die Ataxie durch Zielbewegungen.

Neben dem Fingernasenversuch (s. oben!) empfiehlt es sich hier, den Kranken bei offenen Augen mit dem Zeigefinger gegen die obere Öffnung eines Hörrohres stoßen zu lassen. Hierbei wird schon leichte Zittrigkeit der Bewegung erkannt. Starker Intentionstremor kann sich bis zum Bilde der Ataxie steigern, oder das Zittern und Schütteln ergreift den ganzen Arm, Kopf und Rumpf (multiple Sklerose). Eine ähnliche Neigung zu allgemeiner Zittrigkeit, die bei Bewegungen zunimmt und Extremitäten und Rumpf in heftiges Schütteln bringt, kann sich bei Paralyse und Erkrankungen der Basalganglien entwickeln.

Selten ist der *essentielle* Tremor, der auf erblicher Anlage beruht. Bei Neurotikern kommen die verschiedensten Formen von Zittern und Schütteln vor.

Oft findet sich bei leichtem, doch nicht nur bei alkoholischem Tremor das QUINQUAUD*sche Symptom:* Der Untersucher fühlt ein leises Knarren an den gestreckten Fingern des Patienten, die ihm dieser einige Sekunden oder Minuten hindurch leicht auf die Handfläche aufgesetzt hält.

b) Beine.

Hier gelten hinsichtlich Lähmung, Tonus, Atrophie, Reflexe im allgemeinen die Ausführungen des vorigen Kapitels.

Die *grobe Kraft* wird wieder durch aktive Bewegungen und Widerstandsbewegungen geprüft:

Aktiv. Der Kranke hebe in Rückenlage die Beine einzeln und gestreckt von der Unterlage ab bis zum rechten Winkel. Er suche abwechselnd allein auf dem rechten und linken Bein zu stehen, er steige aus Stand und möglichst ohne Zuhilfenahme der Hände auf einen Stuhl, indem er bald das rechte, bald das linke Bein voranstellt.

Widerstand. In Rückenlage suche der Kranke das Knie krumm zu machen, während der Untersucher das Knie niederdrückt: Vergleich zwischen rechts und links. Dann trete der Kranke mit dem Fuße aus, während der Untersucher einen Gegendruck auf die Fußsohle ausübt. In Bauchlage beuge der Kranke den Unterschenkel, während der Fuß niedergehalten wird usw. Scheint der Untersuchte sich nicht ordentlich anzustrengen, ist die von ihm geleistete Kraft auffallend gering, so läßt man plötzlich im Widerstande nach und beobachtet, ob eine ruckartige Bewegung erfolgt, oder ob die Antagonisten unzweckmäßigerweise mit angespannt waren.

Sehr wichtig zur Beurteilung von Lähmungszuständen ist der Gang (s. S. 44). Bei *spastischen* Lähmungen (s. S. 36) sind die Beine meist steif ausgestreckt. Bei dem Versuche, sie plötzlich passiv im Knie zu beugen, stößt man auf einen federnden Widerstand, der nur allmählich zu überwinden ist. Neben der Steigerung der Sehnenreflexe finden sich meist noch Patellarklonus und Fußklonus, dazu der BABINSKIsche *Zehenreflex* (s. S. 43!). Beugekontrakturen in Hüft- und Kniegelenk zeigen sich besonders im letzten Stadium der Paralyse. Bei Verdacht auf *Atrophie* mache man die vergleichenden Messungen des Beinumfanges rechts und links in gleichen Abständen oberhalb und unterhalb des oberen und unteren Patellarrandes (bei gleicher Stellung der Beine).

Wichtig für Meningitis ist das KERNIGsche Zeichen: Unfähigkeit, die Unterschenkel in sitzender Stellung zu strecken, wegen Kontraktur der Flexoren. Die als Symptom verwertbare Kontraktur im Kniegelenk tritt nur dann auf, wenn der Winkel zwischen Oberschenkel und Rumpf 90—100° beträgt. Wird der Winkel spitz, so zeigt sich schon unter normalen Verhältnissen Behinderung.

Die Sehnenreflexe der Beine zeigen ein sehr konstantes Verhalten und besitzen darum eine hohe differentialdiagnostische Bedeutung.

Der Patellarreflex oder das Kniephänomen ist der wichtigste Sehnenreflex. Er besteht in einer Zuckung des M. quadriceps nach Beklopfen der Patellarsehne . Sein Fehlen (WESTPHALsches Zeichen) ist ein wichtiges Symptom bei Hinterstrangserkrankung im Rückenmark (Tabes, Paralyse).

Der Reflexbogen des Kniephänomens setzt sich zusammen aus sensiblen Fasern des N. cruralis, hinteren Wurzeln und Hinterstrang des Lendenmarks (zentripetaler Teil des Reflexbogens) und aus motorischen Ganglienzellen des Lendenmark-Vorderhorns derselben Seite, vorderen Wurzeln, motorischen Fasern des N. cruralis, der den M. quadriceps versorgt (zentrifugaler Teil). Das Kniephänomen fehlt bei Erkrankung des N. cruralis (Sensibilitätsstörungen, Druckempfindlichkeit des Nerven, eventuell atrophische Lähmung des Quadriceps), ferner bei Schädigung des Vorderhorns (z. B. Poliomyelitis anterior: atrophische Lähmung des Muskels). Liegen diese Fälle nicht vor und fehlt doch das Kniephänomen, so handelt es sich um eine Hinterstrangerkrankung im Rückenmark. (Seltene Ausnahmen s. unten!)

Steigerung des Kniephänomens, bei der schon ganz leichtes Beklopfen der Sehne mit dem Finger eine oder mehrere heftige Kontraktionen des Quadriceps und daher Vorschnellen des Unterschenkels auslöst, ist ein Zeichen für Erkrankung der Pyramidenbahn (cerebral oder im Seitenstrang des Rückenmarks), besonders bei multipler Sklerose, Lues cerebrospinalis und Paralyse. Einseitige Steigerung spricht mehr für einen cerebralen Sitz der Pyramidenbahnläsion (z. B. Blutung in die Capsula interna).

Bei wirklicher Steigerung des Kniereflexes ist die Auslösung meistens auch von der Tibiakante aus möglich, zudem greift die Zuckung oft auch auf die Adduktoren der gleichen Seite über.

Die Pyramidenbahn (Willkürbahn) zieht von den motorischen Zentren der vorderen Zentralwindung durch Capsula interna, Fuß des Hirnschenkels, ventralen Teil des Pons und der Medulla oblongata, kreuzt dann größtenteils hinüber zum Seitenstrang der entgegengesetzten Seite des Rückenmarks, bleibt zum kleineren Teile im gleichseitigen Vorderstrange. Die Pyramidenseitenstrangbahn läßt ihre Fasern in den verschiedenen Höhen des Rückenmarks allmählich zu den motorischen Vorderhornzellen treten und übt einen hemmenden Einfluß auf die spinalen Reflexvorgänge aus. Bei seinem Wegfalle durch Zerstörung der Pyramidenbahn sind die Sehnenreflexe hochgradig gesteigert.

Methoden zur Prüfung des Kniephänomens.

Das Kniephänomen wird im Sitzen oder Liegen geprüft. Sitzt der Kranke auf einem Stuhl, so stelle er das Bein leicht vor, so daß die Patellarsehne deutlich zu fühlen und die Muskulatur entspannt ist. Der Oberschenkel sei entblößt, damit leichte Zuckung des Quadriceps dem Untersucher nicht entgeht. Ausschlag des Unterschenkels ist nicht erforderlich. Der Untersucher stehe auf der rechten Seite und ziele genau auf die Patellarsehne mit schwerem Perkussionshammer. Spannt der Kranke, so suche man ihn durch Fragen abzulenken, lasse ihn rechnen oder lesen. Liegt der Kranke auf dem Rücken, so hebe man von rechts her mit linker Hand seinen Oberschenkel an, ohne sich den Quadriceps zu verdecken, und fordere auf, den Unterschenkel schlaff fallen zu lassen. Man kann auch den Kranken ein Bein über das andere legen lassen.

JENDRASSIKscher *Kunstgriff*. Gelingt es so noch nicht, das Kniephänomen zu erzielen, so lasse man den Kranken die gekrümmten Finger beider Hände ineinander haken und im Momente des Schlagens auf Kommando kräftig ziehen.

Bei negativem Ergebnis genügt niemals *eine* Prüfung. Ist die Sehne sehr schlaff, muß das Knie stärker gebeugt werden. Bei fetten Personen ist die Sehne schlecht zu treffen. Lokale Veränderungen (Arthritis) können von Einfluß sein.

Ausnahmen: Angeborener Mangel des Kniephänomens ist außerordentlich selten; eher kann überstandene Neuritis des N. cruralis in Betracht kommen (Alkohol, Diphtherie, Beriberi u. dgl.), die das Kniephänomen zum Schwinden gebracht hat.

Einseitiges Fehlen oder Schwäche kann durch meningitische Prozesse am Rückenmark mit Beteiligung hinterer Wurzeln bedingt sein (Lues cerebrospinalis). Im Koma und direkt nach epileptischem Anfalle können die Sehnenreflexe vorübergehend aufgehoben sein.

Eine gewisse Lebhaftigkeit der Sehnenreflexe, auch leichte Ungleichheit, findet sich oft bei Nervösen. Man muß sich hüten, daraus weitgehende Schlüsse zu ziehen.

Der *Achillessehnenreflex* ist weniger konstant: Zuckung des Gastrocnemius bei Beklopfen der Achillessehne. Sein Schwinden ist (falls nicht Ischias vorliegt) ein Symptom von Hinterstrangserkrankung, seine Steigerung weist auf eine Läsion der Pyramidenbahn hin.

Man prüfe im Liegen, indem man bei gebeugtem Knie die Fußspitze anhebt und dorsalwärts drängt, um schräg von unten her die angespannte Achillessehne zu treffen. Bei Steigerung des Reflexes kommt es zu lebhafter Plantarflexion des Fußes. Besser noch läßt man den Kranken auf einem Stuhle knien, so daß die Fußspitzen frei herabhängen, und schlägt von oben auf die Achillessehne. Der Kranke darf nicht spannen.

Patellarklonus läßt sich bei Steigerung des Kniephänomens finden.

Man schiebe die Patella mit Daumen und Zeigefinger der rechten Hand (links stehen!) von oben her in kräftigem Ruck abwärts und halte sie durch leichten Druck in dieser Stellung. Die Patella gerät dabei in lebhaft auf- und abzuckende Bewegungen. Gleichmäßiger und unerschöpflicher Patellarklonus ist fast stets organisch bedingt.

Ein nur angedeuteter (von wenigen Schlägen) oder ein mehr unregelmäßiger Klonus, der nicht bei Nachlassen des Druckes gleich aufhört, findet sich manchmal bei funktionellen Störungen (Neurosen) neben lebhaften Sehnenreflexen.

Fußklonus (Fußzittern) kommt bei Steigerung des Achillessehnenreflexes vor.

Man stütze mit der Linken das leicht gebeugte Knie des Kranken und zerre mit der Rechten seine Fußspitze in kräftigem Ruck dorsalwärts. Dann tritt eine Reihe von rhythmischen Plantarflexionen des Fußes ein, solange man auf die Fußspitze einen sanften Druck wirken läßt. Sitzt der Kranke und hat den Fuß nur mit den Zehen auf den Boden aufgestellt, so genügt unter Umständen ein Druck auf den Oberschenkel, um unerschöpflichen Fußklonus hervorzurufen.

Auch der ausgebildete gleichmäßige Fußklonus ist fast stets ein Zeichen für Erkrankung der Pyramidenbahn (multiple Sklerose, Lues cerebrospinalis, Herd in der inneren Kapsel usw.; recht selten bei Paralyse). Bei funktionellen Störungen ist er nur angedeutet, unregelmäßig (vgl. das bei Patellarklonus Gesagte!).

Der *Zehenreflex* ist der wichtigste Hautreflex. Bestreicht man mit dem Stiel eines Perkussionshammers die Fußsohle in langem Strich von unten nach oben, so tritt bei Gesunden eine Plantarflexion der großen Zehe, bei *Pyramidenbahnläsion eine langsame Dorsalflexion der großen Zehe* ein: BABINSKIsches Zeichen.

Auf die Bewegung der übrigen Zehen kommt es nicht an. Einwandfrei ist das BABINSKIsche Zeichen, wenn beim Bestreichen der Fußsohle die große Zehe sich isoliert dorsalwärts bewegt. Bewegungen im Fußgelenke trüben die Beobachtung. Dorsalflexion des ganzen Fußes beweist nichts. Am besten streiche man am äußersten Fußrande entlang. Ist auf diese Weise überhaupt kein Reflex zu erzielen, mache man den Strich mit einer Nadel oder steche in die Fußsohle. Doppelseitiges Fehlen der Zehenreflexe hat keine Bedeutung. Einseitiges Fehlen im Koma nach frischer Apoplexie weist auf die Seite der Lähmung hin.

Normalerweise schließt sich an die Plantarflexion der Zehen eine Dorsalflexion des Fußes, Beugung in Knie und Hüfte und Anspannung der Oberschenkelfascie an (Fluchtreflex).

Das BABINSKIsche *Zeichen* findet sich normalerweise nur bei Kindern in den ersten Lebensmonaten. Es kann außerdem vorübergehend vorhanden sein im Scopolaminschlaf und direkt nach epileptischen Krampfanfällen. Sonst ist es stets ein *Beweis für organische Schädigung der Pyramidenbahn.* Doppelseitig findet es sich besonders bei multipler Sklerose und Lues cerebrospinalis; einseitig bei cerebralen Herden (Arteriosklerose des Gehirns).

OPPENHEIM. Man kann auch mit dem Daumen an der Innenfläche des Unterschenkels herabfahren, um Plantar- bzw. (bei spastischen Zuständen) Dorsalflexion der großen Zehe zu erzielen.

GORDON. Kneifen des Wadenmuskels oberhalb der Achillessehne ruft entsprechend Dorsalflexion der großen Zehe hervor.

MENDEL-BECHTEREWscher Reflex. Beklopfen des Fußrückens in der Gegend des Os cuboideum III macht normalerweise Dorsalflexion der 2. bis 5. Zehe, bei Pyramidenstrangaffektion öfter Plantarflexion.

ROSSOLIMOscher Reflex: Durch leichten Schlag der Fingerspitzen gegen die Zehenenden von unten, oder leichten Schlag des Reflexhammers gegen die Zehenballen entsteht die gleiche Wirkung.

Die *Ataxie der Beine* (vgl. S. 45) prüfe man durch den Knie-Hackenversuch:

Der Kranke liegt auf dem Rücken und führt bei geschlossenen Augen die Ferse des einen Beines zum Knie des anderen. Bei Störung der Koordination kommt es zu deutlichem Ausfahren. — Oder es wird dem Kranken aufgegeben, in derselben Lage mit dem Fuße in der Luft eine 8 zu beschreiben.

Beim *Gang* achte man darauf, ob der Kranke das eine Bein schont oder nachschleppt: Parese (lokale Veränderungen am Bein sind auszuschließen!); ob er taumelt und nach der Seite schwankt wie ein Betrunkener: *cerebellare* Ataxie. Diese Gleichgewichtsstörung nimmt bei Augenschluß zu: Kehrtwendung nicht möglich.

Bei Parese beider Beine sind die Schritte kurz, mühsam, schlürfend, mit Neigung zum Einknicken. Bei *Hemiplegie* wird das gelähmte Bein nachgezogen, ohne daß die Fußspitze vom Boden kommt, und eventuell im Kreise herumgeführt. Bei *Peroneus*-Lähmung hängen der äußere Fußrand und die Fußspitze (Varo-equinus-Stellung), und beim Gehen muß das Bein übermäßig in Hüfte und Knie gehoben werden: *Steppergang* (doppelseitig bei Alkoholneuritis). Auch durch sehr starkes Zittern kann der Gang gestört werden bei multipler Sklerose. Für Paralysis agitans [1] ist charakteristisch ein gebückter, trippelnder Gang mit Neigung zum Schießen nach vorwärts und rückwärts: Propulsion und Retropulsion, für Chorea ein Tänzeln und Hüpfen (vgl. S. 48). Bei Senilen findet sich bisweilen ängstliches Trippeln auf der Stelle

---

[1] Infolge mangelnder Reaktionsbewegungen beim Rigor (S. 47) macht jede plötzliche Schwerpunktsverschiebung Torkeln; z. B. seitwärts: Lateralpulsion.

mit Zurücklegen des Oberkörpers (trepidante Abasie). Hier spielen wohl ängstliche Gedanken mit. Zahlreich sind die rein funktionellen Gangstörungen. Die psychisch bedingte Unfähigkeit des Hysterikers, zu stehen und zu gehen, nennt man *Astasie* und *Abasie*.

Besonders zu merken sind folgende zwei Typen organischer Gangstörung:

1. Der *spastisch-paretische Gang:* Der Kranke geht schlürfend mit kurzen, steifen Schritten, ohne die Knie recht zu beugen oder die Füße ordentlich vom Boden abzubringen: Doppelseitige Seitenstrangerkrankung des Rückenmarks. (Multiple Sklerose, Paralyse mit Seitenstrangerkrankung, Lues cerebrospinalis usw.)

2. Der *ataktische Gang:* Patient geht unsicher, stampfend, schleudert die Beine übermäßig und tritt mit den Hacken auf. Die Knie werden beim Heben stark gebeugt, beim Niedersetzen übermäßig nach hinten durchgedrückt (Genu recurvatum). Bei Augenschluß kommt der Kranke leicht ins Taumeln: Tabes dorsalis, Paralyse mit Hinterstrangerkrankung.

ROMBERGsches *Zeichen:* Schwanken beim Stehen mit geschlossenen Augen und geschlossenen Füßen bis zum Hinstürzen. (Hinterstrangerkrankung bei Tabes und Paralyse, Affektion des Kleinhirns, der Kleinhirnseitenstrangbahnen, des Vestibularapparates [s. S. 27]; gelegentlich bei Delirium tremens, epileptischer Verwirrtheit usw.)

Nicht zu verwechseln mit *Pseudo-Romberg* (Hysterie, Neurose usw.): Übertriebenes Schwanken und Fallen, sobald der Kranke aufgefordert wird, Augen und Füße zu schließen, während er ganz fest steht, wenn er abgelenkt ist, und ihm z. B. bei der Pupillenuntersuchung wie zufällig beide Augen verdeckt werden.

Bei Nervösen stellt sich oft bei Augenschluß *Lidflattern* ein.

Arthropathie. Am Knie- oder Fußgelenk, seltener an den Armen, tritt ohne Schmerz und Rötung eine Schwellung auf: die Gelenkenden werden zerstört, Callus gebildet, eine dauernde Deformität bleibt zurück. (Tabes dorsalis, Paralyse mit Hinterstrangerkrankung.)

Druckempfindlichkeit der großen Nervenstämme spricht für neuritische Prozesse (Neuralgie, Alkoholneuritis). Die Druckpunkte des Ischiadicus liegen seitlich von Lendenwirbelsäule und Kreuzbein, in der Mitte zwischen Trochanter major und Tuber ischii, an der dorsalen Fläche des Oberschenkels in der Mittellinie; der Druckpunkt des N. tibialis in der Mitte der Kniekehle; der des N. peroneus dicht hinter dem Capitulum fibulae außen; die des N. cruralis etwas unterhalb der Mitte des Leisten-*Bandes* und abwärts auf der Vorderfläche des Oberschenkels. Sind auch die Muskeln, z. B. die Waden, druckempfindlich, handelt es sich um eine Neuromyositis.

Die häufigste Neuralgieform am Beine ist die *Ischias.* Schmerzen und Druckpunkte im Verlaufe des Ischiadicus und seiner Äste Tibialis und Peroneus. (Meist LASEGUEsches *Phänomen:* Der Kranke liegt auf dem Rücken, sein gestrecktes Bein wird passiv zum rechten Winkel angehoben. Bei Ischias tritt durch Dehnung des Ischiadicus starker Schmerz ein, der sofort nachläßt, wenn das Bein im Knie gebeugt wird.) Mit der Zeit Schwinden des Achillessehnenreflexes und Atrophie. *Crampus* heißt schmerzhafter tonischer Krampf der Wadenmuskulatur. Besonders bei Anstrengungen, bei chronischem Alkoholismus, während Morphiumentziehung.

Allgemeine Muskelsteifigkeit mit Zittern der Extremitäten entsteht bei doppelseitiger Linsenkernerweichung (WILSON). Vgl. Krampfzustände S. 47.

8. Rumpf.

Von Hautreflexen sind zu prüfen:

1. Abdominal- oder Bauchdeckenreflex. Rasches Bestreichen der Bauchdecken mit dem Hammerstiel von außen oben nach innen unten ruft Kontraktion der betroffenen Bauchmuskeln hervor. (Nicht ganz konstant.) Verschwindet besonders bei multipler Sklerose. Kann aber auch im Alter, bei schlaffen Bauchdecken, bei Fettleibigkeit oder aufgetriebenem Leibe fehlen.

Man kann zweckmäßig einen oberen und unteren Abdominalreflex, oberhalb und unterhalb des Nabels, unterscheiden, die sich nicht ganz gleich verhalten. Der obere Reflex ist der konstantere.

2. Cremasterreflex. Bei Bestreichen der Innenfläche des Oberschenkels kontrahiert sich der M. cremaster derselben Seite und zieht den Hoden empor. — Verschieden stark ausgeprägt, fehlt namentlich im Alter öfter, ferner bei Leistenhernie, bei Hydro- und Varicocele.

Pathologisch ist vor allem halbseitiges Fehlen der Hautreflexe. Es kann das gelegentlich helfen, im Koma nach Apoplexie die Seite der Lähmung zu erkennen.

Vasomotorisches Nachröten hat man die Erscheinung genannt, daß nach Bestreichen der Rumpfhaut, z. B. mit dem Stiel des Perkussionshammers, umschriebene Rötung zurückbleibt. Ist letztere so ausgeprägt, daß man ganze Worte auf die Haut schreiben kann, spricht man von Hautschrift (Dermatographie); hebt sich die Rötung in Form von Quaddeln ab: von Urticaria factitia. Gesteigertes vasomotorisches Nachröten kommt bei Nervösen vor, aber *auch bei Gesunden*. Statt Nachröten kann sich Nachblassen einstellen.

Die *mechanische Muskelerregbarkeit* kann gesteigert sein, so daß Beklopfen des Muskelbauches mit dem Hammer statt schwacher Zuckung deutliche Wulstbildung im Muskel zur Folge hat. Idiomuskuläre Kontraktion. Besonders deutlich gewöhnlich im M. pectoralis major. Bei kachektischen Individuen und bei nervösen Zuständen aller Art.

Druckempfindlichkeit des Jugulums und des Hypochondriums (sog. Ovarie) und im Bereiche der Brustdrüse (Mastodynie) findet sich oft bei allerlei nervösen Zuständen; des Epigastriums vor allem bei Alkoholisten mit gastrischen Störungen; der Wirbelsäule namentlich bei Nervösen. Diese sog. *Spinalirritation* geht meist mit Hyperästhesie der Haut einher; dagegen pflegt hier nicht, wie bei Caries der Wirbelsäule, Stauchen der Schultern und Schlag auf den Kopf oder gegen die Fußsohlen heftigen Schmerz an einer umschrieben druckempfindlichen Stelle der Wirbelsäule auszulösen.

Bei *Intercostalneuralgie* sind drei Druckpunkte des betreffenden Intercostalraumes zu merken: Neben der Wirbelsäule, in der Axillarlinie, auf dem Sternum. Gleichzeitig kann *Herpes zoster* auftreten: Reihenweise angeordnete wässerige Bläschen auf gerötetem Grunde, die sich halbgürtelförmig um den Thorax ziehen. Entwicklung in wenigen Tagen. (Seltener ist Herpes zoster im Gesicht oder an den Extremitäten; stets folgt er dem Verlaufe eines Nerven.)

Blasen- und *Mastdarmstörungen* können Zeichen eines spinalen Leidens (Lendenmark) sein. Man spricht von Incontinentia urinae et alvi, wenn infolge von Lähmung der Kranke unter sich gehen läßt. Dabei kann Urin dauernd abträufeln. Besteht Unfähigkeit, willkürlich Urin zu lassen, so spricht man von Retentio urinae. Retentio findet sich auch bei funktionellen Erkrankungen (Hysterie, Katatonie). Bewußtlose, Demente, Verwirrte, Negativistische sind auch ohne Lähmungszustände zuweilen unrein mit ihren Exkrementen. Bei Schlaganfällen und allen Bewußtseinstrübungen prüfe man die Füllung der Blase, um die rechtzeitige Entleerung durch den Katheter nicht zu versäumen (auch bei Tabes und Paralyse).

Decubitus, Druckbrand, entwickelt sich an Stellen, die aufliegen, besonders in der Kreuzbeingegend, über dem Trochanter und an den Fersen. Gefährdet sind alle Siechen, zumal Unreine, die ihre Lage nicht wechseln können, am meisten Rückenmarkskranke mit Neigung zu trophischen Störungen. Bei diesen stellt sich auch abnorme Knochenbrüchigkeit ein (Tabes, Paralyse).

Impotenz, organisch bedingt, findet sich öfter bei Rückenmarksleiden (Tabes, Paralyse usw.); psychisch bedingt ist sie nicht selten bei Nervösen.

9. Krämpfe und andere abnorme Symptome der Motilität.

Krampf nennt man unwillkürliche Muskelkontraktion. Handelt es sich um eine länger anhaltende Verkürzung, spricht man von *tonischem* Krampf (z. B. Trismus S. 23, Tortikollis S. 26, Crampus S. 46); bei rhythmisch wechselnden Zuckungen und Erschlaffungen von *klonischem* Krampf (vgl. Tic S. 23). Was über Krämpfe anamnestisch zu erforschen ist, wurde schon oben besprochen.

a) Krampfzustände (Dyskinesien).

Rigor (Starre) bezeichnet eine durch Erkrankung der extrapyramidalen motorischen Bahn (Globus pallidus und Verbindungen) entstandene und, gleichmäßiger als beim Spasmus (S. 36), die Muskulatur einschließlich der Antagonisten dauernd beherrschende

Spannung (wächsern, nicht federnd). Verlangsamung der Entspannung (Kontraktionsnachdauer) und Erschwerung der Innervationsbereitschaft. Mit Hypertonie verbindet sich Akinese (Bewegungsarmut), maskenartiges Gesicht. Bei Parkinson, Wilson, Encephalitis lethargica usw. Rhythmischer Tremor in der Ruhe kann hinzutreten (vgl. Paral. agit., S. 136).

Spasmus mobilis nennt man eine nur bei willkürlicher Bewegung, zumal Gehen, störend einsetzende momentane tonische Versteifung, die entsteht durch Krampf von Agonisten und Antagonisten und in Ruhe schwindet.

Torsionsspasmus ist ausgezeichnet durch eigentümlich drehende Bewegungen, besonders im Gehen.

Bei *Athetose* bestehen langsame krampfartige Bewegungen oft sonderbarster Art, vor allem der Finger, der Zehen, der Gesichtsmuskeln. Es fehlt ebenso wie beim Rigor die normale Erschlaffung der nichtgebrauchten Muskeln, während von ihnen bald die eine, bald die andere Gruppe durch stärkere Innervationsimpulse getroffen wird (Erkrankung von Nucleus caudatus und Putamen, die als Corpus striatum zusammengefaßt werden).

Choreatisch heißen der Athetose verwandte, unwillkürliche, schnellere und unzweckmäßige Zuckungen zahlreicher, zerstreuter Muskelgruppen. Sie machen nach der Art ihres Ablaufs mehr einen gewollten Eindruck, obgleich sie in Wahrheit die beabsichtigten Bewegungen durchkreuzen und erschweren (Erkrankung von Corpus striatum und Kleinhirnverbindung). Bei darauf gerichteter Aufmerksamkeit oder psychischer Erregung werden die Zuckungen heftiger; bis zu hochgradigster Bewegungsunruhe des ganzen Körpers (Hyperkinese). Der Zuckungsverlauf ist im allgemeinen schneller bei Sydenhams Chorea minor, langsamer bei der hereditären Form von HUNTINGTON.

Myoklonisch pflegt man blitzartige Zusammenziehungen vereinzelter Muskeln und Muskelbündel zu nennen, die einen Bewegungseffekt zustandebringen. Übergänge zu den verwandten choreatischen Zuckungen sind vorhanden.

Während die apraktischen (S. 35), agnostischen und aphasischen (S. 33 und 34) Erscheinungen auf Prozesse in der Großhirnrinde hinwiesen, lassen die hier besprochenen Dyskinesien mehr an Erkrankung der großen Basalganglien und ihrer Verbindungen (mit Stirnhirn, Kleinhirn, Brücke) denken. Man hat bei diesen extrapyramidalen Bewegungsstörungen von einem *dystonischen Syndrom* oder *amyostatischen Symptomenkomplex* gesprochen (Pseudosklerose, WILSON*sche Krankheit*).

Scharf davon zu trennen sind folgende krampfartige Zustände:

Fibrilläre Kontraktionen. Muskelwogen, das durch abwechselndes Zusammenziehen zahlreicher isolierter Muskelbündelchen hervorgerufen wird. (Bei spinaler Muskelatrophie, amyotrophischer Lateralsklerose und mannigfachen nervösen Zuständen.)

Myotonie. Willkürlich kontrahierte Muskeln verharren gegen den Willen in Kontraktion, weil ihrer störungslos ausgeführten Zusammenziehung nicht rechtzeitige Erschlaffung folgt. So läßt sich z. B. eine geballte Faust erst nach einiger Zeit wieder mühsam öffnen. Myotonische Reaktion siehe S. 18 (THOMSEN*sche Muskelerkrankung*).

b) Krampfanfälle.

Ihrer großen praktischen Wichtigkeit halber seien fünf klassische Haupttypen von Anfällen vergleichend nebeneinander gestellt.

α) **Der große organische, epileptische Anfall.** 1. Vorboten: Aura (fehlt gelegentlich): Schwindel, unangenehme Mißempfindungen der Sinne (bunte Lichter, Geräusche, Kribbeln), Sinnestäuschungen. Denkstörungen. Angst.

2. Paroxysmus.

a) *Tonisches* Stadium: Plötzliches Hinstürzen (einzelner Schrei, Verletzungen), tonische Anspannung der Muskeln. Cyanose. Bewußtlosigkeit. Weite und starre Pupillen. Dauer wenige Sekunden.

b) *Klonisches* Stadium: Allgemeine rhythmische, kurze, einförmige Zuckungen. Zungenbiß. Schaum vor dem Munde. Röchelndes Atmen. Pupillenstarre, zuweilen Hippus. Dauer mehrere Minuten. Einnässen.

3. Soporöses Nachstadium: Schlafähnlicher Zustand. Allmähliche Wiederkehr des Bewußtseins. Oft BABINSKI*scher Zehenreflex*. Sehnenreflexe gesteigert oder herabgesetzt bzw. erloschen. Temperatur erhöht. Eiweißspuren im Urin.

Nach dem Erwachen Amnesie. — Es sind durchaus nicht immer alle Symptome ausgeprägt. Häufung der Anfälle (Status epilepticus) verursacht rasch einen schweren körperlichen Krankheitszustand. Bisweilen gelingt Auslösen des Anfalls durch Hyperventilisation (lange übermäßige Luftzufuhr), zuweilen durch größere Kochsalzgaben.

Bei genuiner Epilepsie, Paralyse, Schädeltraumen, Arteriosklerose des Gehirns, Tumor cerebri, multipler Sklerose, Lues cerebri, Intoxikationen, Delirium tremens, selten isoliert bei anderen Psychosen.

β) **JACKSONscher Anfall.** Epileptischer Anfall, bei welchem das Bewußtsein erhalten bleibt, und nur die Muskeln eines Gliedes oder der einen Körperhälfte in bestimmter Reihenfolge vom

Krampf befallen werden: Gesicht, Arm, Bein. Beginn in dem Gebiet, dessen corticales Zentrum vom Reiz betroffen wird. (In diesem kann Lähmung zurückbleiben.) Konjugierte Deviation (vgl. S. 19). Dauer beträgt Minuten, doch oft Häufung der Anfälle. Krampft eine Muskelgruppe oder ein Glied längere Zeit klonisch, so spricht man von einer Epilepsia continua (KOSHEWNIKOFF).

Bei organisch bedingter Rindenepilepsie. Herd in der Gegend der motorischen Zentren einer Hemisphäre. (Arteriosklerose mit Erweichung, Hirnblutung, Absceß, Trauma, Lues cerebri. Selten bei Paralyse, sehr selten bei genuiner Epilepsie.)

γ) **Der große psychogene Anfall.** Psychisch bedingt, erzeugt kein schweres körperliches Krankheitsbild selbst bei stundenlanger Dauer und enormer Häufung. Selten nachts. Sehr viel regelloser und abwechslungsreicher als epileptische Anfälle; die Bewegungen machen vielfach einen gewollten Eindruck. Man kann die Anfälle häufig nach Belieben auslösen und unterbrechen. Meist läßt sich als Ursache eine Gemütserregung nachweisen.

1. Aura (fehlt meist): Quälende Sensationen. Erregtes Wesen.

2. Paroxysmus: Vorsichtiges Umfallen ohne Verletzungen. Emporbäumen des Körpers zum Kreisbogen. Gesichtsfarbe wenig verändert. Bewußtsein selten getrübt. Wilde, leidenschaftliche Bewegungen, theatralische Stellungen. Auch pathetische Ausrufe.

Nach dem Erwachen ist ein Zustand der Erschöpfung möglich, seltener Schlaf. Erinnerung meist erhalten. Ausgesprochene Zungenbisse sowie Einnässen und *Babinski fehlen.* Auch nach massenhaften Anfällen kein Fieber. Mydriasis auf der Höhe des Anfalles, wobei es in seltenen Fällen nicht gelingen will, Lichtreaktion nachzuweisen (vorübergehende absolute Starre, s. S. 17).

In anderen Fällen kommt es zu Lach-, Wein-, Nies-, Schnaufkrämpfen usw.

Psychogene Anfälle finden sich bei den verschiedensten Psychosen; sie können sich (selten) auch zu echter Epilepsie hinzugesellen.

Klinisch schwer zu beurteilen sind manche Anfälle, bei denen hauptsächlich das *Gefäßsystem* beteiligt ist *(vasomotorische Anfälle).* Bald sind es einfache Ohnmachten, bald paroxysmale Tachykardien; eine vasomotorische Angina pectoris; die GOWERSschen vaso-vagalen Anfälle; Anfälle von Hyperthermie, Hyperhidrose mit Polyurie und Kopfschmerzen; gewisse zumal mit Augensymptomen einhergehende Migräneattacken. Man fahnde bei solchen ungewöhnlichen Anfällen immer danach, ob sie nicht epileptische Äquivalente seien.

δ) **Schlaganfall.** *Apoplektiform* nennt man einen Anfall, bei dem der Kranke wie durch eine Apoplexie (Gehirnblutung, Em-

bolie eines Hirngefäßes) plötzlich zusammenbricht und die Zeichen
des Koma bietet, um sich dann aber zuweilen, falls keine wirkliche
Apoplexie vorlag, sehr rasch zu erholen. Hinterher oft Lähmungen
und andere Herderscheinungen. (Besonders bei Paralyse, Arteriosklerose, Lues cerebri, Epilepsie usw.)

ε) **Tetanie.** Intermittierende, schmerzhafte, meist bilaterale tonische Streckkrämpfe, vor allem der Arme mit Geburtshelferstellung
der Finger. Steigerung der mechanischen und elektrischen Erregbarkeit der Nerven (CHVOSTEK S. 24) ERBs Anodentetanus S. 64). TROUS-
SEAUs Phänomen: Druck auf die großen Gefäße und Nervenstämme in
Arm und Bein löst symmetrische tonische Krämpfe aus (Epithelkörper-
erkrankung).

10. Sensibilität.

Hinsichtlich des Grades einer Empfindungsstörung unterscheidet
man Hyperästhesie $=$ abnorm starke, Hypästhesie $=$ abnorm schwache
Empfindung, Anästhesie $=$ Fehlen einer Empfindung. Parästhesie bezeichnet eine spontan auftretende Mißempfindung, wie Kribbeln u. dgl.

Hinsichtlich der *Genese der Empfindungsstörungen* unterscheidet man:

1. *Periphere* durch Schädigung sensibler Nerven: Ovale oder
rhomboidale Zonen, dachziegelförmig übereinanderliegend, entsprechend dem Verbreitungsgebiete der sensiblen Nerven (vgl.
Schema Abb. 3 a u. b, S. 52, 53).

Man erwarte aber nicht, daß der totale Ausfall eines peripheren Nerven auch einen totalen Ausfall seines Versorgungsgebietes
ergibt. Nur ein zentraler Teil dieses Feldes wird ganz ausfallen (die
autonome Zone FÖRSTERs), nach außen wird in einer Mischzone
wenigstens die Schmerzempfindung noch erhalten sein, und abermals nach außenhin wird die Randzone des Feldes die Mitversor-
gung durch die Nachbarnerven erweisen. Die Versorgungsgebiete
der Nerven überdecken sich also am Rande. — Besonders ver-
wickelt liegen die Sensibilitätsausfälle, wenn ein *Plexus, z. B.* der
Plexus brachialis, von einer Schädigung betroffen worden ist. Da
sich dort die Nervenfasern noch vielfach durchflechten, werden
also auch die Empfindungsausfälle an der Peripherie eigenartig
fleckenförmig.

2. *Segmentäre* durch Schädigung von Rückenmarkssegmenten:
Streifenförmige Zonen an Rumpf und Gliedmaßen, die der Längs-
achse der Extremitäten parallel verlaufen, ohne immer den ganzen
Umfang eines Gliedes einzunehmen (vgl. Schema Abb. 4 a u. b,
S. 54, 55).

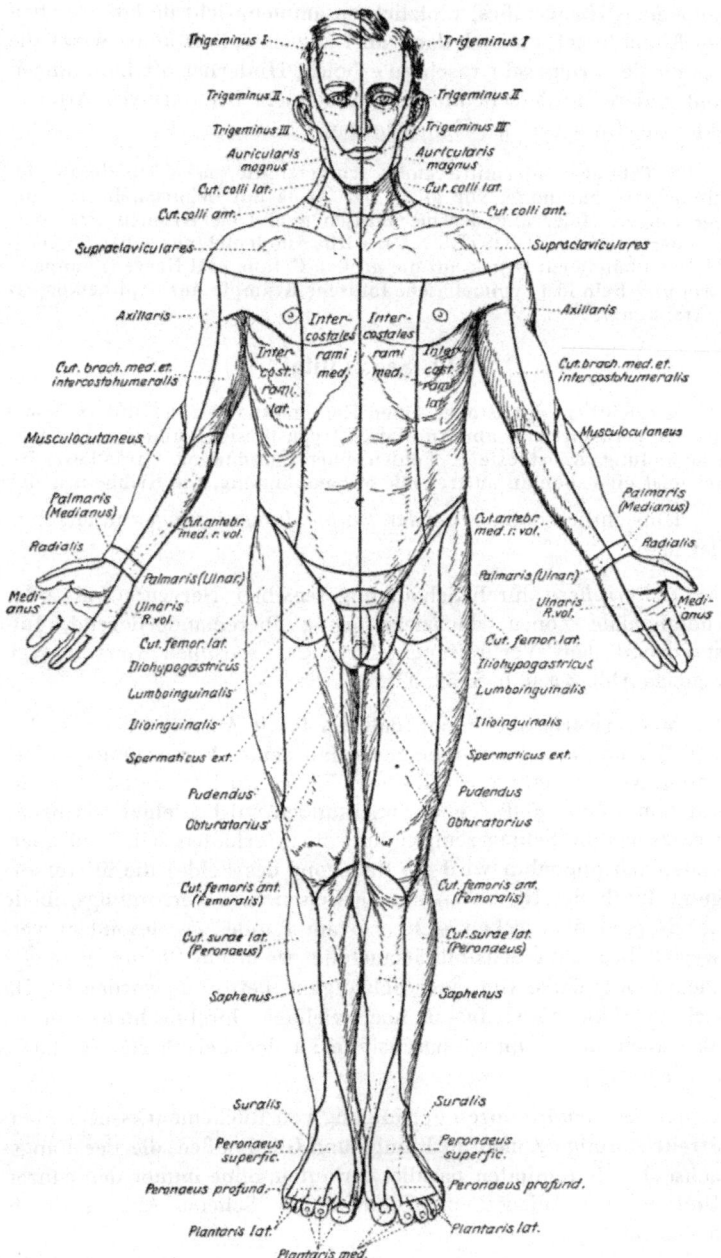

Abb 3 a. Hautgebiete peripherer Nerven (Sensibilitätsschema). (Nach KRAMER.)

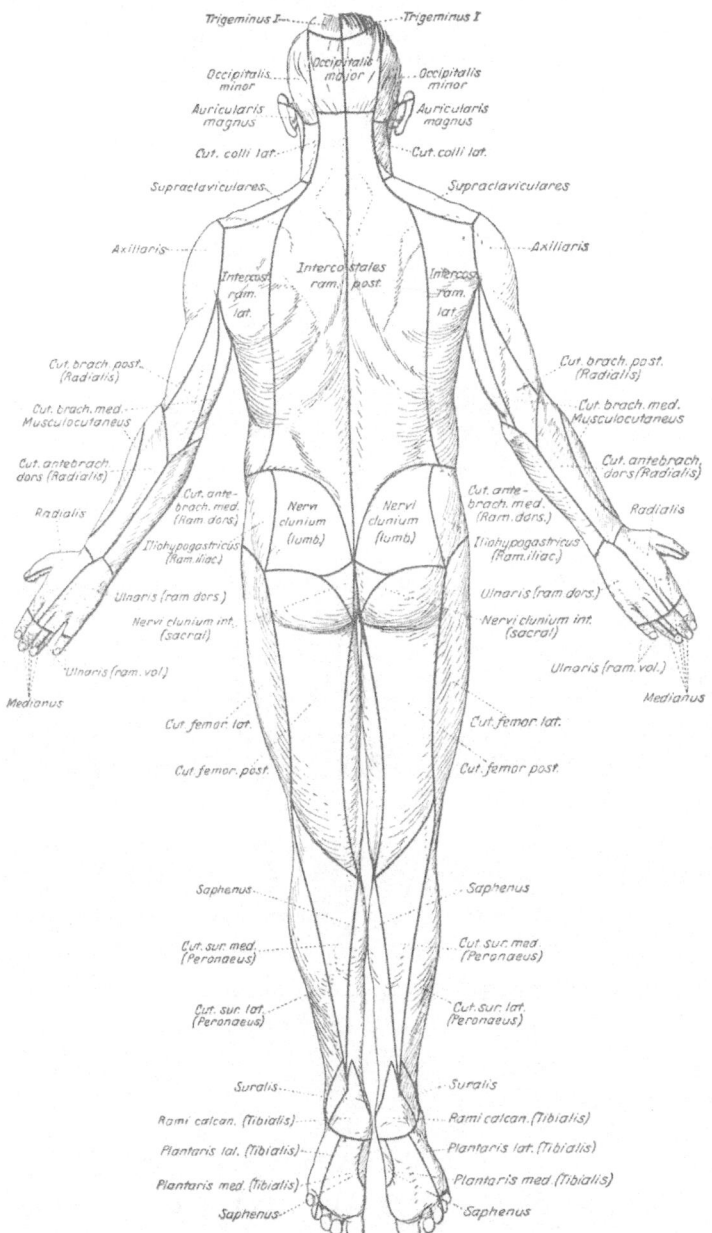

Abb 3 b. Hautgebiete peripherer Nerven (Sensibilitätsschema). (Nach KRAMER.)

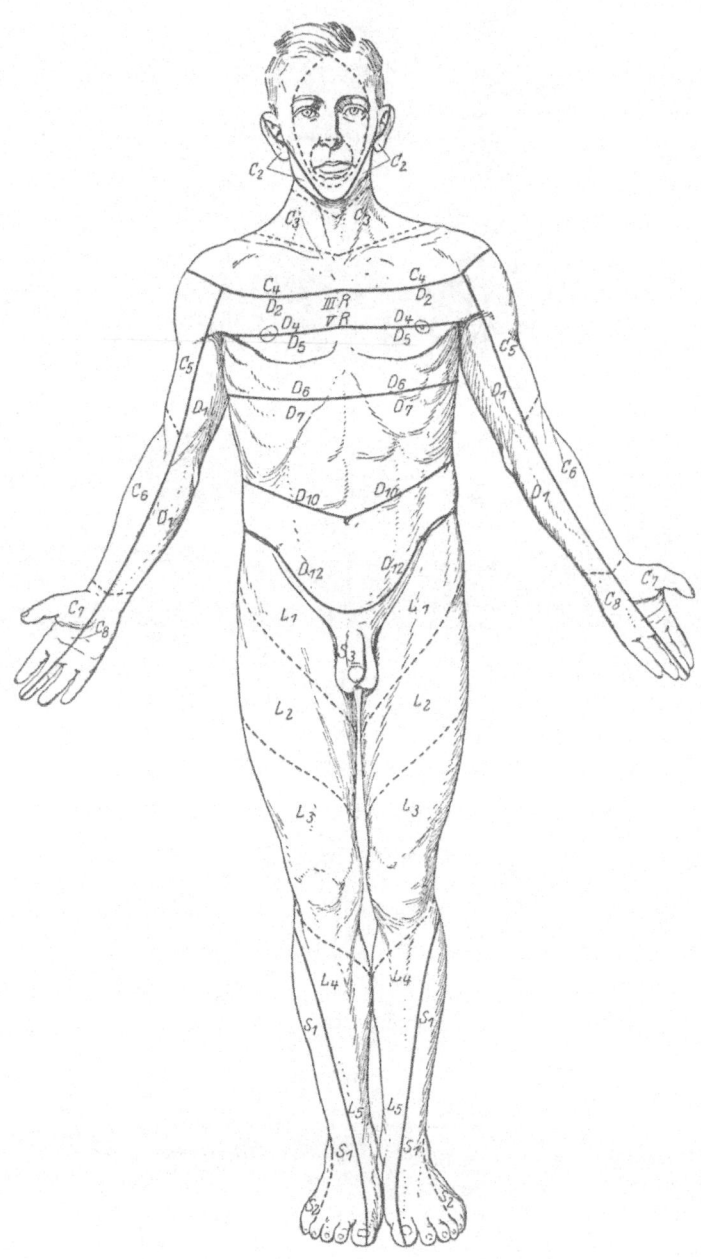

Abb. 4 a   Sensibles Rückenmarksegmentschema. (Nach KRAMER.)

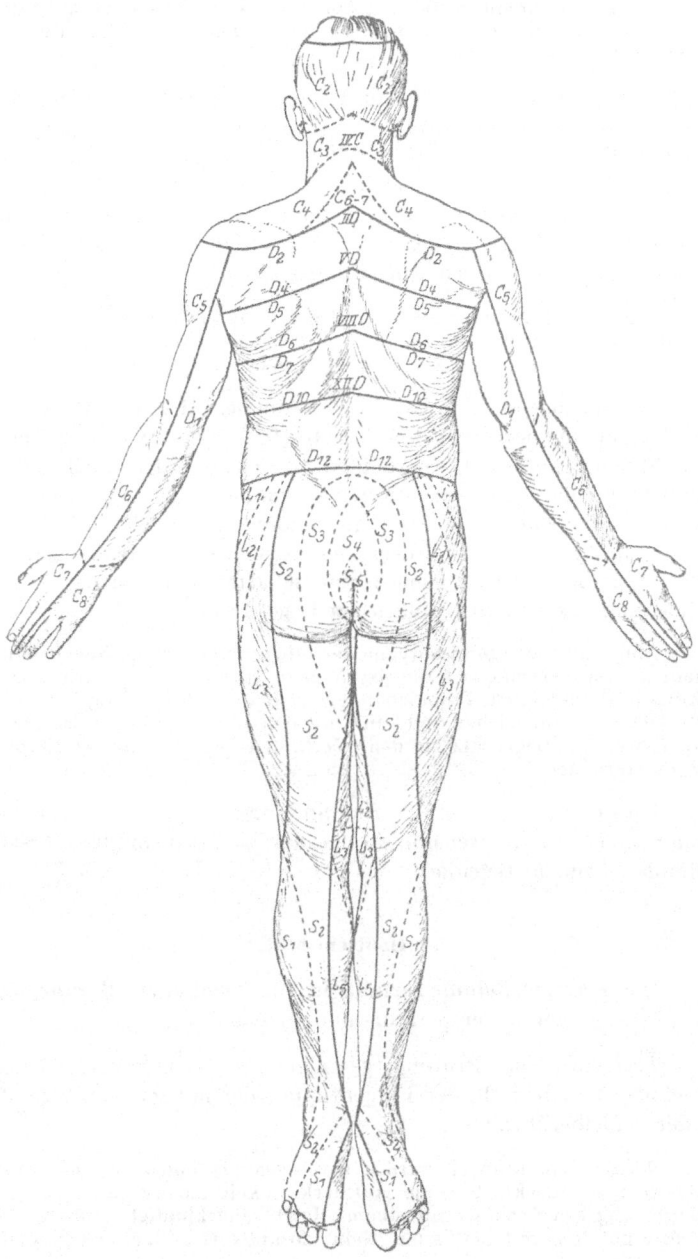

Abb. 4 b. Sensibles Rückenmarksegmentschema. (Nach KRAMER.)

Außerdem kommen bei einzelnen Rückenmarkskranken (Tabes, Paralyse usw.) selten strumpf- und manschettenförmige Zonen an den Extremitäten vor.

3. Cerebrale. Bei Rindenaffektionen handelt es sich neben gelegentlichen streifenförmigen Zonen mehr um Schädigung einzelner Empfindungsqualitäten (Ortssinn, Lagesinn, stereognostischer Sinn). Besonders beteiligt ist die Tiefensensibilität der distalen Gliedabschnitte. Bei Durchbrechung der ganzen sensiblen Leitungsbahn (z. B. in der Capsula interna) kommt es zu Hemianästhesie einer ganzen Körperhälfte.

Dabei fehlt meist eine scharfe Begrenzung der Sensibilitätsstörung in der Mittellinie. Einzelne schmale Zonen mit erhaltener Empfindung ragen fingerförmig in das Gebiet der Anästhesie hinein.

4. Psychogene, d. h. psychisch bedingte, oft durch die Art der Untersuchung hervorgerufene: Betroffen sind alle Empfindungsqualitäten an einem Körperteil oder Gliedabschnitt in einer Umgrenzung, die nicht irgendwelchen anatomischen Verhältnissen, sondern der naiv populären Anschauung entspricht. Wird eine ganze Körperhälfte in Form der psychogenen Hemianästhesie betroffen, so findet sich meist eine scharfe Grenze in der Mittellinie, und das Gesicht bleibt in der Regel frei.

Auch sämtliche Sinnesorgane derselben Seite können hier beteiligt sein. Endlich vermag sich die psychogene Anästhesie über den ganzen Körper auszudehnen. Dennoch pflegt sich ein solcher Kranker keine Verletzungen zuzuziehen und kann mit den Händen alle Verrichtungen ausführen im Gegensatz zu dem Verhalten bei organischen Empfindungsstörungen.

Hinsichtlich der Art der Empfindungsstörungen unterscheidet man solche der Hautsensibilität und der Tiefensensibilität (Muskel, Bänder, Sehnen, Gelenke).

a) Hautsensibilität.

Die *Hautsensibilität* zerfällt in die Qualitäten Berührungs- (Tast-), Schmerz-, Temperatur- und Ortssinn.

Tastsinn. Die Prüfung geschieht mit dem Pinsel, einem kleinen Wattebausch, der Fingerkuppe oder mit leichten Bleistift- oder Nadelberührungen.

Pinsel. Dem Kranken werden die Augen zugehalten oder mit einem Handtuche bedeckt. Um die Aufmerksamkeit anzuregen, wird jede Berührung zweckmäßig mit einem „Jetzt" angekündigt, und der Geprüfte hat dann mit „Ja" oder „Nein" zu antworten. Sagt er fortgesetzt

„Ja", empfiehlt es sich, zur Kontrolle einige Male „Jetzt" zu rufen ohne eine Berührung erfolgen zu lassen. Heißt es immer „Nein", lasse man gelegentlich einige Berührungen unangekündigt und vermeide ein gleichmäßiges Tempo. Dann würden alle Reaktionen mit „Nein" beweisen, daß die Berührungen tatsächlich empfunden wurden, möglicherweise aber weniger gut als an gesunden Stellen. Die Grenzen einer anästhetischen Zone markiere man sich gleich mit einem Blaustifte (Dermatograph) und zeichne nachher das ganze Ergebnis in ein Schema ein. Um an einer Extremität das Vorhandensein segmentaler Sensibilitätsstörungen festzustellen, muß man mit der Prüfung rings um das Glied herumgehen. Zu beachten ist ferner, daß sich die Grenzen einer anästhetischen Zone erweitern, wenn man mit der Prüfung von dieser Zone aus nach dem Gesunden fortschreitet, sich dagegen einengen, wenn man die Prüfung im Gesunden beginnt. Erhält man widersprechende Angaben, ist es gut, jeden Punkt, dessen Berührung angeblich nicht gefühlt wurde, genau mit einem Kreuz anzustreichen und nachher von Zeit zu Zeit wieder zu prüfen. Manchmal liegt eine hypästhetische Zone mit „unsicheren" Antworten an der Grenze des anästhetischen Gebietes. Auch vergleiche man die Sensibilität korrespondierender Hautstellen rechts und links und frage, ob die Berührung beiderseits die gleiche Empfindung bedingt. Namentlich bei Hysterie bestehen häufig Differenzen. Dagegen hüte man sich, zu fragen, auf welcher Seite die Empfindung besser sei, um nicht die Antwort zu beeinflussen.

Nadel: Man prüfe in der Weise, daß man die Haut bald mit dem Knopf, bald leicht mit der Spitze berührt und den Kranken angeben läßt, ob er „Spitz" oder „Stumpf" gefühlt habe. — Glaubt er, statt *einer* Spitze gleich mehrere zu fühlen, spricht man von Polyästhesie.

Die *Schmerzempfindung* prüfe man entsprechend mit leichten und tiefen Nadelstichen. Aufhebung der Schmerzempfindung heißt Analgesie, Herabsetzung Hypalgesie, Steigerung Hyperalgesie.

Man muß den Kranken belehren, daß es nicht darauf ankomme, ob er den Stich aushalten kann, sondern ob er ihn überhaupt als Schmerz, als Brennen oder nur als Berührung empfinde. Die Empfindung des Schmerzes kann auch verlangsamt sein, so daß zunächst nur Berührung, dann erst Schmerz verspürt wird (manchmal bei Tabes). Bei Vergleichen zwischen rechts und links steche man an beiden Seiten gleichzeitig und frage, wo er den Stich gemerkt habe. Wenn Stiche überhaupt nicht empfunden werden, kann ein längerer Strich mit der Nadelspitze (Summation der Reize) zuweilen noch gespürt werden. Starken Reiz setzt auch Kneifen einer Hautfalte.

Beachtung verdient, daß sich oft bei schmerzhaftem Reiz die Pupillen erweitern, bei psychogenen Störungen auch dann, wenn der Untersuchte Analgesie angibt.

Bei dem *Temperatursinn* handelt es sich um die Unterscheidung von Warm und Kalt. Am einfachsten berührt man die Haut abwechselnd mit zwei Reagensgläsern, deren eines mit kaltem, das andere mit warmem Wasser gefüllt ist. Die Differenzen dürfen nicht so stark sein, daß sie Schmerz erregen. Man spricht von Thermanästhesie, wenn der Kranke Warm und Kalt verwechselt.

Die Berührung der Haut darf nicht zu kurz erfolgen. Oft werden die Antworten bei Übung besser. Man untersuche namentlich den Temperatursinn an den distalen Enden der Extremitäten. Bei Aufhebung der Empfindung an den Fingern finden sich daselbst manchmal alte Brandblasen.

Dissoziation der Empfindungsarten besteht bei Syringomyelie (Höhlenbildung in der grauen Substanz des Rückenmarks), indem nur die Berührungsempfindung erhalten bleibt, Schmerz und Temperatursinn aber ausgefallen sind.

Ortssinn ist das Vermögen, den Ort der Berührungen der Haut mit Pinsel, Nadel usw. genau zu erkennen und ferner, mehrere benachbarte Reize getrennt zu empfinden.

Man lasse sich die Stelle jeder Berührung mit dem Finger zeigen. Man setze zwei Nadelspitzen in wechselndem Abstande gleichzeitig nebeneinander auf und frage, wieviel Spitzen gespürt wurden (hier spricht man auch von *Raumsinn*). Beide Fähigkeiten sind an verschiedenen Körperstellen sehr ungleich entwickelt. Statt zwei Nadeln benutze man praktischer einen Zirkel mit Gradeinteilung.

Dyschirie (von χείρ = die Hand) ist die Unfähigkeit, trotz erhaltenen Tast- und Ortssinns zu unterscheiden, ob der Reiz rechts oder links eingewirkt hat (meist Hysterie). Auch bei organischen Gehirnleiden kann Orientierung nach rechts und links gestört, und das optische Bild vom eigenen Körper überhaupt verlorengegangen sein (vgl. Agnosie S. 34).

b) Tiefensensibilität.

Bei der *Tiefensensibilität* unterscheidet man Lage-, Vibrations-, Kraft- oder Druck- und stereognostischen Sinn.

Lagesinn bedeutet die Empfindung für die augenblickliche Stellung und Lage aller Körperteile. Diese ist gestört, wenn der Kranke bei geschlossenen Augen nicht anzugeben vermag, welche passiven Bewegungen und Stellungsänderungen man an seinen Fingern, seiner Hand, seinem Fuß usw. vornimmt.

Ist nur eine Körperseite betroffen, so ahme der Kranke zweckmäßig mit dem entsprechenden Gliede der gesunden Seite die passiven Stellungsänderungen direkt nach. Der Untersucher umfasse das zu bewegende Glied jedesmal mit mehreren Fingern und übe von allen Seiten einen möglichst gleichmäßigen Druck aus.

Vibrationssinn. Wird eine schwingende Stimmgabel auf einen dicht unter der Haut liegenden Knochen aufgesetzt, so ruft sie normalerweise eine summende Empfindung in Periost und Kapselbändern hervor.

Drucksinn ist die Fähigkeit, die Schwere von Körpern zu schätzen, mit denen ein Glied belastet wird. Man prüfe ihn mit Kugeln gleicher Größe und verschiedenem Gewichte. Bei Kleinhirnerkrankung wird auf der gleichen Seite unterschätzt. Häufiger sind falsche Antworten durch Schwachsinn, d. h. mangelhafte Erfassung der Aufgabe bedingt.

Der *stereognostische* Sinn setzt sich eigentlich zusammen aus Tast-, Raum- und Lagesinn. Doch hat seine (isolierte) Störung eine selbständige klinische Bedeutung erlangt als wichtiges Zeichen von Gehirnrindenaffektion (Tumor u. dgl.). Der Kranke vermag dann nicht bei geschlossenen Augen die Form von Körpern, wie Würfel, Pyramide, Kugel, Walze u. dgl., durch Abtasten zu erkennen. Auch Geldstücke eignen sich zur Prüfung.

Stets bedenke man, daß scheinbare Beeinträchtigung der Sensibilität bei Geisteskranken durch mangelhafte seelische Einstellung auf die Aufgabe (Unaufmerksamkeit, Hemmung usw.) vorgetäuscht sein mag.

Bei jeder Sinnesprüfung denke man daran, daß deren Ausfall von der Gesamtverfassung von Körper und Seele stark abhängig ist. Ein frischer Organismus liefert viel bessere Ergebnisse als ein ermüdeter. Besonders organische Nervenkranke sind oft so stark ermüdbar, daß schon nach einer halben Minute Untersuchungsdauer ganz andere Sinnesleistungen notiert werden müssen als zuvor. Aber die Größe des gerade noch empfundenen Reizes (die sog. Reizschwelle, der Schwellenwert) ist auch noch von vielen anderen Umständen abhängig. So kann ein gleichzeitig einwirkender Reiz eines anderen Sinnesgebietes sowohl qualitativ als quantitativ störend eingreifen. Auch bei manchen cerebralen oder spinalen Erkrankungen ändert sich die durch den gleichen Reiz gesetzte Empfindung sowohl an Quantität wie Qualität innerhalb 2 Minuten.

11. Innere Organe.

Diese sind stets genau zu untersuchen nach den Regeln der inneren Klinik. Jedesmal ist von Herz, Lungen, Puls, Urin der Befund zu notieren.

Asthmaartige Zustände und Tachypnoe kommen bei Hysterie vor. In jedem Koma kann CHEYNE-STOKES*sches Atmen* auftreten. Tiefe und flache Atemzüge bis zur Atempause wechseln miteinander ab. Starke Pulsverlangsamung mit epileptischen Anfällen heißt STOKES-ADAM*scher Symptomenkomplex.* Vagusreizung durch Hirndruck bei Tumor, ferner bei Commotio kann Pulsverlangsamung machen. Schmerzhafte Sensationen (Angina pectoris, Koliken) werden durch den Sympathicus, Sensationen des Unbehagens, der Übelkeit, Praecordialangst durch den Vagus fortgeleitet. Überempfindlichkeit gegen Schmerzreize findet sich in gewissen Gegenden der Haut (HEAD*schen Zonen*) bei Erkrankungen der segmental zugeordneten Innenorgane des Körpers, so z. B. in D 11 und 12 bei Appendicitis; zur rechten Schulter ausstrahlender Schmerz bei Gallensteinen.

Mitunter tritt auch bei Nervösen durch Niederhocken mit gebeugtem Kopfe Pulsverlangsamung auf (Vagotoniker). Pulsbeschleunigung (Tachykardie) ist ein Hauptsymptom der BASEDOWschen Krankheit. Anfallsweises Herzjagen, Herzklopfen, Arythmie des Pulses, ferner

Labilität des Pulses, Emporschnellen der Frequenz bei leichter Anstrengung finden sich manchmal bei Nervösen. Auffallende Rigidität und Schlängelung der Arterien legen den Verdacht auf eine arteriosklerotische Gehirnerkrankung nahe (Messung des erhöhten Blutdrucks). Eiweiß im Urin tritt spurweise nach epileptischen Anfällen, reichlicher bei Delirium tremens auf. Hier finden sich auch zuweilen Zylinder. Bei Zuständen von Bewußtlosigkeit lenkt stärkere Albuminurie den Verdacht auf Urämie, Zucker im Urin auf Coma diabeticum. Außerdem ist alimentäre Glykosurie bei nervösen Zuständen aller Art zu beobachten. Bei Depressionszuständen findet man nicht so ganz selten vorübergehend Zucker. Aceton tritt im Urin bei Nahrungsverweigerung auf, außerdem in schweren Formen von Diabetes. Lebercirrhose bei WILSONscher Krankheit (S. 48). Gallenfarbstoffe finden sich zuweilen bei Delirium tremens. Aufgetriebener Leib mit Blasendämpfung besteht bei Retentio urinae (s. S. 47).

12. Liquor cerebrospinalis.

Der Liquor cerebrospinalis kann zur Untersuchung durch Suboccipitalstich (Zisternenpunktion) oder die QUINCKEsche *Lumbalpunktion* gewonnen werden. Nur die letztere kommt für den praktischen Arzt in Betracht.

a) Lumbalpunktion.

Der Einstich mit einer Hohlnadel erfolgt ziemlich senkrecht und dicht neben der Mitte der Wirbelsäule in den Zwischenwirbelraum über einer gedachten Linie, welche die beiden Cristae iliacae verbindet und den 4. Lendenwirbel trifft. Von der austropfenden Flüssigkeit entnimmt man in der Regel nicht mehr als 10 ccm. Hinterher empfiehlt sich für den Patienten flaches Liegen, um Kopfschmerzen und Erbrechen (Meningismus) zu vermeiden (0,3 Pyramidon).

Der normale *Druck* in der Lumbalflüssigkeit beträgt etwa 50—120 mm Wasser. Stark erhöhter Druck findet sich bei Hydrocephalus und Gehirntumor: 200—900 mm. — Der praktische Arzt soll den Druck *nicht* messen.

b) Untersuchung der Lumbalflüssigkeit.

Die normale Punktionsflüssigkeit soll klar und wasserhell sein, wenig Eiweiß und Zellen enthalten. Nur bei einzelnen organischen Erkrankungen des Zentralnervensystems (Paralyse, Tabes dorsalis, Lues cerebri usw.) finden sich gleichzeitig pathologische Eiweißvermehrung (Globulin) und Vorhandensein zahlreicher Lymphocyten, sog. Lymphocytose bei klarem Aussehen. Bei Tumoren des Zentralnervensystems kommt es wohl zur Eiweißvermehrung im Liquor, doch fehlt richtige Lymphoctyose.

Blutbeimischung stört jede Untersuchung. Geschah sie nicht zufällig bei der Punktion, sondern war sie die Folge cerebraler oder spinaler Blutherde, so läßt sich eine gelbe Färbung nicht durch Zentrifugieren beseitigen. Gelbfärbung (Xanthochromie) kann auch bei Rückenmarksgeschwülsten, Syringomyelie, vereinzelt bei meningealen Reizerscheinungen und bei starkem Ikterus beobachtet werden. Eiter findet sich bei Meningitis purulenta, führt beim Stehen der Flüssigkeit zur Flockenbildung oder Gerinnung. Rückenmarkstumoren können im Liquor starke Eiweißvermehrung machen bis zur Gerinnung. Die im Liquor vorhandene Gesamteiweißmenge kann man bestimmen durch Zentrifugieren von 2 ccm Liquor mit 1 ccm des ESBACHschen Reagens). Wichtiger ist Feststellung von pathologischem Eiweiß (Globulin). Hierzu dienen vor allem folgende Methoden:

a) **Chemische Untersuchung.** NONNE-APELT: Wird Liquor mit gesättigter, neutraler Ammoniumsulfatlösung zu gleichen Teilen gemischt, so ist eine (bis nach etwa 3 Minuten auftretende) Opalescenz oder Trübung als pathologisch anzusehen und spricht für meningitischen Prozeß.

Filtriert man dann, setzt einen Tropfen Essigsäure zu und kocht, fällt das *normal* vorhandene Eiweiß aus (Phase II).

Methode nach WEICHBRODT: Zu 0,7 Liquor wird 0,3 Sublimatlösung (1 : 1000) zugesetzt. Bei pathologischem Eiweißgehalt tritt Trübung auf.

PANDY-Karbolsäuremethode: Zu 1 ccm wässeriger Karbolsäurelösung wird 1 Tropfen Liquor in einem Uhrschälchen hinzugefügt. Die Opalescenz, Trübung oder Fällung wird wie bei NONNE-APELT abgelesen.

Goldsolreaktion (LANGE): Purpurrote kolloidale Goldlösung wird durch normalen Liquor nicht oder wenig verändert, durch pathologischen stark entfärbt.

Das Verhältnis der Entfärbung zur Verdünnung wird in folgendem Schema dargestellt.

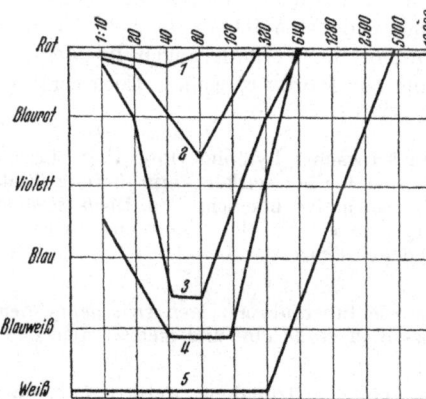

Abb. 5. Kurventypen der Goldsolreaktion. (Aus WALTER in Weygandts Lehrbuch.)
1 normal, 2 Lueszacke, 3 Tabes, 4 Lues cerebro spinalis, 5 Paralyse.

Die eingezeichneten Kurven sind für die dort genannten Erkrankungen kennzeichnend, doch beachte man, daß die sog. Paralysekurve auch bei anderen Erkrankungen mit globulinreichem Liquor vorkommt (Hirngeschwulst, multipler Sclerose). Die in der Abb. 5 eingezeichnete Lueszacke ist nicht allein für Lues charakteristisch — Ähnliche Ergebnisse bringt die *Mastixreaktion*.

Die wissenschaftlichen Institute, denen der praktische Arzt den Liquor einsendet, liefern auch nach der KAFKAschen Methode den Eiweißquotienten, d. h. das Verhältnis des Globulin- zum Albumingehalt. Unbehandelte Paralyse, Meningitiden, Neurolues und multiple Sclerose vermehren vorwiegend das Globulin. 20 bis 30 mg % beträgt der normale gesamte Eiweißgehalt des Liquors.

β) **Mikroskopische Untersuchung.** Um in der *Zeißschen Zählkammer* (wie bei Blutkörperchen) die Zahl der Lymphocyten festzustellen, mischt man (nach FUCHS-ROSENTHAL) *nicht* zentrifugierten frischen Liquor in einer Pipette (10 : 1) mit Methylviolett, dem Eisessig zugesetzt ist, zur 'Zerstörung der Erythrocyten (Methylviolett 0,1 Aq. dest. 50,0 Acid. acet. glac. 2,0), wartet gut 10 Minuten, bringt einen Tropfen in die Zählkammer, zählt aus und dividiert durch 3. (Letzteres deshalb, weil der Raum der untersuchten Zählkammer rund 3 cmm birgt.)

Normal sind bis 3 Lymphocyten im Kubikmillimeter; mehr als 8:3 Zellen bedeuten krankhafte Pleocytose. Bei Paralyse und Lues cerebrospinalis finden sich oft große Mengen bis zu mehreren Hundert.

Oder nach Abgießen des etwa ¾ Stunde zentrifugierten Liquors wird der Bodensatz des Zentrifugierröhrchens mit Capillarpipette abgesaugt, dann der Inhalt der Pipette auf mehrere Objektträger geblasen, hier, sobald Lufttrockenheit eingetreten, durch Alkoholäther fixiert und nach kurzem Abspülen mit EHRLICHs *Triacid* gefärbt, nach etwa 7 Minuten mit Wasser abgespült. Bei guter Differenzierung ist Verwechslung mit roten Blutkörperchen kaum zu besorgen. Dennoch kann, zumal bei Grenzfällen, Blutbeimischung sichere Deutung des Befundes unmöglich machen.

Normalerweise finden sich gar keine oder nur einige wenige kleine, einkernige Lymphocyten im Gesichtsfelde. Dichte *Lymphocytenansammlung,* so daß das Präparat bei schwächerer Vergrößerung einer mit Schrotschüssen bedeckten Scheibe (s. Abb. 6 und 7) ähnelt, spricht stets für organische Veränderungen im Zentralnervensystem, in erster Linie für Paralyse, Tabes, Lues cerebrospinalis.

Schwieriger ist die Deutung schwacher Lymphocytose. Hier dürften 3 bis 5 Lymphocyten im Gesichtsfelde bei starker Vergrößerung (Zeiß D. D.; Leitz 7) die Grenze des Normalen überschreiten. Doch ist stets genaue Durchsicht aller Präparate erforderlich. Schwache Lymphocytose findet sich bei verschiedenen Prozessen, besonders bei multipler Sklerose.

Bei Meningitis epidemica wie tuberculosa zeigen sich neben den kleinen Lymphocyten hauptsächlich große ein- und mehrkernige Leukocyten.

Leichte Eiweißvermehrung ohne Zellzunahme weist auf meningitische Reizung hin, stärkere Eiweißvermehrung ohne Zellzunahme auf Tumoren.

c) Wassermannsche Serodiagnostik.

Mit den Methoden von WASSERMANN, SACHS-GEORGI und MEINICKE wird auf Vorhandensein von Syphilisreaktion in Blut und Liquor geprüft.

Abb. 6. Lymphocytose: Positiver Ausfall bei Paralyse. Schwache Vergrößerung
Mikrophotographie.

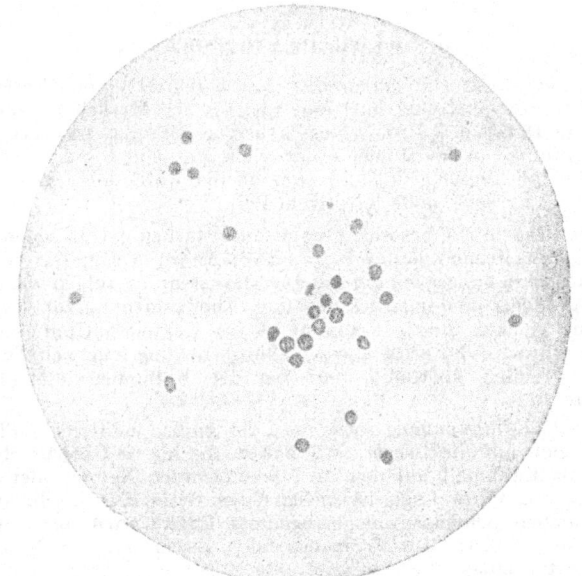

Abb. 7. Lymphocytose: Positiver Ausfall bei Paralyse. Starke Vergrößerung.
Mikrophotographie.

Positiver Wassermann im *Blutserum* spricht für irgendwelche syphilitische Infektion, negativer nicht absolut dagegen. Positiver Wassermann im *Liquor* findet sich vor allem bei luischer Erkrankung des Zentralnervensystems und ist fast immer sehr deutlich bei unbehandelter Paralyse, nicht so ausgesprochen bei Tabes und Lues cerebrospinalis.

Encephalographie. 80 ccm Liquor oder mehr werden nach ihrer Ablassung durch eingeblasene Luft ersetzt. Röntgenaufnahmen zeigen Form und Größe der Hirnventrikel, Füllung der Subarachnoidalräume, Schrumpfungsvorgänge, raumbeschränkende Prozesse usw. Die Deutung der Röntgenbilder muß dem Fachmann überlassen bleiben. Das Gleiche gilt für die Arteriographie, die bei genauerer Diagnose des Sitzes eines Tumors nicht entbehrt werden kann und die Verdrängung der Gefäße durch die Neubildung anzeigt.

Myelographie. 1 ccm körperwarmen 20% Jodipins wird in die Zisterne gebracht. Röntgenaufnahmen des aufrecht Sitzenden sollen den Sitz einer Kompression des Rückenmarks oder sonstiger Passageerschwerung nachweisen.

Der praktische Arzt, der in den mikroskopischen und chemischen Untersuchungsmethoden nicht besonders geübt ist, wird gut tun, 8—10 ccm des Liquors an die nächste Psychiatrische Klinik oder ein Pathologisches Institut einzuschicken. Goldsol- und Wassermannreaktion kann er ja sowieso nicht ausführen.

13. Elektrische Untersuchung.

Normalerweise ruft *faradischer* Strom *indirekt* (vom Nerven aus) und *direkt* (vom Muskel aus) eine „tetanische" Muskelkontraktion für die ganze Dauer des Stromschlusses hervor. Dagegen tritt bei *galvanischem* Strome nur im Momente des Schließens und Öffnens eine kurze, blitzschnelle Zuckung ein, und zwar an der Kathode (negativem Pol) stärker als an der Anode (positivem Pol).

Das Gesagte gilt besonders vom mittelstarken galvanischen Strom. Die Zuckungsformel lautet hier: KaSZ; AnSZ; AnÖZ. Das heißt die Kathodenschließungszuckung ist am stärksten; es folgen dem Grade nach Anodenschließungszuckung und Anodenöffnungszuckung. Erst bei ganz starken Strömen kommt es zur Kathodenöffnungszuckung. Gleichzeitig wird die Kathodenschließungszuckung tetanisch. Schwache Ströme erzielen überhaupt nur bei der Kathodenschließung eine Zuckung.

Bei der *Untersuchung* setze man die große, indifferente Elektrode (als Anode!) auf die Brust des Kranken, die kleine Unterbrecherelektrode (als Kathode!) auf den zu untersuchenden Nerven oder Muskel auf. Die ungefähre Lage der geeignetsten Reizstellen ergibt sich aus den üblichen Schemas; der erregbarste Punkt wird durch Umhersuchen ausprobiert. Durch Stromwenden lassen sich Anode und Kathode vertauschen.

Man vergesse nie, rechts mit links zu vergleichen!

1. Quantitative Veränderung der elektrischen Erregbarkeit. Faradisch wie galvanisch ist ein relativ starker Strom erforderlich, um die Minimalzuckung des Muskels auszulösen = Herabsetzung der Erregbarkeit (bei einfacher Atrophie und Dystrophie). Oder es genügt schon ein auffallend schwacher Strom = Steigerung der Erregbarkeit, so daß man z. B. bei Tetanie unschwer galvanischen Kathodenschließungstetanus bekommt (ERBs Symptom S. 51).

2. Qualitative Veränderung der elektrischen Erregbarkeit. Die Zuckungen verlieren bei galvanischer Reizung ihren blitzschnellen Charakter, werden träge und wurmförmig, und die Zuckungsformel ändert sich um in AnSZ > KaSZ.: *Entartungsreaktion.*

Bei *kompletter Entartungsreaktion* ist der Muskel weder direkt noch indirekt mehr für den faradischen Strom erregbar; für den galvanischen nur noch direkt. Dabei ist die Zuckung träge, wurmförmig und stärker an der Anode als an der Kathode. Häufiger ist partielle Entartungsreaktion verschiedenen Grades. *Das Wesentlichste bleibt immer die Trägheit der Zuckung.*

Entartungsreaktion findet sich bei degenerativer Muskelatrophie (peripherer Neuritis, Vorderhornerkrankung, spinaler Muskelatrophie), also *bei allen Erkrankungen des peripheren Neurons,* nicht aber bei Dystrophien (das sind Muskelerkrankungen) und nicht bei cerebralen Lähmungen.

Myotonische Reaktion (THOMSENsche Krankheit, vgl. S. 49). Nach Unterbrechung des faradischen Stromes dauert die Muskelkontraktion noch fort. Fließt ein stärkerer galvanischer Strom einige Zeit durch den Muskel, so zeigen sich Wellen, die von der Kathode zur Anode ziehen (ERBsche Wellen).

Myasthenische Reaktion (Myasthenia gravis). Bei mehrmaligem Reizen mit dem faradischen Strome wird der Muskel rasch unerregbar und zuckt erst nach längerer Pause wieder.

Acusticus-Reizung. Setzt man die Reizelektrode auf das Ohr auf, hört der Patient schon bei schwachem galvanischen Strome einen Klang, der bei Kathodenschluß gewöhnlich deutlich lauter ist als bei Anode. Auch hier kann Umkehr der Formel krankhaft bedingt sein.

Vestibularis-Reizung. Schickt man den galvanischen Strom durch beide Ohren, empfindet der Normale erst bei 2—3 M.-A. Schwindel, der Nervöse früher.

Die galvanische Empfindlichkeit ist oft Gradmesser der allgemeinen Erregbarkeit des *vegetativen* Nervensystems (Sympathicus und Parasympathicus).

Neuerdings beobachtet man auch elektrische Erregungsabläufe im Gehirn. Zumal während des epileptischen Anfalls lassen sich im E l e k t r o e n c e p h a l o g r a m m explosionsartige Erregungsstöße und Erschöpfungsphasen feststellen.

C. Der seelische Befund (Status psychicus).

Der psychische Status muß oft unter dem Schein einer einfachen Unterhaltung erhoben werden, während dem Kranken nicht einmal immer die Absicht des Arztes, ihn zu untersuchen, bekannt ist. Diese eigenartigen Verhältnisse der psychiatrischen Exploration bringen es mit sich, daß die Einhaltung eines bestimmten Schemas nur in großen Umrissen möglich ist. Grundsätzlich soll der Untersucher auf den Gedankengang des Kranken eingehen, ihn ausreden lassen, sein Vertrauen gewinnen und dennoch dauernd bestrebt bleiben, ihm während des möglichst unbefangenen Plauderns alles zu entlocken, was für die Diagnose wichtig ist. Bei notwendigen Zwischenfragen muß man oft sehr vorsichtig und taktvoll verfahren, um nicht Mißtrauen zu erregen, weil sonst der Kranke verstummen und weitere Auskunft verweigern kann. Dennoch ist es für den Anfänger wünschenswert, daß er eine Art Schema hat, nach welchem er bei seinen Beobachtungen und Fragen vorzugehen sucht, und in das er die erlangten Ergebnisse und auch seine Beobachtungen über das äußere Gebaren des Kranken einordnet.

Selbst wenn es dem Kranken bekannt ist, daß er psychiatrisch untersucht werden soll, gehe man beim Fragen vorsichtig vor, um keine Antworten zu suggerieren, noch den Untersuchten zu veranlassen, mit Wahnideen zurückzuhalten.

Schema zum seelischen Befund.

1. Stimmung und Affekte. Heiter — traurig — zornig; beruhigt — ängstlich — verzweifelt — ratlos unruhig; vertrauensvoll — mißtrauisch — gereizt; albern witzelnd — getragen feierlich.

2. Willenslage. Erregung (viel Einfälle, Unruhe, Zappeligkeit, Rededrang, impulsive Handlungen, erotisch zudringlich). Hemmung (wenig Einfälle, stilles Verhalten, langsame und seltene Bewegungen, leise und langsame, mühevolle Sprache). Sperrung (plötzliches Abbrechen des Impulses, der Bewegung. — Verharren in steifer Bewegungslosigkeit = Stupor. — Festhalten gegebener Haltungen = Katalepsie. Stummheit = Mutismus).

3. Bewegungsablauf. Rund harmonisch natürlich oder eckig gespreizt gezwungen. Manieriertheit. Einförmige sinnlose Wiederholungen = Stereotypien. Gesichterschneiden = Grimassieren. Verschrobene Sprache. Schrift.

4. Bewußtseinslage. Klare Auffassung der Umwelt. Freie Verfügung über seine seelischen Abläufe, insbesondere über die Zuwendung der Aufmerksamkeit. Oder: getrübte Auffassung, verworrene Verfügung über sich selbst bis zu vollkommener Verwirrtheit. Delirium. Desorientiertheit in Raum und Zeit. Dämmerzustand. Benommenheit = Somnolenz; Bewußtlosigkeit = Koma, Sopor. Oder doppeltes Bewußtsein, Doppelich. Medialer Zustand. Depersonalisation. Besessenheit.

5. *Gedankenablauf.* Gedächtnis — Erinnerung — Merkfähigkeit.
Ihr Verfall. Erinnerungsverlust = Amnesie. Eigentliches Denken (Intelligenz); Mangel an Begriffs- und Urteilsbildung, geringer Vorstel-
lungs- und Begriffsschatz = Schwachsinn. — Vorübergehende Störungen des Denkens; Hemmung, Sperrung, Verlieren des Fadens, Ideenflucht, Zerfahrenheit, Haftenbleiben, Ablenkbarkeit. — Demenz.

6. *Besondere abnorme Symptome.* Selbständige seelische Gebilde:
Sinnestäuschungen, Wahnideen, Zwangsideen.

1. Stimmung und Affekte.

Man achte beim Kranken auf die Grundstimmung, welche er nicht
nur in seinen Worten, sondern vor allem in seinen Mienen, Bewegungen
und in seiner Haltung verrät.

Traurige Stimmung pflegt sich auszudrücken durch starre
Gesichtszüge, gefaltete Stirn, glanzlosen, verschleierten Blick,
herabhängende Mundwinkel, zusammengepreßte Lippen. Die Kör-
perhaltung ist starr, statuenhaft oder gebeugt, zusammengesunken.
Die seltenen Bewegungen geschehen langsam, zögernd, gehemmt.
Die Sprache ist leise, tonlos. Schweigsamkeit, Neigung zum Weinen, Seufzen oder Jammern. Dem asthenischen Affekt der Trauer
ist also meistens die Hemmung beigesellt. Die tiefste Traurigkeit
heißt Schwermut, Trübsinn.

Angst äußert sich in starr und weit aufgerissenen oder unruhig
umherrollenden Augen. Der Kranke beißt sich auf die Lippen,
reibt die Hände aneinander, zerpflückt, was ihm in die Hände
gerät, kaut an seinen Nägeln, wiegt den Oberkörper hin und her oder
tritt unruhig von einem Bein auf das andere, stöhnt, seufzt, rauft
sich die Haare. Der eine rührt sich kaum vom Fleck, erscheint
förmlich zu Stein erstarrt, bringt keinen Ton hervor: Ängstliche
Hemmung. Doch ist die stille Angst selten, meist birgt die Angst
ein Erregungsmoment. Der andere läuft laut jammernd umher,
wälzt sich am Boden, klammert sich hilfeheischend an seine Umgebung an: Angsterregung. Oft sind körperliche Beschwerden mit
der Angst verbunden, wie Beklemmungsempfindung (Oppression),
Druck in der Herzgegend und Herzklopfen (Präkordialangst),
jagender Puls, Trockenheit im Munde, Schweißausbruch. Die
Pupillen sind meist weit.

Mit Traurigkeit und Angst vereinigt sich vielfach *Entschlußlosigkeit,*
Unfähigkeit, sich zu irgendeiner Handlung aufzuraffen, oder ein plan-
loses Hin und Her sich durchkreuzender Maßnahmen (vgl. Aboulie
auf S. 72).

Seltener sind plötzliche Verzweiflungsausbrüche mit Gewalt-
tätigkeit: Raptus. Aus der stillen Schwermut kann ein Selbst-
mordentschluß hervorgehen (das Leben hat keinen Wert mehr),

aber auch aus der Verzweiflung kann er entstehen (es ist nicht mehr auszuhalten). Die Verzweiflung führt aber auch zu sinnlosen Taten, die dem Verzweifelten kaum Linderung bringen: Feuer anlegen, sich nackt ausziehen u. dgl.

Vorübergehende Depressionszustände können bei allen Psychosen vorkommen, *langwährende* Schwermut ist das Hauptkennzeichen der depressiven Phase der manisch-depressiven Seelenstörung (Melancholie).

Reizbarkeit, Geladenheit stellt sich im Verlaufe mancher organischer Hirnleiden, besonders nach schweren Schädeltraumen (Hirnschüssen) ein. Auch bei langjährigen epileptischen Leiden nimmt sie zu. Häufig kommt sie auch als sog. *reizbare Verstimmung* bei Epilepsie und epileptoider Psychopathie als endogene schnell vorübergehende Störung vor. Es gibt aber auch konstitutionell reizbare Psychopathen. Auf der Reizbarkeit erwächst natürlich leicht der große sthenische Affekt des *Zorns.*

Argwohn und Mißtrauen können mit Angst einhergehen, häufiger aber gesellen sie sich dem Wahn (s. daselbst). Das Gegenteil, eine allzugroße naive Vertrauensseligkeit, ist oft ein Kennzeichen leichten Schwachsinns.

Der eigenartige Zustand der *verworrenen Ratlosigkeit* kommt bei der Angst vor: so läuft etwa eine jammernde Melancholische an jede sich öffnende Tür, drängt heraus und sogleich wieder hinein, mischt sich in alles, bringt nichts fertig, ist ganz hilflos. Aber ein ähnlicher Zustand findet sich auch bei schwer Halluzinierenden: in jedes Geschehen der Umgebung schieben sich die „Stimmen" so gewaltsam und nicht überhörbar ein, daß dem Halluzinanten die ganze Welt zum Rätsel wird. Ist der Halluzinant allmählich mit seinen Sinnestäuschungen vertraut geworden, hat er gelernt, sie von den Eindrücken der realen Außenwelt zu unterscheiden, ohne doch Krankheitseinsicht zu bekommen, so führen die quälenden Stimmen und Körperbeeinflussungen häufig zum *Zorn,* zur Wut. Die alten Schimpfer, die in den großen Heilanstalten so oft Ordnung und Ruhe stören, wenden sich in diesen wütenden Schimpfreden meist gegen ihre Sinnestäuschungen und die dahinter vermuteten Feinde. Auch der schwere, chronische *Trinker* wird im Laufe seiner Sucht immer reizbarer und unerträglicher.

Bisher wurden Stimmungen und Verstmmungen besprochen, die alle *Unlust*charakter tragen. Der naive Mensch denkt, nur Unlustzustände könnten krankhaft sein. Das ist natürlich unrichtig: auch die Lustzustände können in Art und Grad pathologisch sein. Bei den Räuschen ist dies auch dem Laien verständlich. Daß aber auch eine übermütige *heitere Stimmung* mit lebhafter Unternehmungslust, graziösen Bewegungen, leicht vermehrter Motorik, Lebensbejahung und Glücksgefühl abnorm sein kann, ist den Angehörigen solcher Kranker meist schwer klar zu machen. Solche heiteren Verstimmungen finden sich bei den manischen Zuständen der manisch-depressiven Gemütsstörung. Wie sich der Trauer meist die geistige und motorische Hemmung gesellt, so ist mit der Lust meist eine gewisse Erregung vereint. Selbst das Kind macht in der Freude einen Luftsprung. Stille Freude ist seltener.

Zuweilen trägt eine heitere Erregung alberne, läppische Züge. Das mag z. B. oft beim angeboren Geistesschwachen der Fall sein. Finden sich aber dabei seltsame sprachliche *Verschrobenheiten,* alberne Wortwitze, verdrehte, gezierte, gespreizte Bewegungen u. dgl., so handelt es sich fast immer um einen schizophrenen Erregungszustand.

Mit dem Wort Euphorie trifft man mehr die sorglose Heiterkeit Berauschter oder Schwerkranker, denen die Einsicht für die Schwere ihres Leidens fehlt, so bei multipler Sklerose, Paralyse, im Senium. — Eine eigenartige Nuance der Luststimmung ist die angstvolle Heiterkeit, der sog. Galgenhumor der Alkoholdeliranten.

Der heiteren Stimmung ist meist eine *sexuelle Erregung* gesellt (nicht umgekehrt), von den leichtesten Annäherungsversuchen bis zu groben Sexualhandlungen.

Eine getragene, gehobene, feierliche Stimmung und Haltung kennzeichnet oft die (meist schizophrenen) Wahnkranken, besonders jene mit Größenwahn.

a) Apathie.

Apathie, Gleichgültigkeit gegen äußere Vorgänge, kann die dauernde Folge seelischer Veródung bei Demenz oder nur eine vorübergehende Reaktion nach Ablauf heftiger Erregungen sein. Man muß sich hüten, bloße Benommenheit (Sopor und Somnolenz) oder allgemeine Hemmung (Depression, Stupor) mit der Apathie der Verblödeten zu verwechseln. Auch Personen, die von bestimmten Wahnideen erfüllt sind oder sich um ihre eigene Gesundheit übertriebene Sorge machen, können zeitweise eine verblüffende Interesselosigkeit für alles andere an den Tag legen. (Neurasthenie, Hysterie, Hypochondrie.)

Auffallender Energiemangel und Unaufmerksamkeit (Mangel an Einstellung) findet sich bei der *Zerfahrenheit* der Hebephrenen und Katatoniker. Hier kann aber die stumpfe Gleichgültigkeit gegenüber wichtigen Erlebnissen wechseln mit maßlosen Wutausbrüchen über Kleinigkeiten (vgl. S. 121).

b) Stimmungswechsel.

Plötzlicher *Stimmungswechsel* kann ohne genügende Motivierung auftreten, so daß schon im Verlauf einer kurzen Unterhaltung der Kranke den einen Augenblick glücklich, den anderen tieftraurig erscheint. Derartige unerwartete Schwankungen (Labilität der Stimmung) sind oft Zeichen geistiger Schwäche, z. B. bei Paralyse.

Doch beruht Zwangsweinen und Zwangslachen bei organischen Gehirnprozessen (multipler Sklerose, Arteriosklerose des Gehirns, Encephalitis) nicht auf wirklichen Stimmungsumschlägen, sondern auf einer körperlichen Ursache, nämlich Erkrankung der Basalganglien. Länger dauernde, über Stunden und Tage sich erstreckende Stimmungsschwankungen finden sich bei Epileptikern und Psychopathen. Morphinisten, die eben noch mürrisch und niedergeschlagen erscheinen, werden nach Injektion lebhaft und angeregt. Auch bei Zirkulären kann sich die Stimmungslage gelegentlich ohne Vorboten wie mit einem Schlage vom Manischen zum Melancholischen und umgekehrt verändern, bleibt dann aber längere Zeit bestehen. Seltener werden richtige Mischzustände bei Zirkulären beobachtet. Ganz regellos wechselnd ist der Affekt bei Verwirrten (s. S. 75). Nach schweren körperlichen Erkrankungen sind alle Rekonvaleszenten etwas affektlabil. — Unter Affektinkontinenz versteht man die Unfähigkeit, seine Affekte zu beherrschen und zurückzuhalten.

Bisweilen beobachtet man bei der Katatonie insofern eine seltsame Reaktion auf Reize der Außenwelt, als der Kranke schon bei bloßer Anrede in Lachen oder Weinen ausbricht. Entsprechen Mienen- und Gebärdenspiel überhaupt nicht dem herrschenden Affekte, so spricht man von *Paramimie.* Desorientierte, ratlose Kranke, die, sich selbst überlassen, keinen besonderen Affekt zeigen, brechen mitunter in Tränen aus, wenn man sie durch Fragen behelligt.

Zuweilen besteht eine erhöhte Beeinflußbarkeit, *Suggestibilität,* so daß man beliebig je nach Tonfall und Art der Anrede Lachen oder Weinen erzielen, Niedergeschlagene durch ein Scherzwort heiter stimmen, Gereizte ablenken und besänftigen kann. Diese Beeinflußbarkeit findet sich besonders bei Dementen und Psychopathen.

2. Willenslage.

Man unterscheide Erregung, Hemmung, Sperrung.

a) Die *Erregung* kann Lust, Angst, Verzweiflung, Zorn, Wut begleiten, kann aber auch ohne deutliche Affekte ablaufen, z. B. bei der Katatonie. Die Erregung kann nur die *Sprache* ergreifen, so daß der Betroffene viel und laut redet, zuweilen in der später zu beschreibenden Form der Ideenflucht, zuweilen auch nur in sinnlosem Lachen und Schreien. Häufiger wird die gesamte Motorik ergriffen (Beschäftigungsdrang): Der Kranke ist Tag und

Nacht in Bewegung und entwickelt eine unermüdliche Vielgeschäftigkeit. Alles wird zerstört, in seine Teile zerlegt und anders zusammengefügt. Der Kranke putzt sich, tanzt, singt, schreit, redet unaufhörlich, treibt allerlei Possen, mischt sich in alles ein. Das ist besonders bei schweren Manien der Fall. Aber auch der Alkoholdelirant ist oft stundenlang unermüdlich tätig: Er glaubt in seinem Berufe zu sein und übt diesen — halluzinatorisch veranlaßt — stundenlang aus *(Beschäftigungsdelir)*. Die Unruhe der Katatoniker ist elementarer, weniger mannigfaltig, automatenhaft: sonderbares Wippen, Hüpfen, sich Wiegen, Rutschen, Springen, pendelartiges Auf- und Abgehen, Gestikulieren, Verrenkungen. Das kann sich bis zur vollkommenen *Tobsucht* steigern. Solche sinnlose, auf kein Ziel gerichtete Tobsuchtsanfälle kommen vor allem bei Katatonie (zuweilen mit Selbstbeschädigungstrieb), Paralyse und im epileptischen Ausnahmezustand vor. Manche Erregungen brechen ganz plötzlich motivlos aus.

Es ist ein Hauptkennzeichen *jeder* Persönlichkeit, ob sie viele Impulse hat, also unternehmungsfreudig, einfallsreich, tätig ist, oder arm an Innenantrieben erscheint. Erreicht die Initiative höhere Grade, ist also jemand von jung auf unermüdlich geschäftig tätig und unruhig, dann spricht man von einer konstitutionellen Erregung, und ist diese Erregung dauernd von heiterer Lebensauffassung und Optimismus begleitet, von chronischer Hypomanie (s. unter manisch-depressiver Störung). Das Gegenteil ist konstitutionelle Hemmung und chronische Depression (oder Melancholie).

Die alten Temperamentsnamen cholerisch, sanguinisch, melancholisch, phlegmatisch usw. trafen gutgesehene Typen, nur waren sie auf Theorien aufgebaut, die wir heute nicht mehr anerkennen. So sollte z. B. der Melancholie ein Überwiegen der schwarzen Galle (γλαέιμα χολή), dem cholerischen Temperament ein Überschuß der gelben Galle, dem Phlegma des Schleimes (φλέγμα) usw. zugrunde liegen. Indessen glaubt man auch heute, daß gerade die Art der Spontaneität, der Initiative auf innersekretorischen Eigenschaften der Konstitution beruht.

Temperament ist die Zusammenfassung der körperlich-seelischen Wesensart, wie sie in Haltung, Gang, Sprache, Kunst (kurz: im Stil) des Menschen erscheint. *Charakter* ist der eingeborene Aufbau von Gemüts- und Willensregungen des Menschen (ohne deren körperlichen Ausdruck).

Abgesehen von der konstitutionellen Impulsivität gibt es krankhafte Zustände, bei der *einzelne* motivlose Impulse sich plötzlich durchsetzen. Man spricht dann von *impulsiven Handlungen*, z. B. wenn ein Katatoniker, der tagelang im schizophrenen Stupor regungslos und stumm verharrt, plötzlich aufspringt, dreimal

Hurra schreit, und sich sofort wieder ins Bett legt, um weiter stuporös zu bleiben.

Manche, besonders die heiteren Erregungen, gehen auch mit sexueller Erregung einher. Es gibt organische Hirnerkrankungen, die vermehrte Impulse setzen, ohne daß entsprechende seelische Erlebnisse vorhanden sind. Bei solchen Leiden, besonders des Hirnstammes, kommt bald eine triebhafte Unruhe vor (Hypermotilität), bald einzelne Impulse (etwa in Form der Chorea), bald Bewegungen, die so aussehen, als seien sie zweckgeordnet, die aber dennoch sinnlos sind (Pseudospontanbewegungen).

b) Die *Hemmung* vermindert die Zahl der Impulse und verlangsamt ihre Durchführung. Das Vergleichswort stammt von dem Hemmschuh, der die Umdrehungen des Rades bremst.

Hemmung erzeugt Bewegungsarmut. Alle Verrichtungen geschehen langsam und zögernd. Es ist, als ob der Willensantrieb gegenüber einem inneren Widerstand erlahme und steckenbleibe. Erst wiederholte, energische Aufforderungen werden befolgt. Führt man den Kranken vorwärts, so macht er einige wenige Schritte und bleibt dann stehen. Der in die Hand gegebene Löffel mit Essen wird nur ein kleines Stück dem Munde genähert usw. Dabei ist die Sprache tonlos, zögernd und einsilbig oder versagt ganz. Man bringt z. B. einen Kranken mit viel Zureden so weit, einen Brief nach Hause zu schreiben. Er beginnt richtig: „Meine Lieben, ich habe mich se“, aber nun ist die seelische Energie zu Ende, er blickt trübe vor sich hin und schreibt nicht weiter. Die gehemmten Kranken spüren ihre Hemmung meist sehr stark und machen sich darüber schwere Sorgen; sie fürchten, zu verblöden. („Herr Doktor, ich kann ja nicht einmal mehr ‚Guten Tag‘ sagen und ‚bitte setzen Sie sich‘; soweit ist es mit mir schon gekommen.“) Der Mangel an innerem Antrieb und an kraftvoller Durchführung eines Entschlusses (Aboulie) ist etwas anderes als die erwähnte Ratlosigkeit, bei der der Kranke infolge *vieler* sich gegenseitig durchkreuzender Antriebe auch nicht zu einem Endergebnis kommt. Der schwergehemmte Kranke spürt nicht nur die Erschwerung des Denkens und Handelns, sondern auch die der Gefühlsregungen: Er klagt darüber, daß ihm die Liebe zu seinen Kindern, die Interessen an seinem Beruf, die Teilnahme an der Kultur verlorengegangen seien (Insuffizienzgefühl).

Die Hemmung begleitet in leichtester Form schon die normale Traurigkeit, erst recht ihre krankhaften Steigerungen, sie kann bis zum depressiven Stupor führen (Melancholie).

c) Die *Sperrung* entnimmt ihren Sinn dem Vergleich mit dem Sperrhaken, der plötzlich in ein Zahnrad einschnappt. Sicher wäre es mißlich, aus dem Vergleich mit dem Sperrhaken und dem Hemmschuh tiefe seelische Unterschiede herzuleiten. Dennoch sind es wirklich verschiedene Mechanismen. Ein gesperrter Katatoniker verharrt tagelang regungslos und unternimmt dann plötzlich und unmotiviert einige Handlungen, die er hemmungslos, schnell, gewandt ausführt (impulsive Handlungen). Auch beim Vollzug einer einfachen Handlung, wie z. B. beim Aufstehen und Hinausgehen, sieht man zuweilen, daß der Kranke mitten im Ablauf stockt und verharrt. Dann macht er einen zweiten ruckartigen Versuch, weiterzugehen und bleibt am Hindernis der Tür wiederum wie gebannt stehen. Die Sperrung kann so plötzlich einsetzen, daß er mitten in einer begonnenen Einzelbewegung erstarrt (Katalepsie). Bei anderen Kranken ist eine solche Unordnung der Impulse und Gegenimpulse eingetreten, daß sie einen passiv erhobenen Arm, ja eine an ihnen künstlich vorgenommene verzwickte Handhaltung beibehalten und lange Zeit nicht lösen (Flexibilitas cerea: wie eine Wachsfigur) Auch der Negativismus gehört hierher: das Symptom, daß ein Katatoniker gerade das Gegenteil des verlangten oder beobachteten Impulses triebartig ausführt: ein müßig herumstehender Schizophrener beobachtet, wie ein anderer Schizophrener impulsiv vom Stuhle aufspringt: sofort setzt sich der erstere. Bei anderen kann man die sog. Echosymptome beobachten: sie wiederholen sinnlos ein in ihrer Umgebung gefallenes Wort (Echolalie) oder eine Handlung (Echopraxie).

Bei hochgradiger Sperrung tritt ein *Stupor* ein: ein Mangel an seelischen und körperlichen Impulsen. Ein solcher Stupor kann steif sein (Dauerkontraktion zahlreicher Muskeln) oder schlaff. Sowohl maximale Sperrung als Hemmung kann zu vollkommener Regungslosigkeit führen. Doch kommt es nur beim gesperrten Stupor (Schizophrenie) vor, daß die Kranken in unbequemen Stellungen regungslos verharren, den Kopf vom Kissen abgehoben halten, wie schlafend daliegen mit maskenartigem Gesicht, geschlossenen oder starr aufgerissenen Augen, spärlichem Lidschlag, ohne auf Anrede, Schütteln, Nadelstiche zu achten, ohne Nahrung zu nehmen, gereichte Speisen zu kauen, eingegossene Flüssigkeit zu schlucken. Oft lassen sie Speichel aus dem Munde laufen, verunreinigen sich mit Kot und Urin. Zuweilen sind sie ganz stumm (Mutismus).

3. Bewegungsablauf.

Der normale Mensch macht in seinem Lebenslauf vier Phasen seiner gesamten Motorik durch: Das gesunde Kind hat reichliche

runde gefällige Bewegungen; in der Pubertät erscheinen diese un-
proportioniert, eckig, unnatürlich, zuweilen geziert; im Alter der
Erwachsenheit werden die Bewegungen wieder sicher, zielbewußt,
ökonomisch, ausgeglichen, und im Senium verändern sie sich oft
ins Schusselige, Zittrige, Taprige. Ähnlichen Wechsel zeigen
manche seelischen Störungen: Die Paralyse ähnelt dem Senium,
die Schizophrenie der Pubertät. Die Bewegungsformen der Schizophrenie fallen selbst dem Laien häufig auf durch ihre Gespreiztheit,
Geziertheit, Manieriertheit. So faßt ein hebephrener Kranker, der
die Tür öffnen will, mit der linken Hand nach der Türklinke,
schiebt dann die rechte Hand unter der linken durch und drückt
erst dann die Klinke mit der rechten nieder.

In den alten Irrenanstalten lebten ganz verschrobene Schizophrene, deren Motorik förmlich clownartig, freilich dabei unpro-
duktiv-stereotyp erschien. Auch in der Sprache bringen manche
schizophrene Kranke ganz kuriose Manieren hervor.

Besonders eigenartig ist oft das mimisch-gestische Verhalten:
Wir sind normalerweise gewohnt, bestimmten Gemützuständen
bestimmte Ausdrucksbewegungen zuzuordnen. Vom Lächeln der
Mutter an, das der Säugling schon mit Lächeln beantwortet,
besteht unter den Menschen eine besondere Sphäre des Verständ-
nisses, die auf der — oft unbewußten — Kenntnis der Mimik des
Nächsten aufgebaut ist. Freilich fordert unsere Kultur, daß wir
Gesten und Mimik weitgehend beherrschen lernen, und nur der
Schwachsinnige, der insofern dem Primitiven ähnelt, kennt diese
Beherrschung nicht: er tobt sich gern in übermäßigem Ausdruck
aus. Überwältigt ihn irgend ein Eindruck, so daß er die ganze
Situation innerlich nicht mehr beherrscht, so wirft er sich wohl
hin und schlägt schreiend mit allen Vieren um sich, dem Schizo-
phrenen im höchsten Affekt nicht unähnlich (Primitivreaktion).

Die *Mimik* des Menschen ist an bestimmte Gemützustände aber
nicht unlösbar gebunden. Bei der Schizophrenie beobachtet man
zuweilen, daß der mimische Ausdruck bestehen bleibt, während
der Affekt längst erlosch. Das von BLEULER glücklich geprägte
Wort der Schizophrenie umfaßt auch diese Spaltung (Schisma)
zwischen Gemütsleben und Ausdruck. Zuweilen verfällt der
Schizophrene in leeres Gesichterschneiden (Grimassieren). — Bei
der Paralyse verarmt das Antlitz an Ausdruck, es wird teigig
schlaff. Bei der Encephalitis lethargica erlischt die Mimik nicht
selten ganz (Amimie). Des Zwangslachens und Zwangsweinens bei
organischen Gehirnerkrankungen wurde schon oben gedacht (S. 70).

Auch die *Schrift*, die ja viele wichtige Ausdrucksmomente enthält, verrät mancherlei über abnorme seelische Zustände. Die Schrift eines erregten Menschen, zumal eines Maniacus, ist meist groß, weiträumig, schnell dahineilend. Man kann, wenn man die Handschrift über Monate verfolgt, oft eine langsam wachsende Erregung klar erkennen. Auch Zerfahrenheit, Ratlosigkeit, Unschlüssigkeit spricht sich meist deutlich aus. Andererseits ist es nicht richtig, daß etwa die Diagnose einer bestimmten seelischen Erkrankung allein aus der Handschrift gestellt werden kann.

4. Bewußtseinslage.

Der Zustand des Bewußtseins wird — unrichtigerweise — meist nur nach der gerade vorhandenen Fähigkeit beurteilt, *Außeneindrücke aufzunehmen*. Aber es kann jemand durch große Müdigkeit u. dgl. in der Erfassung von Sinneseindrücken schon recht behindert und doch noch imstande sein, über seine Innenvorgänge sich klare Rechenschaft zu geben. Das Bewußtsein hat Grade von der hellsten Klarheit an, mit der jemand Außeneindrücke und Innenvorgänge kontrolliert, bis zu der tiefen *Bewußtlosigkeit* des Tiefschlafes oder der Narkose oder des epileptischen Anfalls oder der Hirnblutung u. dgl.

Schon bei schwerer Erschöpfung, leichter Vergiftung, hohem Fieber besteht eine Beeinträchtigung, eine Trübung des Bewußtseins, die zu leichter Störung der *Orientierung in Zeit und Raum* führen kann. Man kann diese nicht immer leicht feststellen, da der Kranke oft wenig ansprechbar ist; seine Aufmerksamkeit ist schwer zu erregen. Er gibt vielleicht eine oder zwei mürrische Antworten und möchte gern wieder seine Ruhe haben. Man prüft die Orientierung nicht durch Fragen über Name, Beruf, Wohnung u. dgl.: diese Fragen wenden sich nur an das Gedächtnis. Sondern man frage nach der örtlichen und zeitlichen Situation, wie lange der Kranke schon hier sei, was dies für ein Haus sei, wer der Fragende sei, ob es anfangs, Mitte, Ende des Monats, welches Monats sei. Erregte Kranke reden oft allerlei wirr daher, *ohne* doch desorientiert zu sein. Solche Kranke scheinen oft also nur verwirrt, ohne es wirklich zu sein.

Derjenige *Verwirrtheitszustand*, den der Arzt am häufigsten zu sehen bekommt, ist das Fieberdelirium, besonders bei Kindern. Man versteht unter einem *Delirium* einen Verwirrtheitszustand mit getrübtem Bewußtsein. Dabei können Sinnestäuschungen vorhanden sein, wie beim Delirium tremens der Trinker, oder fehlen. Auch motorische Unruhe kann vorhanden sein oder fehlen. Ein sehr leichter Verwirrtheitszustand mit wechselnder Bewußtseinstrübung kommt bei der sog. *Amentia* vor, einer seelischen Störung, die eine Begleiterscheinung starker Körpererschöpfungen (Verdurstung, Entblutung, profuser Durchfälle, Folgen lang dauernder Operationen besonders bei älteren Leuten) oder leichter Vergiftungen ist (BASEDOWsche Krankheit). Man verwechsle mit Desorientiertheit und Verwirrtheit nicht die wahnhafte Umdeutung der Umgebung. Ein Wahnkranker kann sich selbst eine hohe Würde zusprechen und mich für den Pfarrer Assman erklären. Frage ich ihn aber, als was er bezeichnet wird, und als was ich mich ausgebe, so bekennt er sich selbst richtig als Schreiner Müller und mich als Professor. Dies ist keine wahnhafte Desorientiertheit, sondern eine Doppelorientierung. Darüber wird beim Wahn noch gesprochen werden (s. S. 93). Eine falsche Antwort auf die Frage „Wer bin ich denn?“, kann also ein manischer oder schizophrener Witz, eine schizophren wahnhafte Umdeutung, ein absichtliches Vorbeireden oder eine wirkliche Fehlorientierung sein.

Der Ausdruck *„Dämmerzustand“* ist mehrdeutig. Einerseits versteht man darunter eine wirkliche Trübung des Bewußtseins, andererseits eine Abspaltung einer Bewußtseinsphase. Im Dämmerzustand kann z. B. ein Epileptiker so benommen sein, daß er die Eindrücke der Außenwelt nicht verarbeitet. Er kann aber auch ganz „hell“ sein, geschickt fliehen, seine Umgebung vorzüglich auffassen, und dennoch weiß er hernach nichts von dieser Phase. Von dieser zweiten Form des Dämmerzustandes wird sogleich noch die Rede sein. Zu den Dämmerzuständen im ersteren Sinne gehört auch die traumhafte Verworrenheit, das *Nachtwandeln* (Noctambulismus), eine psychopatische Störung.

Koma nennt man die *totale Aufhebung des Bewußtseins,* bei der selbst die stärksten Reize nicht mehr eine Reaktion hervorrufen.

Der Kranke liegt regungslos da. Nur Puls und Atmung sind im Gange. Passiv angehobene Glieder fallen schlaff herab. Anrufen, Rütteln, Bespritzen, Stechen, Faradisieren bleiben völlig unbeachtet. Man kann stark riechende Substanzen unter die Nase halten, ohne daß eine Reaktion erfolgt. Die Bulbi gleiten oft hin und her, wobei die Augenachsen nicht immer zugeordnet bleiben. Zuweilen sind auch die Reflexe erloschen, vor allem Corneal- und Hautreflexe, seltener Pupillenreflexe und Kniephänomene.

Im *Sopor* ist die Aufhebung des Bewußtseins nicht so vollständig. Bei stärkeren Reizen der beschriebenen Art kommt es zu Stöhnen, Verziehen des Gesichtes, unsicheren Abwehrbewegungen, auch zu Öffnen der Augen mit momentanem Fixieren, Murmeln einzelner Worte, Lageänderungen u. dgl. Hierher gehört auch die echte Ohnmacht (Hirnanämie).

Somnolenz ist eine schlafähnliche Unbesinnlichkeit, aus welcher der Kranke vorübergehend wenigstens *teilweise zu erwecken* ist. Energische Aufforderungen werden hin und wieder befolgt. Einzelne Antworten können erzielt werden. Sich selbst überlassen versinkt der Kranke aber wieder.

Überall bei diesen Zuständen handelt es sich um schwere körperliche Störungen, die zu einer Schädigung der Gehirnfunktionen geführt haben. Stets nehme man einen sorgfältigen körperlichen Befund auf.

Man denke besonders an Commotio cerebri, an Tumor des Gehirns (Pulsverlangsamung), Apoplexie (Röte des Gesichts), Typhus (Fieber), Encephalitis, an Vergiftungen aller Art, Urämie (Zuckungen). Im Coma diabeticum besteht hochgradige Hypotonie der Bulbi mit Verbiegung der Cornea. Bei Morphiumvergiftung findet sich Miosis, im postepileptischen Sopor oft BABINSKIscher *Zehenreflex* und frischer Zungenbiß. Auf Paralyse können verschieden weite und verzogene lichtstarre Pupillen den Verdacht lenken; auf Meningitis Augenmuskelstörungen, Differenz der Pupillen, Nackensteifigkeit und Opisthotonus. KERNIGsches *Zeichen* bei Meningitis siehe S. 41. Auf Facialisdifferenz und Unterschiede der beiderseitigen Hautreflexe ist ebenfalls zu achten, der Geruch der Ausatmung ist zu prüfen (Aceton), Augenspiegel, Urinuntersuchung, Lumbalpunktion können Aufklärung bringen.

Von den ersten Lebenstagen an übt sich der Mensch darauf ein, motorische und rein geistige Abläufe so zu mechanisieren, daß sie *ohne* Zuwendung des Bewußtseins, automatisch, verlaufen. Man denke an den aufrechten Gang. Der gesunde erwachsene Mensch verfügt über eine große Menge solcher *Automatismen.* Erkrankt das Gehirn in irgendeiner Weise, so werden diese selbsttätig ablaufenden Synergismen oft schwer gestört und müssen mit neuer Bewußtseinszuwendung wieder mühsam erlernt werden.

Es gibt also eine große Anzahl seelischer Vorgänge, die nicht in der Helligkeit des Bewußtseins verlaufen. Sie setzen sich gelegentlich selbständig durch, besonders dann, wenn der Mensch irgendwie abgeschwächt ist, sei es durch Erschöpfung, Fieber, sei es durch Hypnose oder stärkste Affekte. Zum Beispiel spricht jemand im hohen Fieber Worte einer fremden Sprache, die er nur als kleines Kind sprach, später nie wieder hörte und seiner festen Überzeugung nach völlig vergaß. Oder ein Gelehrter sinnt über die Lösung eines Problems: Immer von neuem richtet er Gedankengänge auf diesen Sachverhalt, ohne daß ihm die Lösung glückt. Eines Tages, während er mit Gartenarbeit beschäftigt nur an *diese* Tätigkeit denkt, schießt ihm plötzlich ungewollt die richtige Lösung jenes Problems durch den Kopf. Manche Forscher glauben, daß solche Automatismen, besonders jene motorischer Art, an die großen Zentren des Hirnstammes funktional gebunden seien, so daß eine Erkrankung des Hirnstammes jene besonders schädige, doch sind diese Beziehungen noch nicht genügend geklärt. Man verwechsle diese Automatismen nicht mit *Instinkten*. Die ersteren sind im individuellen Leben erworben, die Instinkte sind gattungsmäßig eingeboren. (Wissenschaftlich ist es also falsch zu sagen: ich habe mich instinktiv gebückt.)

Eine weitere Eigentümlichkeit des Bewußtseins neben seiner Klarheit ist die Kontinuität, sein einheitlicher Fluß. Kind, Erwachsener, Greis werden durch die *Einheit des Bewußtseins* als *eine* Person erlebt, so verschieden sie sind. Diese Einheit kann gestört oder durchbrochen werden. Manche Personen erleben in der religiösen Ekstase oder in der Hypnose sich selbst als Medium, als Mittler einer anderen Persönlichkeit. Sie glauben, daß sie nicht selbst reden und handeln, sondern daß ein anderes Wesen sich ihrer beim Reden und Handeln nur bediene. Je nach ihrer historisch-kulturellen Gebundenheit glauben sie bald an Gott, bald an einen Dämon oder Teufel, der aus ihnen spricht. Die Religionspsychologie hat dafür wohl die Worte des „Ergriffenseins, Besessenseins, der Inspiration, Eingebung" bereit. In solchen Ausnahmezuständen bringen die Ergriffenen oft seltsame Tätigkeiten hervor: Zungenreden (Glossolalie), absonderliche Schrift, Krämpfe, Tänze u. dgl.

In anderen Fällen glaubt der Betroffene in sich selbst geteilt zu sein (Depersonalisation, Doppelich, zweites Gesicht). Aber eine solche Störung der Einheit und Kontinuität der Persönlichkeit gewinnt bei der Schizophrenie noch eine andere Nuance. Ein sehr verbreitetes Symptom ist dort das Beeinflußtwerden: Der Kranke spürt, wie seine Glieder sich in einer Weise bewegen, die er selbst gar nicht veranlaßte; er muß z. B. plötzlich vom Stuhle aufstehen, obwohl er gar nicht aufstehen wollte. Auch seine Gedanken werden „eingegeben", „gemacht" oder „abgezogen". Er ist darüber oft sehr empört und schimpft maßlos.

Während die erwähnten Vergewaltigungen der Persönlichkeit als solche gleichzeitig zum Bewußtsein kommen, gibt es noch eine Störung im einheitlichen Fluß des Bewußtseins, die sich *hintereinander* vollzieht. Der Kranke fällt in einen Ausnahmezustand, in dem er zwar die Erfahrungen seines bisherigen Lebens verwerten kann — er kann lesen, schreiben, Autos ausweichen u. dgl. —, aber er ist ein anderer in seinen Neigungen, Zielen und Plänen. Hernach weiß er nichts von diesem Ausnahmezustand, er hat Amnesie. Solche (psychopathischen) Erlebnisse sind häufig beschrieben worden, wenngleich man sie im Alltag nicht oft erlebt. So berichten die Lehrbücher von einem amerikanischen Geistlichen, der plötzlich aus seiner Heimat verschwand und an fernem Orte einen Krämerladen eröffnete und diesen richtig leitete. Nach etlichen Wochen kam er plötzlich „zu sich“, wußte nicht, wie er in diesen Ort kam, und daß er einen Laden geführt habe, und kehrte erstaunt in seine Heimat zurück. Es ist nicht richtig, auch solche Ausnahmezustände als Dämmerzustände zu bezeichnen. Umdämmert im Sinne der Benommenheit sind diese Personen nicht, sie haben nur einen „alter ego“, sie leiden an *alternierendem Bewußtsein*“. In der Hypnose kann man künstlich solche Spaltungen herbeiführen.

5. Gedankenablauf (Intelligenz).

Vorstellungen im engeren Sinne sind das, was ich anschaulich „vor mich stelle“, also die Erinnerungsbilder des Gesichtes, Gehörs usw., z. B. der Kirchturm meiner Heimat. Gedanken sind die unanschaulichen Gegebenheiten meines Denkens, also Tugend, Vaterland, Freiheit, Philosophie. *Gedächtnis* ist der weiteste Begriff für unseren verfügbaren Vorrat an Vorstellungen und Gedanken. Man unterscheidet 1. das *Wissen,* das ist der Schatz von objektiven Kenntnissen, z. B. allgemeinen Berufskenntnissen — 2. die *Erinnerung,* das sind die persönlichen Erlebnisse unseres eigenen Lebens — 3. die *Merkfähigkeit,* das ist das Vermögen, neues hinzuzulernen und zu behalten.

Ein angeboren Schwachsinniger vermag meist nur ein geringes Wissen zu erwerben. Denn das Wissen des normalen Menschen beruht nicht nur auf totem Auswendiglernen, sondern auf lebendiger, geistiger Verknüpfung der einzelnen Inhalte. Der Schwachsinnige vermag aber gerade diese Verknüpfung, diese Sinnerfüllung, nicht zu leisten, und so bleibt sein Wissen ärmlich und tot. Doch verfügen manche Debile über ein gutes mechanisches Gedächtnis. Mancher Idiot kann z. B. die Geburtstage aller Anstaltsinsassen hersagen od. dgl. — Es ist ein natürlicher Vorgang, daß jeder von uns das vergißt, was wenig geübt wird. Wenige Erwachsene verfügen noch über die Formeln der Stereometrie aus ihrer Schulzeit. Dennoch sind die Spuren solcher Einprägungen nicht ausgelöscht: Sollte ein solcher Erwachsener, der glaubhaft versichert, „keine Ahnung“ mehr von jenen Formeln zu haben, diese Formeln nochmals erlernen, so würde er bedeutend weniger Zeit dazu gebrauchen als ein anderer, der sie früher niemals erwarb. Wir haben also in unserem Gedächtnis viele „Spuren“, von denen wir nichts wissen, die wir nicht bereit haben. Es gibt ein ausgedehntes, unbewußtes Gedächtnis. Wie schon einmal erwähnt, tauchen in Ausnahmezuständen, z. B. im Traum, in der Ekstase, in Fieberdelirien, in Vergiftungen, in der Hypnose, aus diesem unterbewußten Gedächtnis Materialien auf, die wir im normalen Zustand nicht in unserem Besitz vermuteten. Manche angeblich okkulten (spiritistischen) Erlebnisse sind auf diese *Kryptomnesien* zurückzuführen. „Vergessen" heißt also nicht ohne weiteres verlieren, sondern nur: nicht mehr darüber verfügen können. Ein alter Mann, der sich z. B. im normalen Zustande durchaus nicht mehr an die Namen seiner militärischen Vorgesetzten u. dgl. zu erinnern weiß, besitzt diese Namen plötzlich wieder, als er in einen sehr heftigen Affekt gerät. Im Alter schwinden zuerst die Namen, dann folgen die Hauptwörter und Eigenschaftswörter für Anschauliches, dann die für Unanschauliches, Zeitwörter, Präpositionen, Konjunktionen, und am längsten erhalten sich eingeschliffene Redensarten, Grußformeln u. dgl. Bei Hirnherdkranken kommt eine große Fülle sehr absonderlicher Gedächtnisstörungen vor. So vergißt ein Kranker die Gebrauchsbewegungen, die zu einem Gegenstand gehören (Kamm), ein anderer weiß den Gegenstand richtig zu handhaben, weiß ihn aber nicht mehr zu benennen. Ein dritter findet das Wort Kamm, wenn er ihn benutzt, aber nicht, wenn er ihn nur betrachtet. Ein vierter vermag aus dem Durcheinander in einem Handwerkskasten nicht den Bohrer, die Feile usw. herauszunehmen. Gibt man ihm aber ein einzelnes Werkzeug in die Hand, so benennt er es richtig.

Manche Menschen klagen allgemein über Vergeßlichkeit, doch kann man ihnen leicht nachweisen, daß das Gedächtnisvermögen, d. h. das Haftenbleiben, nicht schlecht ist, sondern daß sie den Augenblick des Einprägens unvernünftig gestalten: Sie konzentrieren sich bei dem Akte des Merkens nicht auf den besonderen Inhalt, sondern sie sind fahrig, zerstreut, unruhig usw. *Deshalb* prägen sie sich schwer etwas ein. — Ein kennzeichnendes Merkmal des Altwerdens ist, daß der Betroffene nicht mehr Neues hinzulernen kann: Er vermag aus seiner Kindheit viele Einzelheiten zu berichten, doch sind ihm Namen und Daten aus der jüngsten Vergangenheit schnell wieder entschwunden. Also seine *Merkfähigkeit* ist vor allem gestört. Das trifft oft auch für traumatisch Geschädigte zu. Man kann die Merkfähigkeit dadurch direkt prüfen, daß man sich nach dem gestrigen Tageslauf des Kranken erkundigt, nach seiner Telephonnummer, dem Namen seines Dienstmädchens fragt oder sich (bei einem Kaufmann, einem Landwirt) für seine Bezugsquellen, seine Kundschaft usw. interessiert. Man kann auch direkte Aufgaben stellen: Man spricht dem Kranken mehrstellige Zahlen, eine kleine Geschichte vor und läßt ihn dies nach einiger Zeit wiederholen. Oder man macht ihn im Bilderbuch auf bestimmte Bilder aufmerksam oder zeigt ihm zehn verschiedene Gegenstände und läßt ihn diese nachher nennen. Ferner gebe man drei verschiedene Aufträge und prüfe ihre Ausführung. Von besonderen Methoden sind zu empfehlen:

Die sog. Wortpaare. Man nenne dem Kranken langsam zehn Wortpaare, z. B. Haus — klein, Blume — rot, Zimmer — groß, Kleid — schön, Fluß — breit, Raum — hoch, Garten — mein, Stuhl — schwer, Hund — teuer, Teppich — bunt. Nach einiger Zeit nennt man das erste Wort eines jeden Paares und läßt den Kranken aus dem Gedächtnis das Zugehörige sagen. Die Adjektiva müssen so gewählt sein, daß sie zu mehreren Substantiven passen.

Bei Verdacht auf Übertreibung komme ZIEHENs *Simulationsversuch* in Anwendung: Der Vollsinnige behält 6—7 langsam im Rhythmus vorgesprochene einstellige Zahlen in der Regel leicht; daß nur drei Zahlen nicht richtig nachgesprochen werden können, kommt, abgesehen von Zuständen schwerster Denkhemmung oder Zerfahrenheit, kaum vor. Selbst vorgeschrittene Paralytiker, Kranke mit Dementia senilis scheitern, solange sie überhaupt die Aufgabe verstehen, in der Regel erst bei vier Zahlen. Auch bei dem KORSAKOWschen *Symptomenkomplex* werden drei Zahlen meist richtig wiederholt. Nichtnachsprechen von drei Zahlen darf daher unter Umständen den Verdacht auf Simulation erregen, um so mehr, wenn die falsche Zahl immer an derselben Stelle gebracht wird, davor stets eine Pause stattfindet, und wenn gerade die erste und letzte Zahl vergessen werden, die sich in der Regel am besten einprägen.

Ist die Merkfähigkeit sehr stark gestört, so wird selbst ein schmerzhafter Reiz, wie ein Nadelstich, sogleich wieder vergessen. Der Kranke zuckt nicht zurück, wenn ihm die Nadel von neuem genähert wird. (Aber auch bei Zuständen von Hemmung, Sperrung und bei Hypalgesie.)

Daß jemand, der sich in Bewußtlosigkeit oder in einem Dämmerzustand befindet, nichts von den Geschehnissen seiner Umgebung auffassen und also merken kann, ist selbstverständlich. Man nennt dies eine *organische Amnesie.* Es kommt vor, daß ein Unfall, der zur Bewußtlosigkeit führt, auch noch jene Spuren auslöscht, die von den Ereignissen *vor* dem Unfall zurückblieben. So weiß z. B. ein Reiter, der schwer (mit Gehirnerschütterung) stürzte, hernach nicht, daß er überhaupt an jenem Tage früh ausgeritten ist. Eine solche Amnesie ist also *retrograd.* Ein durch Schädeltrauma (oder Erhängen) oder Vergiftung organisch Geschädigter weiß hernach meist genau den Zeitpunkt zu nennen, an dem seine Erinnerung wieder einsetzte. Ist die Schädigung des Gehirns aber sehr schwer, so bleibt eine allgemeine mnestische Schwächung zurück, die zuweilen für Monate, zuweilen für Jahre, ja für den Lebensrest die ganze Gedächtnistätigkeit von Grund

auf stört: Der Betroffene vermag nichts mehr hinzuzulernen
(Merkfähigkeitsstörung) und ist also desorientiert; er hat auch
das meiste aus seiner Vergangenheit vergessen und erzählt statt
richtiger Angaben allerlei wechselnd Phantastisches bunt durcheinander (sog. *Konfabulationen*). Man nennt diesen amnestischen
Symptomenkomplex den KORSAKOWschen. Er kommt beim
Schädeltrauma, nach Erhängungen, im Alter (Presbyophrenie)
und nach schweren chronischen Alkoholvergiftungen vor (hier
öfter mit Polyneuritis zusammen).

Etwas ganz anderes als diese organischen Gedächtnisstörungen
sind jene Defekte, die sich nicht auf einen bestimmten, wohl-
abgegrenzten Zeitraum erstrecken, sondern auf ein innerliches
Gesamterlebnis, auf einen sog. Komplex. So vergißt ein leiden-
schaftlich Entflammter, der auf seine Geliebte schoß, daß er eine
solche hatte, und alles, was mit ihr zusammenhing. — Ein irgendwo
in einer kleinen Blutlache (mit mehreren leichten Schnittwunden
an beiden Handgelenken) Aufgefundener hat seinen Namen und
seine ganze Vorgeschichte vergessen und lallt in der Sprache eines
Kleinkindes. Dies sind *psychogene Amnesien,* bei denen man nicht
immer klarstellen kann, was reine Affektfolgen, was unterbewußte
Absicht (Hysterie) sind.

Unter normalen Umständen vermag man sich meist darüber
zu vergewissern, ob man ein Ereignis selbst wirklich erlebt oder
nur geträumt hat, oder ob es einem nur erzählt worden ist. Es gibt
aber in dieser sog. *Erinnerungsgewißheit* Störungen. In psychopathischen Zuständen glaubt der Betroffene alles das, was sich
gerade um ihn abspielt, genau so schon einmal erlebt zu haben
(déjà vu- oder déjà vécu-Erlebnis). Auch bei großen Ermüdungen
kommt es, meist schnell vorübergehend, vor. Schizophrene berichten zuweilen, daß sie durch längere Zeiträume hindurch bei
allem, was ihnen zustoße, wüßten, es schon einmal genau so erlebt zu haben. In diesen Zusammenhang gehören auch die *Er-
innerungstäuschungen* mancher Schizophrener. So erkrankte eine
Frau nachweislich erst in ihrem 41. Lebensjahr an einem schizophrenen Verfolgungswahn. Sie behauptete aber unkorrigierbar,
daß sie die Verfolgungen schon in ihrer Schulzeit deutlich gespürt
habe (sog. Rückdatierungen).

Im *Traume* reißt meist eine seltsame Unordnung, Vertau-
schung, Komprimiertheit alles seelischen Geschehens ein. Dunkel
schaffen sich Körperempfindungen ins Traumbewußtsein durch
(sog. Leibreizträume), oder Tagesreste des Erlebens kehren ent-
stellt im Traume wieder, oder längst entschwundene Erinnerun-

gen tauchen plötzlich wieder auf. Die Affekte haften nicht wie im Wachen an bestimmten Gedanken und Erinnerungen, sondern sie erscheinen vertauscht oder verschwunden oder abnorm stark (Angstträume). Auch symbolhafte Beziehungen kommen reichlich vor, doch sind keineswegs alle Trauminhalte voll symbolischen Gehaltes, noch weniger Wunscherfüllungen. Einen „Sinn" des Traumes gibt es nicht. Kinder haben oft besonders lebhafte Träume, sprechen wohl auch im Schlaf, zumal im Fieber.

Der eigentliche *Denkvorgang* (Urteilen, Schließen, Begreifen) kann der Gedächtnisfunktion nicht entbehren, ist aber von ihr deutlich unterschieden. Es war schon die Rede davon, daß die Denkfunktionen beim angeboren Schwachsinnigen ärmlich und karg sind. Sie können sich bei den mannigfachsten organischen und psychogenen Erkrankungen verwirren. Bald sind sie nur vorübergehend gestört, so beim Manisch-depressiven, beim Vergifteten, beim Hochfiebernden, schwer Erschöpften — bald sind sie endgültig geschädigt oder vernichtet, so bei allen eigentlichen Hirnleiden, vorzüglich der Paralyse und Arteriosklerose des Hirns. Man darf bei einem vorübergehend Gestörten, z. B. bei der beschriebenen Hemmung des Melancholischen, sich *kein* Urteil über seine Denkfähigkeit erlauben. Eine einwandfreie Prüfung der Verstandesfunktionen beim Gesunden oder beim chronisch Erkrankten kann in der mannigfachsten Weise vorgenommen werden *(Intelligenzprüfung)*. Verfügt ein Prüfender selbst über eine gute Intelligenz nebst geschickter Menschenbehandlung, so kann er sich sehr wohl in einer längeren freien Unterhaltung ein eigenes Urteil über die Intelligenz des Gesprächspartners bilden. Aber selbst der erfahrene Facharzt wird der besonderen Intelligenzprüfungsaufgaben (Tests) nicht ganz entbehren wollen. Die experimentelle Psychologie hat eine große Zahl solcher Stichproben klug ersonnen, deren man sich in besonderen Fällen gern bedient. Daß man die Schwere dieser Proben genau abstufen muß, je nachdem man einen Erwachsenen oder ein Kind, einen Gebildeten oder Ungebildeten vor sich hat, ist selbstverständlich. Man vermeide bei einer Intelligenzprüfung durchaus Fragen, zu deren Beantwortung eine reine Wissensreproduktion ausreicht. So zielt das kleine Einmaleins nicht auf eine Denk-, sondern meist auf eine mechanische Wissensprüfung (gleich kleinen Verschen). Ebenso eignen sich Fragen nach den Jahreszahlen des 30jährigen Krieges u. dgl. *nicht* zur Intelligenzprüfung. Eine gute Intelligenzfrage muß den Geprüften veranlassen, bei dieser Gelegenheit seinen Verstand *neu* arbeiten zu lassen. Man hat normale Kinder in so ungeheuer großer Zahl untersucht, daß man jetzt geeichte Tests für jedes

Alter besitzt, bei deren Nichtbeantwortung eine Unterbegabung wahrscheinlich wird. Wünscht man einmal genau den *Intelligenzquotienten* eines Kindes oder Jugendlichen festzustellen, d. h. das Verhältnis von Intelligenzalter zu Lebensalter, so muß man sich eine besondere Unterweisung in einer Spezialschrift holen (s. den Literaturanhang).

Zuweilen kann es wichtig erscheinen, sich über das *Wissen* eines Menschen ein Urteil zu bilden. Man frage dann aber nach dem lebendigen Alltagswissen, nicht nach Schulkenntnissen. Etwa derart:

Wann werden die Blätter welk? Wann fällt der Schnee? Beschreiben Sie ein Gewitter. Welche Bäume kennen Sie? Wie unterscheiden sich Eiche und Tanne? Woher kommt das Brot, das Mehl? Welche Getreidearten kennen Sie? Woher kommt der Käse, die Butter? Woher kommt die Wolle? Wie heißt das weibliche, das männliche Pferd? Wieviel Beine hat die Fliege? Wie nennt man Fliegen, Käfer, Schmetterlinge mit *einem* Namen? Wie nennt man Löwen, Wölfe und Tiger mit *einem* Namen? Gehören die Fledermäuse zu den Vögeln? Was kennen Sie für Metalle?

Welche Gewichte kennen Sie? Was ist mehr: Pfund oder Kilogramm? Wieviel Gramm gehen auf ein Pfund? Wie groß ist ein Meter? (Zeigen.) Wieviel Zentimeter gehen auf ein Meter? Wie groß ist ein Kilometer? Wie lange geht man daran? Wieviel Sekunden hat die Minute? Wieviel Stunden hat der Tag? Wieviel Tage der Monat? Welche Monate haben 30, welche 31 Tage? Wieviel Wochen und Tage hat das Jahr? Was wissen Sie vom Schaltjahr? Monate vorwärts und rückwärts aufsagen. Uhr ablesen.

Wann ist Weihnachten, und was wird da gefeiert? Wann ist Ostern, wann Pfingsten, und was wird da gefeiert? Schon bei diesen Aufgaben wird die Fähigkeit zum *eigentlichen Denken* deutlich. Man kann jedoch noch spezielle Denkaufgaben wählen. Empfehlenswert sind die sog. Unterschiedsfragen:

Welcher Unterschied ist zwischen Pferd und Esel? Vogel und Schmetterling? Wasser und Eis? Kind und Zwerg? Fluß und Teich? Berg und Gebirge? Treppe und Leiter? Borgen und Schenken? Irrtum und Lüge? Geiz und Sparsamkeit? Hoffnung und Überzeugung? Haß und Neid? Oder man läßt Sprichwörter erklären: Morgenstunde hat Gold im Munde; Lebenslicht ausblasen; goldenes Herz; viele Köche verderben den Brei.

Auch der sog. Lückentest gibt oft guten Aufschluß (EBBINGHAUS): In einem Texte sind an einzelnen Stellen Silben oder Worte fortgelassen, und jede solche Lücke ist durch einen Strich markiert. Der Prüfling hat die Lücken sinngemäß zu ergänzen. Störung dieser Kombinationsfähigkeit findet sich oft bei Schwachsinn.

Bei Beurteilung der Fehler kommt es darauf an, ob sich der zu Prüfende in den Zusammenhang richtig hineingedacht hat. In nachstehenden Proben bedeutet jeder Strich eine Silbe.

Leichtes Beispiel. Es schwamm ein Hund durch einen Wasserstrom und hatte ein — Fleisch — Maule. Da er nun das Bild des Flei—— im Was— sah, glaubte er, es — auch Fleisch und — — gierig danach. Da er aber das — auftat, entfiel ihm — Stück Fleisch, und das —ser führte es weg. Also ver— er beides, das Stück — und das Bild. **Schweres Beispiel.** Am folgenden Tage kamen Gewitter über uns hin. Wie von allen Sei— stieg dunkles Ge— auf; — — rollten gewaltig über die wei— Ebene, glühende — — zuckten lang über den — —; Regen fuhr — —. Aber nach — — Stunde war alle Feuch— — wieder weg und ein stürmischer — blies uns den Sand ins — —, daß wir Augen und — nicht — — konnten.

Am anderen Tag, vor Mit—, sollten wir an ei— Stelle im trockenen Flußbett — — finden. Wir — — auch Löcher; sie waren aber leer. Da stiegen zwanzig — hinein und — — sie tiefer; aber es kam — Wasser. So konnten wir also we— trinken noch kochen.

(Etwas leichter ist es, wenn der Untersucher einen Text vorliest und nur hin und wieder ein wesentliches Wort ausläßt, das dann der Geprüfte, wenn der Untersucher schweigt, ergänzend nennen muß.)

Recht geeignet sind auch folgende Aufgaben der Ergänzung: Der Vogel singt, der Hund —. Das Veilchen ist eine Blume, die Amsel — — —. Der Stock zerbricht, das Papier — —. Wenn man fleißig ist, bekommt man Lob, wenn man faul ist, — —.

Auch kann man sich einen volkstümlichen Bilderbogen mit fortlaufender Erzählung (ohne Text) in einzelne Bilder zerschneiden, diese wie ein Kartenspiel mischen und sich nun von dem Prüfling die richtige Reihenfolge wiederherstellen lassen.

Die Sammlungen von Intelligenztests enthalten meist auch kleine Geschichten mit Witzen und Sinnwidrigkeiten, bei denen die Aufgabe des zu Prüfenden darin besteht, über diese Sinnfehler nicht hinwegzulesen, sondern sie zu bemerken und richtigzustellen. Zum Beispiel die Geschichte von dem Manne, der am Bahnhofsschalter eine Fahrkarte verlangt und auf die Frage des Beamten „Wohin"? antwortet: „Das geht Sie nichts an." Oder von der Frau, die gehört hatte, daß Raben 100 Jahre alt werden, und sich einen jungen Raben kauft, um zu sehen, ob das wahr sei.

Selbstverständlich ist die Prüfung des Vermögens zum *Rechnen* ein sehr wichtiger Teil der Intelligenzfeststellung. Daß das kleine Einmaleins bei den meisten Menschen keine Denkvollzüge mehr erfordert, sondern wie Verschen hergesagt wird, wurde schon erwähnt. Man bevorzuge Subtraktionen und Divisionen, meist in eingekleideter Form, z. B. wenn jemand 1 Mk. und 27 Pfg. im Geldbeutel hat und gibt 39 Pfg. aus, was behält er dann übrig? Oder: Wenn 3 Kinder sich in 42 Äpfel gleichmäßig teilen sollen, wieviel bekommt dann jedes? Man beachte, daß es schwerer ist, 15 von 24 abzuziehen, als 13, daß es schwerer ist, 14 zu 17 hinzuzufügen als 13. Man wird sich hier leicht Fragen der verschiedensten Schwierigkeit zu mündlicher und schriftlicher Ausrechnung zusammenstellen können, zumal wenn man an Bruchrechnung, Zinsrechnung u. dgl. denkt.

Der Untersucher vergesse nie, daß er sich dem kulturellen und sozialen Niveau des Prüflings weitgehend anpassen, daß er die Form seiner Fragen volkstümlich halten muß. Man enge die Fragestellung durchaus auf den Lebenskreis des zu Prüfenden und auf die eigentliche Denkleistung ein. Fragen wie „wer war Bismarck, wer war Luther" sind durchaus fehl am Platze. Fragen wie: wann war das Jahr 1, warum baut man auf dem Lande die Häuser niedriger, kann man den meisten stellen. Mit Witzproben sei man vorsichtig: es gibt kluge Menschen, die keine Witze verstehen. Auch Fragen wie „was ist leichter, ein Pfund Blei oder ein Pfund Federn" sind zu vermeiden. Sie verdutzen den Prüfling leicht. Selbst ein intelligentes Kind kann auf eine solche Frage hereinfallen. Man beachte, daß leidlich kluge Menschen, besonders vom Lande, oft sprachlich besonders ungewandt sind, sie erscheinen meist erheblich dümmer als sie sind. Man versäume auch bei einer Intelligenzprüfung nie, sich eine Schriftprobe geben zu lassen, man verlange aber nicht nur die Namensunterschrift, sondern die schriftliche Wiedergabe eines einfachen Satzes wie z. B. „Ich bin heute mit der Bahn gefahren" oder dgl.

Man lasse sich als Prüfender nicht dadurch täuschen, daß ein Proband gelegentlich im Emotionsstupor kaum eine verständige Antwort gibt. Er ist verlegen, verdutzt und „wie vor den Kopf geschlagen". Man bedenke, wie stark die Befremdung eines Bauernkindes sein muß, wenn es einen weiten Weg zur Eisenbahnstation gemacht hat, ungewohnterweise eine Stunde in der Bahn fuhr, beim Arzt eine Stunde warten muß und nun plötzlich fremdartige Intelligenztests lösen soll, gefragt von einem fremden, leider oft nicht genügend geduldigen Arzte. Man bediene sich niemals der Fragebogen, indem man Frage um Frage herunterhaspelt, sondern benutze sie nur als Anhalt, als Erinnerung an Fragemöglichkeiten. Man baue schwerwiegende Lebensentscheidungen über einen Prüfling niemals auf der Berechnung eines Intelligenzquotienten auf, sondern fälle sein Urteil in freier Würdigung der Vorgeschichte, der Lebenseignung, des allgemeinen persönlichen Eindrucks, des Gebarens, und der Stichproben und Denkaufgaben. Man gestalte die Intelligenzprüfung im engeren Sinne nicht wie ein Examen, sondern streue die Proben in die Unterhaltung ein. Das Rechnen wird am besten an die Fragen nach dem Lohn oder nach den Lebenskosten anknüpfen.

Noch einmal sei die Mahnung wiederholt, im Falle einer Psychose überhaupt keine Intelligenzprüfung zu veranstalten. Versucht man es doch, dann prüft man nicht die Intelligenz, sondern die im Augenblick vorhandene *Denkfähigkeit, Denkbereitschaft,* die aber gar nichts mit der Denkanlage zu tun zu haben braucht. Daß die *Hemmung* das Denken wie alle anderen seelischen Funktionen erschwert, wurde schon erwähnt. Daß eine plötzliche *Sperrung* in einen Denkprozeß störend einschnappt, wurde ebenfalls schon angeführt. Kommen solche Sperrungen häufiger vor, treten noch störende Sinnestäuschungen oder Denkentzug (Gedanken machen) hinzu, oder hält die Aufmerksamkeit, die Konzentration nicht vor, so kommt es zur *Denkzerfahrenheit,* wie so häufig bei Schizophrenie.

Beispiel: Eine Kranke soll den Sinn des Sprichwortes erläutern, „Neue Besen kehren gut." Man vergewissert sich, daß sie die Aufgabe verstanden hat. Nun beginnt sie: „Sobald die Hausfrau einen neuen Besen hat, kehrt er gut, sie kann aber auch alte sehr lange ausnützen und sich dadurch die neuen Besen zu erhalten suchen. Man hat auch oft altes Material, das verwendet werden kann. Es ist nicht gesagt, daß es immer neue Sachen sein müssen. Es liegt sehr viel an der Hausfrau, wenn sie ordentlich angezogen ist; man sagt auch, Kleider machen Leute, vor allem muß aber die Gesundheit da sein." Es wäre ein vollkommener Irrtum, anzunehmen, daß ein derartig zielos dahinschweifendes Gerede irgend etwas mit guter oder schlechter Intelligenz zu tun hat.

Bei der Beschreibung der Schizophrenie wird davon noch die Rede sein, daß Kranke einen ganz verwirrten zerfahrenen Eindruck machen können, weil sie *sprachverworren* glossolalisch daherreden, und dennoch klar orientiert, besonnen und im Vollbesitz ihrer formalen Intelligenz sein können.

Andere akute Störungen des Denkens kommen bei allen möglichen organischen Hirnstörungen, bei Kopfschüssen, Hirnembolien und -infarkten, Tumoren und Arteriosklerose vor. Da findet sich z. B. das Haftenbleiben: ein Kranker läßt von einem gedanklichen Inhalte nicht wieder los (Perseverieren), ein anderer verliert die Energie des Denkens, und der Faden entgleitet ihm.

In Erregungszuständen kommt es entweder zu dem höchsten Grade der *Denkzerfahrenheit,* die soeben besprochen wurde, oder zur Ideenflucht. Der Unterschied besteht meist darin, daß bei der ersteren dem erregten Schizophrenen nicht viel einfällt, und dennoch muß er infolge seiner Erregung reden:

Zum Beispiel: „Ich kenne noch die Überführung. Was sagten sie? Ich kann kochen, das Röschen und die Hexe und der Staub und der Wirbelsturm. Kannst sagen, dann bist Du auch ein Weib, und sind wir nur ein Weib, dann sind nur eins. Der kann auch zittern, weiß ich, wie er weint. Lügner, Du willst die Welt bezahlen, Du hast sie eingefangen."

In noch schwereren Zuständen kommt der Schizophrene zum verschrobenen Lallen und Reimen (Verbigerieren) O lala und

U lala und laba, bela, cela, dela, alpha, iftich, schiftisch, kiftig, Rindvieh, oberes Vieh, kein Vieh, kein Zi, kein Tri usw. Im Gegensatz dazu fällt dem *Ideenflüchtigen* sehr viel ein. Manche strömen aus eigener Innenanregbarkeit nur so über, andere werden mehr von allem, was um sie herum sichtbar ist und vorgeht, so *abgelenkt*, daß sie fast in Aufzählungen hineingeraten.

„Der Kleist ist ein Dichter, aber kein Richter, aber manche haben sich angemaßt, über ihn Richter zu sein, weil sie meinten, das Maß sei voll, wie ja vielleicht auch jener See einmal übergelaufen ist, wo er sich das Leben genommen hat, natürlich mit der Frau, cherchez la femme, ist dann immer eine Ausrede, gegen die es keine Einrede gibt, wie Sie mir immer welche machen wollen, wenn Sie da mit diesem silbernen Bleistift renommieren, obwohl er gar nicht kostbar ist wegen des gesunkenen Silberpreises."

Manche seelische Leiden zerstören allmählich die Denkfähigkeit. Man nennt einen solchen *erworbenen Schwachsinn* eine *Demenz*. Aber keineswegs führen alle abbauenden Gehirnprozesse zu der gleichen Demenz. Nur wenn die allerletzten Stadien menschlicher Verödung erreicht sind, ist es schwer, sie diagnostisch auseinanderzuhalten. Durch viele Jahre des Verlaufes kann man sehr wohl unterscheiden: 1. die mnestische Demenz, den Verfall der Merkfähigkeit und des Gedächtnisses, vor allem im Greisenalter. 2. Die strukturelle Demenz, bei der die eigentliche Struktur, der Aufbau des Denkens verlorengeht, z. B. bei den luischen Hirnerkrankungen, der Arteriosklerose.

Ein solcher Dementer rechnet z. B. 39 + 17: da nehme ich 39 + 10 das ist 49 und dann ziehe ich 7 ab, da bleiben 42. (Einwand: Aber Sie sollten doch zusammenzählen!) Ja, das habe ich ja getan, und daß ich zuletzt wieder ein wenig abgezogen habe, werden Sie mir doch nicht übelnehmen. — Ein anderer gebildeter Paralytiker: Aufgabe: Wenn a rechts von b liegt und c links von b, wie liegt c dann zu a? Antwort: Sie sagen bald rechts und bald links, da kann man doch nicht daraus klug werden. (Man gibt ihm die Aufgabe schriftlich, und er überlegt laut:) Also a liegt rechts von b, dann liegt (triumphierend) b links von a. Wenn c links von b liegt, dann liegt b rechts von c. Ja jetzt weiß ich also, wie b zu c und wie b zu a liegt, wie soll ich denn aber wissen, wie c zu a liegt? Ich glaube, Sie stellen Scherzfragen.

3. Die apperzeptive Demenz. Bei ihr handelt es sich um jene Form, die bei der Epilepsie am häufigsten ist. Der Kranke weiß, was er sagen will, er verliert auch nicht den Faden, er begeht erst recht keine logischen Fehler, aber er vermag Haupt- und Nebensachen nicht auseinanderzuhalten. Infolgedessen holt er unendlich weit aus und wirkt ungemein umständlich und schwerfällig:

„Wenn ich Herrn Dr. jetzt nicht gerade störe, möchte ich Ihre Aufmerksamkeit auf den einen Punkt lenken, auf den ich den Herrn Oberpfleger schon am Mittwoch vor vier Wochen aufmerksam gemacht habe, als er dem Herrn Müller einen Brief brachte, und Herr Müller in mißverständlicher Auffassung des ganzen Vorganges glaubte, der Brief wäre für mich. Da ich aber an jenem Tage nachweislich einen Brief gar nicht bekommen habe, dagegen bei der reichlichen Post, die an Weihnachten zu kommen pflegt, mit einem gewissen Recht annehmen kann, daß usw."

Es war nicht berechtigt, diesen erworbenen Demenzformen die Dementia praecox mit dem gleichen Namen beizuordnen. So hieß früher die Schizophrenie. Denn der seelische Ausfall, den der Schizophrene zuweilen schon nach der ersten Attacke des Leidens, zuweilen erst nach langjährigem Verlauf davonträgt, betrifft *nicht* die eigentliche Denkfunktion, *nicht* den formalen Verstand. Der schizophrene Defekt mindert vielmehr die Initiative, die Eigenanregbarkeit, den Einfallsreichtum, die Frische, die Folgerichtigkeit des Handelns, die Konzentriertheit auf einen und denselben Plan usw. Ein Kranker im schizophrenen Endzustand, der vielleicht seit Jahren in einer Heil- und Pflegeanstalt so öde dahinlebt, daß der Laie nicht zaudert, ihn als völlig verblödet zu bezeichnen, verfällt plötzlich in ein hohes Fieber auf Grund einer Darmstörung. Dieses Fieber verändert seinen Gemütszustand derart, daß er plötzlich zugänglich wird. Nun zeigt sich, daß er über die früher betätigten Verstandesfunktionen vollkommen klar und sicher verfügt. Drei Tage später steht er wieder unansprechbar und verödet herum. Man kann diesen Sachverhalt auch in die Worte fassen: Daraus, daß in jemandem nichts vorgeht, braucht man nicht zu schließen, daß nicht etwas ganz Korrektes in ihm vorgehen *könnte*.

Das Wort *Verwirrtheit* birgt nur unbestimmten Sinn. Schon bei der Frage der Klarheit, der Orientiertheit wurde der Verwirrtheit gedacht. Es kann aber jemand auch orientiert sein und klar denken, aber infolge eines Affektes (sich Schämen, Überraschung usw.) nur verwirrt stammeln; endlich können sich einem Schwachsinnigen oder Kranken die Gedanken im eigentlichen Sinne verwirren.

Zuweilen wird aus verbrecherischem oder sonstwie egoistischem Interesse ein Blödsinn nur *vorgetäuscht* (s. auch S. 94). Man bedenke, daß ein Laie, wenn er täuschen will, gern übertreibt. Er wird plötzlich nicht mehr wissen, wo er ist, wie lange er hier ist, welchen Tag man schreibt. In den meisten Fällen nimmt der Betrügende kindische Manieren an, spricht wie ein kleines Kind, kann nicht mehr 5 von 10 abziehen (kein kleines Einmaleins!), kann die Anwesenden nicht mehr zählen usw. Oder *er redet „vorbei"*, d. h., er läßt in seiner Antwort erkennen, daß er die Frage richtig verstanden hat, antwortet aber irgendwie Verdrehtes. Der 39jährige sagt auf die Frage nach seinem Alter 93; er löst die Aufgabe 27 — 9 mit 81, er behauptet, nie geboren zu sein und allerlei anderen läppischen Unsinn. Der fragende Arzt soll aber auch nicht den Trotz eines solchen meist affektiv gespannten Menschen durch allzu einfache Fragen herausfordern. Man frage *nicht,* wieviel Finger, wieviel Augen er habe, ob es einen viereckigen Kreis gebe.

6. Besondere abnorme Symptome.

Manche Einzelbefunde bei seelisch Abnormen oder Gestörten lassen sich nicht ohne weiteres mit normalen Innenvorgängen vergleichen. Hierher gehören z. B. die *Sinnestäuschungen.* Das Wort wird vom Arzte viel zu häufig und in viel zu verschiedenen Bedeutungen gebraucht. Wenn ein ängstliches Kind den schwarzen Mann in der finsteren Ofenecke sieht, so ist das keine Sinnestäuschung, sondern eine sehr lebendige Vorstellung. Das gleiche gilt von einem lebhaft erwarteten Ereignis, das plötzlich wirklich zu werden scheint: der Vorposten sieht fälschlich eine Gestalt am gegenüberliegenden Waldesrand, — oder ich glaube irrtümlich, zur gewohnten Stunde die Schritte meines Kindes zu hören. Auch der in die Anbetung versenkte Gläubige, der sieht, wie sich das Antlitz des Kruzifixus schmerzlich verzerrt, hat keine Sinnestäuschungen. Diese kommen beim Gesunden nur in äußerst seltenen Fällen unter ganz besonderen Bedingungen vor (große Ermüdung), z. B. nach stundenlang dauernden einförmigen Außeneindrücken wiederholen sich diese Inhalte zuweilen noch längere Zeit, obwohl der Außenreiz aufgehört hat. Auch die lebhaften Sinneserlebnisse, von denen Maler, Musiker, Dichter zuweilen berichten, sind keineswegs echte Sinnestäuschungen. Erzählen aufgeregte Menschen davon, daß sie Fratzen in der Tapete, Gesichter in der Lampe, Drachen auf einer verwitterten Mauer gesehen haben, oder daß ihnen gar der Teufel mit Schwanz und Pferdefuß erschienen sei, so sind das in den allerseltensten Fällen Sinnestäuschungen.

Die echten Halluzinationen sind nicht nur leibhaftig, sie erscheinen nicht nur auf einem bestimmten Hintergrund, oder man hört sie aus einer bestimmten Enfernung, von einer bestimmten Seite, sondern sie drängen sich den Betroffenen meist in sehr unangenehmer Weise auf. Der Inhalt der Täuschungen hat meist mit den augenblicklichen Gedanken und Beschäftigungen des Kranken gar nichts zu tun. So ist z. B. eine Frau gerade mit Flicken der Kinderwäsche beschäftigt und hört plötzlich „warum denn Paul?". Dabei kennt sie gar keinen „Paul" und hat in diesem

Augenblick gar nicht an eine männliche Person gedacht, sondern sich überlegt, ob das Kinderhöschen wohl noch einmal das Flicken lohnt. Dieses plötzliche Hereinbrechen der Sinnestäuschung über den Ahnungslosen gibt dem halluzinatorischen Phänomen etwas Brutales, oft Grausiges. Deshalb brechen friedliche Schizophrene zuweilen plötzlich empört in wildes Schimpfen aus, sobald die Sinnestäuschungen beginnen.

Es kommen Täuschungen auf allen Sinnesgebieten vor. Optische Halluzinationen sind relativ selten (häufig nur beim delirium tremens) Gerüche, unangenehme Geschmackssensationen, seltsame Empfindungen der Haut, der bewegten Glieder, im Leib stellen sich zumal bei Schizophrenen ein. Dieses Leiden ist neben den Vergiftungen überhaupt ein Hauptschauplatz der Halluzinationen. Am bekanntesten sind schon dem Laien die sog. *Stimmen.* Bald sind sie höchst deutlich, so daß der Ergriffene genau sagen kann, es seien fremde Männerstimmen, sie kämen von vorn und von weit her, sie sagten fast nur gemeine Schimpfworte, — bald ist der Kranke unsicher, ob die Stimmen von außen kommen, er versetzt sie zögernd und ungewiß bald in seine Brust, bald in den Kopf. In anderen Fällen schwächt sich das Symptom ab zum sog. „Gedanken laut werden": er hört seine Gedanken, die er als die seinigen anerkennt, zu seiner Verwunderung laut und doch nicht „draußen", sondern „drinnen" ausgesprochen.

Fast der einzige Zustand, in dem man klarste *optische* Halluzinationen sich an einem Kranken abspielen sieht, ist das Delirium tremens (s. den Alkoholismus). Er greift in der Luft Fäden, er hascht nach Käfern in den Zimmerecken, er stützt die einfallende Wand, er hält die Zügel seiner Pferde, er liest vom leeren Blatt.

Es ist eigenartig, daß die Inhalte der echten Sinnestäuschungen meist für die Kranken sehr unangenehm sind, aber es kommt auch vor, daß ganz neutrale Dinge vorgebracht werden, so hört z. B. ein Schizophrener, wie die „Stimme" seinen eigenen Lebenslauf heruntererzählt, oder die Tätigkeiten einer Hausfrau werden von einer Stimme begleitet: jetzt nimmt sie das Messer, jetzt schält sie Kartoffeln usw. Man kann das Vorhandensein von Sinnestäuschungen, besonders von Stimmen, oft aus dem äußeren Gebaren der Kranken schließen: sie stehen horchend, oder sie antworten gegen die Wand, oder sie verbitten sich schimpfend die Belästigung. Zuweilen machen sie in einer sonst fließenden Unterhaltung eine kleine Pause, hören in die Ferne, sagen einige Worte flüsternd abseits und fahren dann in der Unterhaltung fort. Wenn man sich selbst vorstellt, daß man durch beständige reale Zurufe und Einreden in seiner Beschäftigung gestört würde, dann würde man selbst auch den Faden verlieren, ja man würde verwirrt, schließlich ratlos. So geht es den echten Halluzinanten auch. Werden die eigenen Gedanken eines Kranken halluzinatorisch laut begleitet oder wiederholt, so setzt sich bei ihm begreiflicherweise leicht der Gedanke fest, „die andern", ja die ganze Welt wisse seine Gedanken.

Viele gesunde Menschen vermögen sich daran zu erinnern, daß sie früher einmal, vielleicht in der Kindheit, während eines hohen Fiebers auch Sinnestäuschungen hatten. Aber hierbei handelt es sich nicht um echte Halluzinationen, sondern um die sog. *Illusionen* oder *Pareidolien*. Eine Mutter pflegt von einem solchen fiebernden Kind zu sagen, es phantasiere. Diese „Phantasien" sind nur Falschdeutungen wirklicher Erlebnisse. Wegen der Ähnlichkeit des Arztes mit einem Verwandten hält der Kranke den Arzt für diesen Verwandten. Die Muster der Tapete veranlassen allerlei aufregende Fehldeutungen: Schlangen, Drachen, Fratzen, Totenköpfe. Aus dem regelmäßigen Tropfen der Wasserleitung, aus tickenden Geräuschen der Zentralheizung, aus dem Rauschen der Bäume hört der Fiebernde, oft aber auch der affektiv Erregte (Einzelhaft) allerlei Worte oder gar Drohungen heraus. Auch Raum- und Zeiterlebnisse ändern sich in solchen Situationen zuweilen: der sonst wohlbekannte Raum des Zimmers erscheint unmäßig lang gedehnt; die Zeit scheint in maßloser Eile dahinzurasen oder auch ängstlich stillzustehen.

Sinnestäuschungen sind mit *Wahnideen* oft vereint, haben aber als Phänomene nichts miteinander gemein. Eine Sinnestäuschung ist, wie der Name besagt, eine Täuschung der *Sinne,* also eine pathologische Wahrnehmung. Eine Wahnidee dagegen ist eine Idee, ein Gedanke, der mit Wahrnehmung gar nichts zu tun zu haben braucht. Wenn jemand freilich durch „Stimmen" geplagt wird, die ihn bedrohen, so denkt er natürlich über dieses Erlebnis nach. So kommt er begreiflicherweise auf die Idee, es müssen doch Leute da sein, die diese Stimmen hervorbringen, und da sie ihn bedrohen, fühlt er sich verfolgt. Dies ist eine sekundäre Wahnidee, die aus den Halluzinationen als ein Ergebnis des Nachdenkens entspringt. Sie ist als folgerichtige Idee an sich gar nicht krankhaft, sondern sie beruht nur auf krankhaften Sinneseindrücken.

Es gibt aber auch *echte primäre Wahnideen,* die mit Sinnestäuschungen gar nichts zu tun haben. So ist etwa eine alleinstehende 52jährige Frau davon überzeugt, daß ihre Türschlösser dauernd abgeändert werden, daß man ihr aufpasse, daß die Schutzleute ihretwegen lange Pelerinen tragen. Das kennzeichnendste Beispiel für einen solchen echten Wahn ist das unmittelbare, aus Nichts abzuleitende Bedeutungserlebnis.

Beispiele: „Ich achtete auf die Zeichen am Weg." — „Im Schaufenster waren Kleider, rot und weiß, das bedeutet, daß ich von anderer Abkunft bin." — „Da kam ein Fräulein mit einem Kinderwagen, und das Kind hatte ein Häubchen auf (ja und was war daran Besonderes?) und dann stellte sich ein Hund an die Ecke, und ein Mann pfiff (ja das alles ist doch alltäglich, was war denn die Hauptsache?) Und dann kamen zwei junge Mädchen Arm in Arm, und ein Arbeiter trug eine Leiter: es war einfach schrecklich." Aber *was* das Schreckliche, oder *was* die Hauptsache sei, erfährt man nie.

Aus dem Wahn, daß „hinter" den Dingen und Geschehnissen besondere Bedeutungen stecken, entwickelt sich dann leicht ein Verfolgungswahn. Aber man muß wohl unterscheiden: sind vereinzelte leichte Verfolgungsideen nur der Ausdruck einer Gemütsdepression, so liegt keineswegs ein Wahn im oben beschriebenen Sinne vor. Man bedenke den Gemütszustand einer Melancholischen: sie ist niedergedrückt, hält nichts vom Leben, nichts von sich; sie glaubt weniger wert zu sein als alle anderen Menschen, mehr Sünden begangen, unwürdig gebeichtet zu haben. So steigert sie sich immer mehr in Ausdrücke hinein, die ihre Niedrigkeit, Verworfenheit, Schlechtigkeit nur recht deutlich machen sollen. Deshalb sagt sie, daß niemand mehr von ihr etwas wissen wolle, daß die Leute auf der Straße einen großen Bogen um sie machen, daß niemand mehr ihren Namen aussprechen wolle, daß sie weniger sei als ein Tüpfelchen auf dem i, daß es ihretwegen nun nie mehr regnen werde, daß niemand mehr sterben werde, daß sie nichts mehr essen dürfe, daß sie keinen Magen mehr habe, sondern da drin nur lauter verfaultes Zeug sei (sog. *Kleinheitswahn*). Solche Wahngebilde entsprechen der Gemütslage, sie sind auf der Kehrseite einer heiteren manischen Erregung ebenso in sich zusammenhängend und verstehbar. Ein solcher Hypomaniacus glaubt, einmal der beste Turner der Welt zu werden, schon jetzt merke man, daß alle anderen Burschen Angst vor ihm hätten; Mädel könne er haben, an jedem Finger drei; die Welt werde noch staunen, was er alles fertig bringe. Das ist ein leichter *Größenwahn*. Man bedenke, daß Größenwahn, Kleinheitswahn, Verfolgungswahn keine Diagnosen sind, auch nicht auf Diagnosen hindeuten. Der Größenwahn kommt z. B. bei der Manie der manisch-depressiven Gemütsstörung, bei der Paralyse, bei der Schizophrenie vor. Der oben beschriebene echte uneinfühlbare primäre Wahn (eine Anordnung von Seifenstücken in einem Schaufenster bedeute das unmittelbar bevorstehende jüngste Gericht) kommt nur bei der Schizophrenie und in seltenen Ausnahmezuständen der Epilepsie vor.

Mit den Wahnideen dürfen keinesfalls *Zwangsideen* verwechselt werden. Das ist etwas völlig anderes. Wie der Name besagen will, steht der Leidende unter dem (subjektiven) *Zwang* dieser Ideen. Er *muß* die Straßenlampen zählen, bis er am Ziel ist, obwohl er es selbst ganz dumm findet. Er *muß,* nachdem er das elektrische Licht ausgedreht hat, noch einmal, zweimal, dreimal nachsehen, ob er es auch wirklich ausgedreht hat. Er muß unter das Bett sehen, ja nach einiger Zeit nochmals darunter sehen, obwohl er das selbst lächerlich findet. Zwangsideen sind also Gedanken — mögen sie klug oder absurd sein —, die eine eigentümliche Macht und Selbständigkeit über den Menschen gewinnen, obwohl er sich gegen diesen Zwang innerlich wehrt.

Mit einem Mangel an Intelligenz haben weder Wahnideen, noch Zwangsideen das Mindeste zu tun.

D. Vortäuschung seelischer Störung.

(Simulation.)

Einer besonderen Besprechung bedarf zum Schlusse des allgemeinen Teiles die Frage der Simulation. Eine solche ist unter normalen Lebensumständen selten in reiner Form vorhanden. Häufiger begegnet dem Untersucher die Aggravation, die Übertreibung einzelner Symptome.

Allein selbst da handelt es sich durchaus nicht immer um von vornherein beabsichtigte Täuschungsversuche; sondern oft hat der Arzt selbst durch ungeschickte Fragestellung bei der Untersuchung oder unvorsichtige Äußerungen oder eine fehlerhafte Diagnose dem Kranken die betreffende Störung erst suggeriert. Nur der von Voreingenommenheit freie Untersucher, der die in Betracht kommenden Methoden wirklich beherrscht, ist vor Trugschlüssen sicher.

Auf *körperlichem Gebiete* finden sich Übertreibungen vor allem bei Nervösen und Hysterischen. In allen Fällen, wo Rentenansprüche in Frage kommen, sei man ganz besonders skeptisch „interessanten" Befunden gegenüber und hüte sich vor vorschnellen Schlüssen auf organische Gehirn- und Rückenmarkserkrankungen.

Man nenne kein Symptom vorschnell *objektiv,* bei dessen Feststellung man auf die subjektiven Angaben des Kranken angewiesen ist (Gesichtsfeldeinschränkung, Sensibilitätsstörungen, Lähmung von psychogenem Charakter, Druckpunkte u. dgl.). Bei Zittern und Schütteltremor lenke man die Aufmerksamkeit durch komplizierte Aufgaben, Fragen, Erzählenlassen usw. ab und beobachte, ob dann der Tremor verschwindet. Simulierter Tremor zeigt bei längerer Beobachtung meist zunehmend gröbere und seltenere Bewegungen. Wird mit der einen Hand 8 gezeichnet, gerät der Tremor der anderen Hand in Unordnung. — Romberg (s. S. 45) ist verdächtig auf absichtliche Übertreibung bei unvermitteltem Einsetzen grober, übertriebener Schwankungen, die trotz Berührung eines Stuhls mit dem Finger oder sogar trotz festen Anlehnens an die Wand fortdauern, womöglich nun seitlich, die aber plötzlich bei Fingernasenversuch aufhören, oder bei scheinbar zufälligem Bedecken der Augen (während der Pupillenprüfung) ganz fehlen. — Bei Übertreibung des Kniephänomens treffe man einmal die Sehne überraschend schnell, halte ein anderes Mal mit dem erwarteten Schlage plötzlich im letzten Moment ein. — Der Gang wird am besten heimlich beobachtet. — Die Unterschiede zwischen echtem und falschem Patellar- und Fußklonus, die beste Art auf Anästhesie zu untersuchen, ohne eine solche zu suggerieren, die Beurteilung „lebhafter" Sehnenreflexe usw. sind an den betreffenden Stellen unter körperlichem Befund bereits besprochen. — Berührt man rasch nacheinander eine angeblich anästhetische und eine spürende Körperstelle, so weiß der Simulant nicht gleich, was er antworten soll; aber auch der Hysteriker stutzt! (WOHLWILLs *Störungsphänomen.*)

Zur Prüfung angeblicher Lähmung einer Extremität dient ERBENs *Trick:* Das betreffende Glied plötzlich in solche Lage zu bringen, daß es durch die eigene Schwere am passiven Zurückfallen verhindert wird.

Den Arm hebt man in Rückenlage einige Male bis zur Senkrechten; er fällt zurück. Hebt man ihn unerwartet bis über die Senkrechte hinaus, müßte er nach der anderen Seite fallen. — Bei behaupteter Unfähigkeit, den herabhängenden Arm im Ellenbogen zu beugen, halte man den Arm senkrecht empor und wiederhole die Aufforderung.

Von der *Vortäuschung geistiger Störung* war schon oben kurz die Rede. Besonders verdächtig auf solche Simulation sind Menschen, die ihren eigenen Namen und ihre ganze Vergangenheit vergessen haben. Auch das oben erwähnte Vorbeireden, krampfhafte Scherze, kindisches Benehmen, kindliche Sprache weisen auf die Wahrscheinlichkeit einer absichtlichen Täuschung hin. Man bedenke, daß es einen „akuten Blödsinn" überhaupt nicht gibt. Handelt es sich bei dem angeblich akut Erkrankten gar um einen Untersuchungsgefangenen, oder um jemand, der ein Eisenbahnunglück überstand, so ist der Verdacht der Täuschung besonders berechtigt.

Niemals lasse man den zu Untersuchenden von vornherein merken, daß man ihm nicht glaubt, oder werfe ihm gar Simulation vor. Man erschwert sich damit nur die Feststellung des tatsächlichen Befundes. In allen schwierigeren Begutachtungsfällen empfiehlt sich Beobachtung in einer dafür eingerichteten Anstalt.

Wichtig ist die Feststellung, daß die behaupteten Störungen plötzlich infolge äußerer Vorgänge eingesetzt haben. (Vgl. Situationspsychosen der Kriminellen S. 109).

Stets hüte man sich, Simulation und Hypochondrie zu verwechseln! (Siehe S. 103 u. 122.) Auch bedenke man, daß der Nachweis von Simulation noch nicht ohne weiteres Geisteskrankheit ausschließt. Sogar das Eingeständnis der Vortäuschung bedarf noch der Nachprüfung auf seine Zuverlässigkeit.

Erfahrungsgemäß wird Geisteskrankheit überwiegend von geistig abnormen Persönlichkeiten (Psychopathen, Imbezillen usw.) simuliert, besonders in der Untersuchungshaft oder im Strafvollzug.

„Artefacte", künstliche Körperschäden, also Wunden, Eiterungen, Hauterkrankungen, Bindehautkatarrhe, Blut aus dem After, Blut im Urin u. dgl. kommen natürlich meist bei normalen oder psychopathischen Personen dann vor, wenn damit ein besonderer Zweck erreicht werden soll, also Verlängerung des Krankenhausaufenthaltes, oder Herauskommen aus dem Strafvollzug oder Befreitwerden vom Militärdienst.

Spezieller Teil.

Die — im Einzelfalle oft schnell zu treffende — Entscheidung, daß eine seelische Störung vorliege, verhindere niemals eine genaue *körperliche* Untersuchung. Der Nachweis neurologischer Symptome ist für Diagnose und Therapie sehr bedeutungsvoll. Zum Beispiel kann ein manisches Zustandsbild bei manisch-depressiver Gemütsstörung und bei Paralyse oft außerordentlich ähnlich aussehen: nur die körperliche Untersuchung wird dann die Differentialdiagnose entscheiden.

Das Urteil, daß irgendein menschliches Verhalten *abnorm* sei, umgreift zwei ganz verschiedene Sachverhalte.

1. Ein nicht erkrankter Mensch kann von Geburt auf wesentlich verschieden von seinen Mitmenschen sein, sei es, daß er übermäßige, sei es, daß er unterwertige Gaben und Eigenschaften seiner Intelligenz oder seines Charakters, oder beider besitzt. In manchen Lebensläufen kommt diese Sonderart seines Wesens nicht sogleich, sondern erst dann zum Vorschein, wenn er in ungewöhnliche Lebenslagen versetzt wird, mag es eine individuelle Situation sein, auf die er dann abnorm reagiert, mag es ein allgemeines Schicksal sein, in das er verstrickt wird (Krieg). So *scheint* es zuweilen, als sei ein Mensch erst abnorm *geworden,* während er es doch im strengeren Sinne von jeher war, und nur der Anlaß zur abnormen Reaktion früher fehlte. Es ist kein Paradoxon, sondern Wirklichkeit, daß viele Menschen konstitutionell abnorm sind, aber unter einfachen, gleichbleibenden Lebensverhältnissen als vollkommen durchschnittlich und normal gelten, bis eine unglückliche Ehe, ein äußerer Schicksalsschlag, eine übermäßige äußere Beanspruchung ihre abnorme Anlage, besser: ihre Anlage zu abnormer Reaktion enthüllen. Man unterscheide also solche seelische eigenartige Veranlagungen, die sich von früher Jugend an offenbaren, als psychopathische Charaktere oder *psychopathische Persönlichkeiten* von solchen, bei denen nur vereinzelte *psychopathische Reaktionen* erscheinen. Es wäre logisch richtig, zu den ersteren auch jene Menschen zu rechnen, bei denen die Abnormität hauptsächlich den *Verstand* betrifft, also die Über- und Unterbegabten. Aber man hat sich seit langer Zeit gewöhnt, die Schwachsinnigen von den Psychopathen zu sondern und einer besonderen Gruppe zuzuweisen.

2. Es ist etwas davon vollkommen Verschiedenes, wenn ein bisher gesunder, normal erscheinender Mensch *ohne* äußeren Anlaß in eine eigentliche seelische Erkrankung verfällt, nicht anders, als

wenn z. B. ein körperlich bisher Gesunder plötzlich den ersten Gichtanfall bekommt.

Eine solche neu einsetzende eigentliche Erkrankung heißt auf psychiatrischem Gebiete eine *Psychose* (im Gegensatz zur Psychopathie). Aber zwischen diesen erworbenen seelischen Erkrankungen besteht insofern noch ein großer Unterschied, als die einen durch *äußere* Ursachen bedingt sind (z. B. die progressive Paralyse durch Lues), die anderen durch *innere* Ursachen hervorgerufen werden (z. B. die Schizophrenie). Bei letzteren hat man also allen Grund, eine innere Disposition zu diesen Leiden anzunehmen. Aber es widerspricht dieser Trennung in exogene und endogene Psychosen keineswegs, wenn man ferner bei manchen Konstitutionen eine besondere endogene Disposition für gewisse äußere Schädigungen vermutet, ähnlich wie man dies auch körperlich für die Tuberkulose annimmt. Bedenkt man endlich noch, daß auch die Störungen der senilen Rückbildung in verschiedenen Familien ganz verschieden einzutreten pflegen, so wird man auch bei der Involution die innere Disposition nicht leugnen wollen. Endogene und exogene Faktoren verstricken sich also vielfach, so daß der Versuch eines Schemas der seelischen — wie auch der körperlichen — Erkrankungen nur den *wesentlicheren* Anteil von Außen- und Innenfaktoren darstellen kann.

Schema seelischer Abweichungen.

1. Eingeborene Anomalien. A. Schwachsinn (Debilität, Imbezillität, Idiotie).
B. Psychopathie: Psychopathische Persönlichkeiten. Psychopathische Reaktionen.
II. Erworbene Anomalien. A. Mit endogener Entstehung: Manischdepressive Gemütsstörung. Schizophrenie. Genuine (idiopathische) Epilepsie.
B. Beim Zusammenwirken endogener und exogener Faktoren: Senium. Hirnarteriosklerose. HUNTINGTONsche Chorea. Hirngeschwülste.
C. Mit exogener Entstehung: Vergiftungen (sog. symptomatische Psychosen, Alkoholismus, Morphinismus), Luespsychosen. Schädeltraumen, Hirnabscesse.

A. Eingeborene Anomalien.

1. Schwachsinn (Oligophrenie).

So einfach das soeben dargelegte Schema erscheint, so stark wird die ihm zugrunde liegende Idee schon bei seinem ersten Punkte durchlöchert. Die Praxis hat sich nämlich gewöhnt, unter dieser Rubrik des angeborenen Schwachsinns keineswegs nur den *Anlage-*schwachsinn unterzubringen, sondern den früh *erworbenen* und

dann stillstehenden Schwachsinn hinzuzufügen. Die Ursachen
solchen Schwachsinns können sein:

1. Erkrankungen der Mutter, während sie das Kind trägt (z. B.
   Lues).
2. Erkrankungen des Kindes im Mutterleibe.
3. Infektionen des Kindes im Geburtsakt (z. B. Lues).
4. Infektionen des Kindes in den ersten Lebensmonaten oder
   Jahren (Meningitis, Encephalitis, Lues).
5. Schädeltraumen des Kindes im Geburtsakt (z. B. Zange).
6. Schädeltraumen des Kindes in den ersten Lebensmonaten
   oder -jahren.
7. Fehlerhafte Hirnanlage (z. B. Mikrocephalie).
8. Fehlerhafte Stoffwechselanlage (z. B. Athyreoidismus =
   Kretinismus).

Die praktische Bedeutung von Punkt 2 (z. B. amniotische
Fäden) und 6 ist nicht groß, die von Punkt 5 wird von den einzelnen Forschern sehr verschieden eingeschätzt. Wie immer auch
die Ursachen sein mögen, hernach läßt sich dem Schwachsinn z. B.
eines 3jährigen Kindes keineswegs leicht ansehen, welche Ursache
den Defekt bedingte. Grobe neurologische Symptome sprechen
für eine exogene Entstehung, z. B. für cerebrale Kinderlähmung
mit Schwachsinn. Abnorme Schädelkleinheit (Mikrocephalie)
gehört wahrscheinlich meistens unter 7, während dies schon bei
abnormer Schädelgröße (Wasserkopf, Hydrocephalus) nicht sicher
ist (Punkt 7 oder 2 oder 1).

Es ist kein Zweifel, *daß sich der Anlageschwachsinn in sehr er-
heblichem Grade vererbt.* Die oft angegebenen Zahlen von 33—50
Prozent wären vielleicht noch höher, wenn es gelänge, den wahr-
haft anlagemäßig bedingten Schwachsinn allein zu erfassen. Das
ist zur Zeit leider noch unmöglich.

Beim Schwachsinn gibt es alle Grade von geringer Begabung
über den leichten (Debilität) zum mittleren (Imbezillität) und
schließlich zum höchsten Schwachsinn (Idiotie). Der Name Oligo-
phrenie trifft lediglich die geistige Armut, aber der Schwachsinnige
hat nicht nur geringe geistige Vorräte, sondern er vermag auch
mit diesen wenig anzufangen; die eigentliche Denkfunktion liegt
brach. Vor allem vermag der Schwachsinnige alle Denkaufgaben
nicht oder nur schwer zu lösen, bei denen nichts Anschauliches vor
ihm liegt. Besonders in der Hilfsschule wird das deutlich. Die
Kinder vermögen dort z. B. mit den fünf vor ihnen im Pult stecken-
den Stäbchen alle Operationen des Abziehens und Wiederzusam-
menzählens gut durchführen. Sobald man aber die Stäbchen durch

Würfel ersetzt, versagt die Mehrzahl, und wenn man gar kein anschauliches Material mehr vorlegt, vermag kaum *ein* Kind die gleichen kleinen Rechenaufgaben zu lösen.

Ein leicht schwachsinniges 24jähriges Mädchen vermag z. B. die Hälfte von 520 nicht zu finden, auch nicht, wenn man statt 520 fünf Mark zwanzig sagt. Legt man ihr aber einen Fünfmarkschein und zwei Zehnpfennigstücke auf den Tisch, so löst sie die Aufgabe richtig, wenn auch langsam. — 200 weniger 31 ist ihr zu schwer, doch löst sie die Aufgabe, wenn man sie so einkleidet: Wieviel bekommen Sie auf ein Zweimarkstück heraus, wenn sie für 31 Pfennige eingekauft haben?

An dieser Eigentümlichkeit des Schwachsinnigen liegt es, daß er in allen komplizierten Lebenslagen versagt, daß er sich aber z. B. in der einfachen Beanspruchung des Landlebens oft gut bewährt. Eine den meisten Unterbegabten eigentümliche Eigenschaft ist ihre *Naivität*. Sie sehen nie hinter die Dinge, erfassen nie Bedeutungen, ziehen nie Folgerungen. Mancher frische, muntere, fröhliche, treue Kamerad erweist sich beim näheren Kennenlernen als debil.

Im Leben wird sich der Schwachsinn — von seinen Graden abgesehen — natürlich ganz verschieden äußern und bewähren, je nachdem der dazu tretende *Charakter* gestaltet ist. Erregbare Naturen werden als *erethische Imbezille,* stumpfe antriebslose Personen als *torpide Schwachsinnige* bezeichnet. Viele Schwachsinnige werden Gelegenheitsverbrecher, aber auch unter den rohen Berufsverbrechern kommen sie relativ zahlreich vor. Am häufigsten finden sie sich unter Prostituierten und Landstreichern.

Man halte durchaus daran fest, daß der Ausdruck „Schwachsinn" die eigentliche geistige Schwäche, d. h. die intellektuelle Minderwertigkeit trifft. Mangelnde sociale Angepaßtheit, Verwahrlosung und Kriminalität brauchen keineswegs auf Schwachsinn zu beruhen. Deswegen, weil viele Schwachsinnige asocial sind, dürfen keineswegs alle Asocialen als schwachsinnig bezeichnet werden (s. S. 111).

Bei den schwereren Formen des Schwachsinns sieht man zahlreiche sog. Degenerationszeichen, d. h. Mißbildungen und Fehlentwicklungen verschiedenster Art. Es gibt manche Unterformen der Idiotie, doch sind sie nur für die Forschung bedeutsam. Nur eine Form sei hervorgehoben, die durch die Unterentwicklung oder gar das *Fehlen der Schilddrüsenfunktionen* bedingt ist:

Der Kretinismus.

Er ist in bestimmten Gegenden endemisch. Der körperliche Befund dabei zeigt folgendes: Zwergwuchs. Großer Kopf mit eingedrückter Nasenwurzel und breitem, faltigen Gesicht. Vorgetriebener Bauch. Wulstige, hypertrophische Haut. *Kropfbildung oder Schwund der Schilddrüse.* Watschelnder Gang. Mangelhafte Entwicklung der Genitalien. Oft Schwerhörigkeit, Schwellung der Rachenmandel, offener Mund mit wulstigen Lippen und Speichelfluß. Krähende Sprache. Seelisch besteht ein *geistiger Tiefstand* wie bei stumpfer Idiotie oder wie bei Imbezillität. Es kommen recht verschiedene Grade vor.

Durch Darreichung von Schilddrüsenpräparaten in den *ersten* Lebensjahren ist weitgehende Besserung möglich. Prophylaktisch Jod.

Die eigentümlich dicke, in Falten kaum abzuhebende Haut (*Myxödem*) findet sich auch in jenen Fällen, in denen ein Chirurg die gesamte Schilddrüse entfernte. Die Haut wird auch trocken, die Nägel werden rissig. Der Puls ist langsam, die Temperatur herabgesetzt. Schwindel, Ohnmachten, Zittern von Händen und Zunge. Auch hier stellt sich stumpfer Schwachsinn ein. Thyreoidpräparate können erheblich bessern.

Bei *Hyperfunktion* der *Schilddrüse* tritt nicht geistige Stumpfheit und Schwachsinn ein, sondern *Morbus Basedowii* (Tachykardie, weiche Struma, Exophthalmus) mit psychischer Erregbarkeit und Affektschwankungen (s. S. 20).

Beim Schwachsinn aller Arten und Grade kommt es kaum vor, daß der Verstand allein benachteiligt ist. Die *ganze* Persönlichkeit steht auf einem tiefen Niveau. Man nahm früher an, daß es Fälle gebe, bei denen umgekehrt der Verstand gehörige Anlagen besitze, daß jedoch ein isolierter Ausfall an „moralischen Vorstellungen" vorliege. Aber abgesehen davon, daß es moralische „Vorstellungen" überhaupt nicht gibt, und daß die Moral ein Ergebnis der Kultur ist, die nicht anlagemäßig vertreten sein kann, wollte man mit dem unglücklichen und durchaus vermeidbaren Ausdruck der *moralischen Idiotie* (moral insanity) Fälle treffen, in denen das *Gemüt* besonders schwach entwickelt ist. Es gibt wirklich Menschen, bei denen der Verstand keine groben Ausfälle zeigt, und bei denen alle feineren Regungen des Gefühls, des Gemüts fehlen (Gemütskälte). Daß solche Psychopathen besonders dazu neigen, antisozial zu werden, liegt nahe.

Die Fürsorge für die Geistesschwachen während der Schulzeit hat besondere *Hilfsklassen* und *Hilfsschulen* geschaffen, bei denen man mit besonderen pädagogischen Methoden möglichste Erwerbsfähigkeit zu erreichen versucht. Schwerere Fälle sind in den Schwachsinnigen- und Idiotenanstalten möglichst einfach und doch hygienisch hinreichend unterzubringen. Die Sorgfalt der Anstaltspflege vermag selbst hier noch manchen Idioten im Rahmen der Anstalt arbeitsfähig zu machen.

2. Psychopathie.

Wie oben erwähnt, bedeutet Psychopathie also *jede* anlage-mäßige Abweichung vom Durchschnitt. Es gibt also ex definitione keine erworbene Psychopathie. Jedoch steigern sich zuweilen, besonders unter ungünstigen Umständen und unglücklichen Schicksalen, psychopathische Charakterzüge im Laufe des Lebens stark, so daß man dann von der Entwicklung einer psychopathischen Persönlichkeit (im Gegensatz zu dem Einsetzen eines psychotischen Prozesses) spricht. Der Arzt hat begreiflicherweise meist nur mit jenen Varianten zu tun, die selbst über ihre Anomalien klagen oder die auf Grund ihrer Abwegigkeit gemeinschädlich oder gemein-lästig werden. Aus der ungemein großen Zahl psychopathischer Persönlichkeiten seien nur wenige herausgegriffen.

Die *hyperthymen* Typen besitzen einen Überschuß an Antrieb, haben also eine übermäßige Initiative, Spontaneität. Gesellt sich zu ihr eine dauernd heitere optimistische Grundstimmung, so spricht man wohl von einer konstitutionellen Hypomanie. Immer lebendig, fröhlich, unternehmungslustig, von keinem Schicksals-schlag aus dem Sattel geworfen, aber auch kaum je in der Tiefe des Gemütes berührt, haben sie ein leichtes Leben und sind überall gern gelitten (sanguinische Minderwertigkeit). Eine andere Spiel-art sind die ewig Unruhigen, Rastlosen. Beherrschen sie eine Tätig-keit, so lassen sie sie liegen. Leistet ein solch Unsteter irgendwo Beträchtliches, so wendet er sich anderswohin. Rastlos umher-getrieben, taucht er immer wieder an anderen Orten, in neuen Stellungen auf. Es ist oft ein Zufall, wenn er sozial bleibt, denn von seinem Typus führen enge Bande zum Typus des *Hochstaplers.* Es gibt unter diesen vereinzelte Personen, die das Schwindeln nicht nur zum Zwecke des unrechtmäßigen Erwerbs betreiben, sondern die um des Abenteuers, um der Abwechslung, um ihrer Rolle willen schwindeln. Sie wissen zuweilen Wirklichkeit und Phantasiewelt nicht mehr voneinander zu scheiden (sog. patholo-gische Schwindler, Pseudologia phantastica).

Die *hypothymen* Psychopathen haben Mangel an Antrieb. Das, was die frühere Temperamentslehre als Phlegmatiker bezeichnete, gehört etwa hierher. Besonders wenn sie dazu noch unterbegabt sind, sind sie im sozialen Leben wenig zu brauchen und geraten schnell in die Schar der halben Arbeitskräfte, der Landstreicher, der Prostitution. Man bezeichnet sie auch oft als *Haltlose,* weil sie keinen Kern, keine Treue der Gesinnungen, keine Festigkeit besitzen, sondern sich von allen Einflüssen und Gelegenheiten treiben, durch alle Widerstände aus der Bahn werfen lassen. Man findet sie auf den Rennplätzen und in St. Moritz ebenso wie in den Entziehungsanstalten, in Arbeitshäusern und in der Moorkolonie. Manche *Rauschmittelsucht* hat in dieser Haltlosigkeit ihre charakterologische Wurzel. Man spricht dann wohl oft von Willensschwäche, doch birgt dieses populäre Wort recht verschiedene Bedeutungen.

Oben war schon von jenen Menschen die Rede, die anlagearm im *Gemüt* sind. Auch deren Gegenstück sucht zuweilen die Hilfe des Arztes. Es sind die übermäßig zarten, an Gemütstönen überreichen, *sensitiven Persönlichkeiten.* Sie gehören nicht zu den leidenschaftlichen Typen, die sich nach außen austoben müssen, sondern versuchen innerlich mühsam mit ihrem Überfluß an Gefühlsregungen fertig zu werden. Das gelingt nicht immer, und in besonderen Lebenslagen (Pubertät, unerwiderte Liebe) ist bei ihnen die Gefahr des Selbstmordes groß. Ihre Überempfindlichkeit zeigt sich auch in der Körpersphäre: bald ist der Magen überempfindlich, bald reagiert das Herz auf jede Gemütsbewegung mit lebhafter oder unregelmäßiger Tätigkeit. Nicht aus Trotz, sondern nur aus Zartheit weltabgewandt, leben solche „malades imaginaires", solche *Hypochonder* ihren Leiden. Nahe Beziehungen bestehen zwischen dem Sensitiven und dem *Psych*astheniker. Darunter versteht man selbstunsichere, pessimistische, ängstliche, um sich und die Zukunft stets besorgte Menschen, die von ihrer Lebensuntauglichkeit fest überzeugt sind und schon deshalb vieles falsch anfassen. Sie leiden sehr häufig auch an den oben geschilderten *Zwangsideen:* sie haben Platzangst, oder Errötungsfurcht, oder müssen sich unaufhörlich waschen, oder die begegnenden Autos zählen, oder sich in der Kirche etwas Unanständiges vorstellen. Auch das *Stottern* kommt bei Psychasthenikern besonders häufig vor.

Eine weitere Gruppe von Psychopathen ist nach dem Gesichtspunkt der *Eigenbeziehung* orientiert. Der normale Mensch denkt gar nicht daran, alle Geschehnisse der Außenwelt gerade auf sich zu beziehen; er steht unvoreingenommen der Welt gegenüber. Jene Psychopathen, die hier gemeint sind, haben als Hauptzug ihres Charakters das Mißtrauen, den Argwohn, die Eifersucht. Sie suchen stets etwas hinter den Äußerungen und Handlungen ihrer Mitmenschen. So erwächst ihnen leicht die Überzeugung, sie würden übergangen oder weniger freundlich gegrüßt, oder in der Laufbahn langsamer befördert u. dgl. Tritt dazu noch ein ungünstiger Einfluß der Umgebung, der solche Charaktere in ihrer abnormen Meinung bestärkt, so entsteht zuweilen eine „milde

Paranoia" (Friedmann), d. h. ein durchaus einfühlbarer, leichter psychopathischer Wahn. Im nahen Zusammenhang mit diesen Charaktertypen steht der *Querulant*. Es ist *nicht* geschickt, von einem Querulanten*wahn* zu reden. Ein wirklicher Wahn im oben geschilderten Sinne liegt nicht vor. Der Glaube an die erlittene Rechtsbenachteiligung, an die Parteilichkeit der Richter, an das Zusammenhalten aller Amtspersonen gegen ihn usw. entspringt den geschilderten Charakterzügen und einem eigentümlichen Hang zum Fanatismus, zum auf-die-Spitze-treiben. Man bezeichnet diese einseitig, beschränkt und fanatisch vorgetragenen und oft dann einförmig abgewandelten Gedanken als *überwertige Ideen*. Unter den Salvarsan- oder Impfgegnern, den Sektierern und Dienstverweigerern, den Rohkostlern oder den dauernd Kauenden, den weltanschaulich Tanzenden oder zur Entfernung von Harnsäure kunstvoll Atmenden steckt eine bunte Menge von Schizophrenen und fanatischen Psychopathen.

Im Gegensatz zu diesen einseitig Verrannten, verschroben Fanatischen steht jener psychopathische Charakter, den man seit langem als *hysterisch* bezeichnet. Der hysterische Charakter hat nicht viel Einheitliches, fest Gefügtes, sondern in der Vielgestaltigkeit seines Wesens bleibt nur ein Zug gleich: das unnatürlich gesteigerte (unechte) Selbstgefühl. Die Sucht, etwas zu scheinen, was man nicht ist, — der Wunsch, überall eine Rolle zu spielen, sich einzumischen, Aufsehen zu machen, zu hetzen, bringt dem Hysteriker viel Haß, den anderen viel Kummer. Eine große Suggestibilität (infolge Fehlens eigener Substanz) führt dahin, Fremdes, auch fremde Leiden zu übernehmen. Diese Fähigkeit, sich in andere zu versetzen und zugleich sich durch deren Leiden anstecken zu lassen, führt gelegentlich zu der Folie à deux, dem inducierten Irresein. Meist hat die eine der Kranken eine echte Psychose, die andere ahmt sie nach. Weiß eine Hysterika draußen im Leben nicht besonders zu glänzen, so setzt sich ihre Herrschsucht zu Hause durch, indem sich um die arme Leidende alles dreht, indem sie durch Anfälle von allerlei Art, durch unerklärliche Schmerzen usw. die ganze Familie in Atem hält. Ja, es gibt seltsame Hysteriker, die nicht nur in ihren subjektiven Leiden schwelgen, sondern sich wirklich solche erzeugen, z. B. künstliches Fieber hervorrufen, Gazestreifen in Operationswunden heimlich hineinstecken, Löffelstiele oder Nägel verschlucken u. dgl. Andere haben eine förmliche Operationssucht und quälen mit Klagen von unerträglichen Leiden und Beschwerden die Chirurgen so lange, bis diese immer und immer wieder den Leib aufschneiden. Ist einmal die Muskelmechanik der Bauchdecken durch acht oder zehn Operationen (alle grundlos) zerstört, sind Bauchbrüche, Verwachsungen usw. entstanden, dann pflegen sich natürlich objektiv begründete Beschwerden einzustellen. Deshalb mache es sich jeder Arzt zum Grundsatz, nicht nur mit der Indikation zu einer Operation dann sehr vorsichtig zu sein, wenn lediglich subjektive Klagen vorliegen, sondern seinen Blick von dem angeblich kranken Körperteil hinweg auf die Gesamtpersönlichkeit zu richten. Zeigt sich, daß es sich um eine hysterische Persönlichkeit handelt, so verzichte man auf jede Operation. Aber man zerstöre auch nicht das wirtschaftliche Niveau einer Familie, indem man Hysterikern Höhenkuren, teure Badebehandlungen, allerneueste Arzneien usw. verordnet. Von der anzuwendenden *Psychotherapie* wird in besonderem Kapitel noch die Rede sein.

Unter *epileptoiden Psychopathen* versteht man eine wohlumschriebene Gruppe von geistig meist nicht sehr hochstehenden Menschen, die in der Jugend an nächtlichem Aufschrecken, verlängertem Bettnässen und eigenartig grundlosem Fortlaufen (Fuguezustand, Poriomanie) leiden. Man verwechsle diesen Wandertrieb nicht mit dem Schulschwänzen aus schlechtem Gewissen und nicht mit dem Herumstreunen von asozialen Kindern. Das Kennzeichen dieses epileptoiden Wandertriebes ist sein motivloses, elementares Einsetzen und schnelles Vorübergehen (in wenigen Stunden). Das gleiche Symptom begleitet dann den Erwachsenen (meist Männer) auf seinem späteren Lebensweg, nur daß seine endogene Verstimmung dann weniger zum Fortlaufen, mehr zum Trunk und zur Gewalttat drängt. In diesen elementaren Verstimmungen von Lebensüberdruß, Gereiztheit, Zornmütigkeit kommt es nur selten zum Selbstmord; meist ist der Betroffene an diesen Tagen alkoholintolerant und erleidet einen sog. *pathologischen Rausch,* der oft zu rücksichtsloser Roheitstat führt (s. unter Alkoholismus). Daher ist die Affektkriminalität dieser Typen groß. Man nennt sie epileptoid, nicht etwa weil sie Neigung hätten, Epileptiker zu werden, sondern weil ihre Symptome denen der Epileptiker ähneln.

a) Nervosität.

Man hört in unserer Zeit häufig von dem „nervösen" Charakter reden, als sei er ebenfalls ein psychopathischer Typus. Aber „Nervosität" ist ein Laienausdruck, hinter dem außerordentlich viel und meist recht Unpräzises verstanden wird. Nervosität, Neurasthenie, Neurose, Hysterie wird oft durcheinander gebracht. Man vermeide dem Kranken gegenüber das Wort *Hysterie,* es ist zu sehr moralisch belastet. Man verwende es als ärztlichen Fach-

ausdruck im engeren Sinne nur noch in der bestimmten Bezeich-
nung eines Symptoms, das einem *Wunsche* entspringt, sei es dem
Wunsche, von den Eltern etwas Bestimmtes zu erreichen, von dem
Geliebten etwas zu erzwingen, sich wichtig zu machen, die Aufmerksamkeit auf sich zu lenken, die Umgebung zu tyrannisieren,
oder eine Entschädigung oder eine Rente zu gewinnen u. dgl. Man
denke sich solche Wünsche nicht klar und bewußt, sondern sie
verharren im Halbdunkel des Unterbewußtseins und sind deshalb
nicht weniger wirksam. „Halbdunkel des Unterbewußtseins" ist
nicht eine unbestimmte literarische Wendung, sondern will die
ganz bestimmte Tatsache festlegen, daß von den Motiven des
menschlichen Handelns nur ein kleiner Teil in die Helligkeit des
klaren Bewußtseins tritt. — Man versteht unter *„psychogen"* (im
Gegensatz zu organisch) alle auf seelischem Wege entstandene
Störungen, also z. B. wenn jemand vor Schrecken die Sprache
verliert, oder aus Ekel erbricht, oder aus Angst in Ohnmacht fällt.
Man versteht unter hysterisch also alle jene psychogenen Symptome, die *wunsch*geleitet sind. *Psychogen ist der Oberbegriff,
hysterisch der Unterbegriff.* Keineswegs kommen hysterische
Mechanismen nur bei hysterischen Charakteren vor. Bei den
psychopathischen Reaktionen wird hiervon noch die Rede sein.

Das Wort *Neurasthenie* ist gut brauchbar, wenn es sich um
eine echte erworbene nervöse Erschöpfung handelt. Davon später.
Man spricht recht unbestimmt auch von einer konstitutionellen
Neurasthenie und umschrieb diese früher mit dem Wort „reizbare
Schwäche". Aber bei genauerer Erfassung dieser Persönlichkeiten
lösen sie sich in die schon beschriebenen Psychopathentypen der
Sensitiven, Hypochonder und Psychastheniker auf. Ein kleiner
Teil gehört auch zu den konstitutionell Deprimierten, derer noch
bei der manisch-depressiven Gemütsstörung gedacht werden wird.

Der heute häufig gebrauchte Ausdruck *Neurose* ist deshalb so
unbestimmt, weil er in seinen Zusammensetzungen bald auf den
sog. *Sitz* der Symptome hinweist (Magenneurose, Herzneurose usw.),
bald auf den Anlaß (Kriegs-, Unfalls-, Schreck-, Renten- und gar
Rechtsneurose). Werden irgendwelche Symptome als n e u r o -
t i s c h bezeichnet, so will man in erster Linie das „Organische"
ausschließen. Aber man richte seine ärztliche Aufmerksamkeit
nicht immer auf jenen *Ort* der Beschwerden, sondern man suche
den ganzen Menschen zu erfassen. Man suche zu klären, ob es sich
um eine psychopathische Persönlichkeit handelt, in deren Wesensart z. B. die Hypochondrie von jeher eingebaut ist, oder ob ein
bisher symptomfreier Mensch auf einen besonderen Anlaß hin erst

seine Symptome bekommen hat (Reaktion). Man forsche, ob diese Reaktion vielleicht durch allgemeine Umstände schon vorbereitet war, und man wird sich so die Möglichkeit verschaffen, nicht geistlos auf eine Magenneurose mit Arzneien loszukurieren, sondern die tieferen Hintergründe der Störung zu erfassen. Das macht die Behandlug von sog. „Nervösen" so reizvoll, daß jeder Fall neue psychologische Versenkung verlangt. Mit Schlaf- und Beruhigungsmitteln allein ist nichts geschehen. Will man sich doch dem Kranken gegenüber des unbestimmten Wortes Neurose bedienen, so begnüge man sich als Arzt für sich selbst nicht damit. Ja, selbst das einzig gemeinsame Merkmal aller Neurosen — daß nämlich „nichts Organisches" vorliege — kann unrichtig werden und behält nur insofern seine Wahrheit, als die *Entstehung* psychogen ist. Besteht aber einmal eine psychogene Störung längere Zeit, so können selbstverständlich „organische" Folgen eintreten in Gestalt von Hyperämien oder Anämien, Sekretionsanomalien, motorischen Ausfällen u. dgl.

Die Lehre von der Entstehung organischer Körperschädigung auf psychogenem Wege hat zwei Seiten. Die einen Forscher meinen, daß man auf seelische Weise schädigenden Außeneinflüssen den Platz bereiten kann. In diesem Sinn hat man schon — recht unglücklich — von einer psychogenen Angina gesprochen. Man meinte damit, daß jemand immer dann eine Angina bekam, wenn ihm das gerade so paßte. Man wird diese Fälle glücklicher so auffassen, daß manche Menschen aus ihren *nicht* psychogenen Erkrankungen manchen seelischen Nutzen zu ziehen verstehen.— Die andere Gruppe der Internisten nimmt eine direkte Entstehung körperlicher Leiden, z. B. eines Magengeschwürs, durch seelische Erschütterungen, Konflikte und dgl. an. Daß deprimierte oder seelisch erregte Menschen häufig über Magen- und Verdauungsbeschwerden klagen, ist seit der Antike bekannt. Man hat häufig auch den umgekehrten Kausalzusammenhang angenommen. Jedenfalls kommen in der Anamnese Ulcuskranker seelische Alterationen, Überarbeitungen u. dgl. häufig vor. Ob aber wirklich *alle* Ulcuserkrankungen Folgen seelischer Konflikte sind, muß noch offen bleiben. Hier sind viele Zusammenhänge noch dunkel.

Neuerdings ist der Ausdruck „*nervöser Zusammenbruch*" besonders beliebt. Auch er ist ganz populär und entspricht nicht irgend einer klinischen Einheit. Bald handelt es sich (relativ selten) um echte nervöse Erschöpfungen, bald liegen pathologische Reaktionen oder der plötzliche Ausbruch eines endogenen Seelenleidens vor.

Wiederholt war schon von der psychopathischen Reaktion die Rede.

b) Psychopathische Reaktion.

Darunter versteht man nicht schlechtweg jede Reaktion eines Psychopathen, sondern eine an sich abnorme Reaktion, mag der Reagierende nun Psychopath sein oder nicht. Man hat nicht mit Unrecht eingewandt, daß auf ein ganz ungewöhnliches Erlebnis auch der normale Mensch mit ungewöhnlichen Symptomen antworte. In der Tat wird man es kaum als psychopathische Reaktion ansehen können, wenn ein gesunder normaler Mensch auf ganz besonders schreckliche Kriegserlebnisse mit auffälligen Symptomen reagierte. Das Wort psychopathische Reaktion will vielmehr das Mißverhältnis zwischen relativ harmlosem Erlebnis und außerordentlichen Symptomen festlegen. Als kennzeichnendes Beispiel diene der Unfall. Ein Pferdekutscher, der am Gemüsemarkt auf dem Bock sitzend wartet, ist halb eingeschlafen. Halb von hinten prallt ein auf dem Asphalt schleuderndes Auto gegen seinen Wagen, so daß er seitlich herunterstürzt. Im Sturz verwickeln sich aber seine Beine in die Zügel, so daß die Stoßkraft des Anpralls zum Teil vernichtet wird, und er nur einige Prellungen und Blutergüsse davonträgt. Der Kopf bleibt unverletzt. Es ist begreiflich, daß nach diesem heftigen Schrecken ähnliche Symptome zu beobachten sind, wie sie jeder Mensch, der einmal einen schweren Schrecken überstand, von sich selbst als gesteigerte Ausdruckssymptome kennt: Blaßwerden, Zittern der Knie, Appetitlosigkeit, Schlaflosigkeit, Gereiztheit. Wenn aber jener Kutscher diese Symptome nicht nur 2—3 Tage, sondern ebenso viele Wochen beibehält, wenn er sich als vollständig arbeitsunfähig erklärt, sich als „völlig ruiniert" bezeichnet u. dgl., so liegt entweder die betrügerische Absicht einer Entschädigungsbereicherung oder eine psychopathische Reaktion vor. Man hat darauf hingewiesen, daß auch das Bewußtsein, ein „Recht" auf Rente zu haben, mitwirke (daher „Rechtsneurose"); das trifft ebenso sicher in manchen Fällen zu wie der andere Umstand, daß solche „Rechts"neurotiker auffallend häufig das 40. Lebensjahr überschritten haben (geringe Verwendbarkeit auf dem Arbeitsmarkte). Im Kapitel der *Begutachtung* wird von der praktischen Behandlung solcher Fälle noch die Rede sein (s. S. 164).

Als Beispiele psychopathischer Reaktion seien noch genannt: vor Schreck in Ohnmacht fallen, aus Angst in die Hosen machen, plötzlich die Sprache verlieren, Zittern bis zum groben Schütteln (Kriegszitterer), Unfähigkeit zu stehen und zu gehen (Astasie,

Abasie) und besonders der *große psychogene (hysterische) Anfall,*
dessen Symptome im Gegensatz zu dem epileptischen Anfall im
Epilepsiekapitel noch beschrieben werden.

Aber es beherrschen zuweilen auch die *seelischen* Symptome
das Bild. Sicher kann jemand aus Schrecken den Verstand
verlieren, nur findet er ihn erfreulicherweise immer schnell wieder.
Nicht nur heftige Einzelaffekte setzen seelische Verwirrtheit, auch
dauernde quälende Situationen können eine Psychose als psychopathische Reaktion, als eine (gutartige, bald ausheilende, keine
Defekte zurücklassende) *psychopathische Psychose* (Situations-
psychose) auslösen. In entlegenen Kolonien, in der Einsamkeit des
Polarwinters, in den Kriegsgefangenenlagern des Krieges (Stachel-
drahtkrankheit) haben sich solche Psychosen entwickelt. Unter
normalen Verhältnissen hat man nur bei der *Gefängnispsychose*
Gelegenheit, eine solche psychopathische Reaktion des Gefangenen
auf die Haft kennenzulernen (sog. Haftknall, GANSERscher
Dämmerzustand). Bald verläuft sie in Form der oben beschriebenen
Pseudodemenz, bald in tobsüchtiger Erregung (den wilden Mann
spielen), bald in pseudohalluzinatorischer zitternder Angst. Bei
geeigneter Einwirkung — besonders durch einen Wechsel der Umwelt, Gefängnislazarett — ebbt die Störung in 5—10 Tagen ab; bei
ungeschicktem Zufassen (autoritäres Auftrumpfen) kann sie sich
wochenlang hinziehen. — Nach schweren Verletzungen oder sonstigen lange Krankenhausbehandlung erfordernden Leiden entsteht
durch den Mangel der Freiheit, durch das Spitalsmilieu, das Fehlen
der Arbeit usw. zuweilen eine wehleidige Gereiztheit und eine Neigung zu psychogenen Symptomen, die man als *Hospitalismus* bezeichnet. Er ist zumal im Kriege nicht selten und kann zu differen-
tial diagnostischen Schwierigkeiten führen (Hephrenie).

Auch des *Selbstmordes* sei bei dieser Gelegenheit kurz zusammenhängend gedacht. Sicher ist er sehr häufig eine psychopathische
Reaktion, ja zuweilen eine echte Trotzreaktion: „Es geschieht
meinem Mädchen ganz recht, wenn ich mich umbringe." Daß dem
so ist, erkennt man bei den mißglückten Versuchen, bei denen
eine verständige seelische Behandlung in wenigen Tagen einen
völligen Stimmungsumschwung und die Einsicht erzielt, daß der
Selbstmordversuch „eine große Dummheit" war. Vergnügt ver-
läßt ein so Geheilter die Klinik; die Sache ist nun für ihn erledigt;
ja, mancher hat sogar die Überzeugung, er habe mit dem (ernst-
gemeinten) Selbstmordversuch sozusagen seine Pflicht getan und
sich „fair" verhalten. Nun ist der Versuch ja Gott sei Dank miß-
glückt, und nun wendet der Kurierte sich neuen Zielen zu. —

In anderen Fällen ist aber der Selbstmord ein wohl erwogener, klar gefaßter Entschluß; ein Ausweg aus einer unmöglich erscheinenden Lebenssituation; keine psychopathische Reaktion. — Daß endlich auch die echten Psychosen, besonders die Melancholien einen Anteil an den Selbstmördern stellen (10 bis 20%), erscheint selbstverständlich. Ein überraschender, anscheinend unmotivierter Selbstmord bei jungen Menschen ohne äußeren Anlaß ist nicht selten eines der ersten Anzeichen einer beginnenden Schizophrenie. Wie schon erwähnt, ergeben eindringliche Erlebnisse, Schicksalsschläge u. dgl. *niemals* Dauerschädigungen. Entgegen der unausrottbaren Annahme vieler, selbst gebildeter Laien, weiß der Arzt, daß echte Psychosen niemals psychogen entstehen können. Auch der Krieg vermehrt die Zahl der Psychosen nicht. — Als die Entstehung der progressiven Paralyse noch dunkel war, erwog man den Gedanken, ob nicht eine sehr starke seelische Beanspruchung zum mindesten an der Auslösung des Leidens mitgewirkt haben könnte: man ist jetzt davon ganz abgekommen. Umstritten ist nur noch, ob eine lange durchgeführte unhygienische Lebensweise (dauernd zu kurzer Schlaf, beständige Unruhe und Wechsel der Anforderungen, häufige Aufregungen u. dgl.) zu einem frühen Aufbrauch des gesamten psychophysischen Systems und dadurch zu frühzeitigem Einsetzen von Hirnarteriosklerose, Paralysis agitans usw. führen können.

Neben den psychopathischen Persönlichkeiten und den psychopathischen Reaktionen sei noch einer (oft isolierten) Eigentümlichkeit mancher Menschen gedacht: der psychopathischen Sexualität.

c) Psychopathische Sexualität.

Die Abwegigkeit mancher Menschen macht sich naturgemäß auf *allen* Gebieten des Lebens, also auch auf dem der Sexualität bemerkbar. So wird z. B. eine konstitutionell hypomanische Person sexuell meist sehr unternehmungslustig und erregbar sein. Aber es gibt zahlreiche Menschen, die in ihrer sonstigen Lebensführung durchaus *nicht* auffällig sind und dennoch auf sexuellem Gebiete einige Anomalien haben. Der Grund ist vielfach der, daß es von den persönlichen Erlebnissen und deren Zufälligkeit abhängt, an welche Objekte sich die Sexualerregung bindet. Die Form, in der sich das Sexualleben beim einzelnen vollzieht, ergibt sich sehr oft aus zufälligen ersten Pubertätserlebnissen, zufälligen Verführungen, Beispielen u. dgl. In kein Gebiet ragt die allgemeine Menschenkenntnis sowenig tief hinein, als in das Sexualleben des Nächsten. Man kann jahrelang mit jemand freundschaftlich verkehren, glaubt ihn zu kennen und wird doch eines Tages durch die Aufdeckung sexueller Perversitäten überrascht. Deren gibt es eine große Zahl.

Dem Inhalt der Verirrung nach unterscheidet man mehr populär: Homosexualität: Liebe zum gleichen Geschlecht.

a) Uranismus: Unter Männern.

b) Tribadie, lesbische Liebe: Unter Frauen.

Exhibitionismus: Sexuelle Erregung durch Entblößen der Genitalien vor Zuschauern (meist vom anderen Geschlecht), besonders bei Schwachsinnigen, Epileptikern und Alkoholisten.

Fetischismus: Sexuelle Erregung durch einen dem anderen Geschlechte gehörenden Gegenstand wie Stiefel, Schürze, Zopf usw.

Sadismus: (aktive Algolagnie): Sexuelle Erregung durch aktive Schmerzzufügung.

Masochismus (passive Algolagnie): Sexuelle Erregung durch Duldung von Schmerzen.

Sodomie: Sexueller Verkehr mit Tieren.

Man vermeide aus den oben angeführten Gründen den Ausdruck der *Sexualneurose*.

d) Verbrecher und Asoziale.

Verbrecher sind seelisch in keiner Weise einheitlich. Es gibt Verbrecher aus Neigung: aktive, höchst bewußte Männer, die der staatlichen Ordnung den Kampf erklärt haben. — Verbrecher aus Schwäche sind dagegen Menschen, die — an sich nicht antisozial — keiner Verführung widerstehen können. Verbrecher aus unbeherrschter Leidenschaft folgen augenblicklichen heftigen Antrieben. Verbrecher aus Überzeugung suchen durch Gewalttaten die politische Ordnung umzugestalten.

In der zweiten Gruppe stecken viel Schwachsinnige, in der dritten viel Psychopathen. Die Bedeutung der eigentlichen Psychosen für die Begehung von Verbrechen ist nicht groß.

Neuerdings ist die Aufmerksamkeit der Hüter staatlicher Ordnung vor allem auf die sog. *Asozialen* gerichtet: das Heer der Schmarotzer, Arbeitsscheuen, Bettler und Landstreicher, Prostituierten, Anstaltsbummler, Rentenschwindler. Daß unter ihnen zahllose Schwachsinnige, Psychopathen verschiedener Färbung, Trinker, halb ausgeheilte Psychotiker, besonders Schizophrene usw. sind, ist selbstverständlich. Auch die Asozialen sind also psychologisch und psychiatrisch keineswegs einheitlich. Ein Gesetz zu ihrer Bekämpfung ist seit langem geplant.

B. Erworbene Anomalien.

1. Mit endogener Entstehung.

a) Manisch-depressive Gemütsstörung.

Man kennt für dieses Leiden keine Ursache. Man glaubt, daß es eine ausgesprochene *Erbkrankheit* ist. RÜDIN erwähnt, daß es wohl 100 000 Manisch-Depressive in Deutschland gebe, und daß die Erkrankungswahrscheinlichkeit für die Kinder *eines* manisch-depressiven Elternteils 32,5%, für die Kinder beiderseits erkrankter Eltern noch viel höher sei. Inwieweit eine manisch-depressive Anlage mutativ neu entsteht, läßt sich nicht einmal vermuten.

Der Name des Leidens verleitet zu der Annahme, manische und depressive Attacken des gutartigen, stets wieder zur Gesundung führenden Leidens müßten sich abwechseln. Das ist keineswegs der Fall. Die Folge der Symptombilder ist ungemein mannigfaltig: manche Kranke haben einen einzigen Anfall im Leben (Mania simplex, Melancholia simplex), andere mehrere Manien oder Depressionen, wieder andere sowohl Manien als Depressionen; — manche beginnen jeweils mit einer leichten Depression und haben dann einen leicht manischen (oder hypomanischen) Nachschub. Auch der umgekehrte Wechsel kommt vor (Folie à double forme). Bei einigen Kranken häufen sich die Anfälle sehr, ja in seltenen Fällen lassen sie kaum Zwischenräume frei. Im allgemeinen ist aber daran festzuhalten, daß das Leiden in einzelnen, jeweils wieder zu völliger Gesundung führenden Attacken verläuft. Auch die Dauer des Einzelanfalls ist sehr verschieden. Doch erstreckt sich die Rhythmik nicht auf Tage, sondern immer auf Wochen oder Monate. Jene Form, bei der die Anfälle sehr leicht bleiben, aber sich rasch folgen, wird als Cyclothymie bezeichnet. Konstitutionelle leichte Dauerzustände heißen je nach der Stimmung konstitutionelle Manien oder Depressionen.

Gerade bei der leichtesten Form des Leidens kann man sich oft dem Eindruck nicht entziehen, daß die einzelne Gemütsschwankung sich an ein äußeres Erlebnis anschließt. Aber in zahlreichen anderen Fällen ist das nicht der Fall. Bei den schwereren Fällen überwiegt die *Un*ausgelöstheit, also die rein endogene Entstehung des Anfalls. Feilich wird der Arzt diese seine Überzeugung den Angehörigen der Kranken kaum glaubhaft machen können. Der Laie ist von der Annahme schwer abzubringen, jede seelische Erkrankung müsse einen äußeren seelischen Anlaß (Kummer, Schicksalsschlag u. dgl.) haben. Es gibt Fälle der manisch-depressiven Störung, bei der vier Anfälle ohne jeden äußeren Anlaß entstehen, während der fünfte Anfall sich anscheinend an ein aufregendes Erlebnis anschließt.

Der manische Anfall, die *Manie*, besteht in einem heiteren Erregungszustand. Seine leichteste Form (Hypomanie) ist das Anmutigste und Reizvollste, was man sich denken kann. Der Kranke ist motorisch graziös, schalkhaft, scherzhaft, einfallsreich, unternehmend, von innerem Glücksgefühl erfüllt. Zwar gehen seine Gedanken zuweilen etwas wild durcheinander, aber sie sind abwechselnd und keinesfalls leer, wenn sie oft auch etwas äußerlich sprachmotorisch aneinandergereiht erscheinen. Der Maniacus sieht blühend aus, er erscheint jünger, als seine Jahre angeben; er schmückt sich gern, er kennt keine Ermüdung, braucht wenig Schlaf. Im Beruf hat er zwar Einfälle — auch Erfindungen sind schon in der Manie gemacht worden —, aber die geregelte Ordnung des Alltags liegt ihm schlecht. Er neigt zu Unruhe, Unregelmäßigkeiten, kleinen Abenteuern, erotischen Anknüpfungen. Für die Umgebung ist er oft recht unbequem. — Nimmt der Zustand höhere Grade an, so erscheint große Ablenkbarkeit, Ideenflucht (s. S. 88), Rededrang, größere Unordnung der Lebensführung, motorische Unruhe bis schließlich zur manischen Tobsucht. Sinnestäuschungen fehlen, doch werden häufig halb scherzhafte Verkennungen vorgebracht, die vielfach wechseln. (Die Krankenschwester sei ja eigentlich eine Prinzessin.) Echte Wahnideen kommen nicht vor, doch gewinnt die starke Selbstüberschätzung gelegentlich eine scheinbar wahnhafte Form, indem der Kranke versichert, er sei zu höherem bestimmt, werde Minister werden, die verkommenen Zustände des Landes mit einer einzigen Unterschrift in Ordnung bringen u. dgl. Von ganz seltenen schweren Fällen der manischen Verwirrtheit abgesehen bleibt der Kranke völlig orientiert. Der Untersucher darf sich dadurch nicht irre machen lassen, daß der Maniacus oft zum Scherz sich und seine Umgebung mit ganz falschen Namen benennt.

Die reine Manie ist *heiter* gestimmt, doch kommen auch zornige Manien vor, die wegen ihrer Enthemmtheit dann sehr störend und auch gewalttätig werden können. Schon oben wurde erwähnt, daß dem Glücksgefühl die seelische und motorische *Erregung* gesellt ist. Sehr selten kommt eine gehemmte Manie vor.

Die *Depression (Melancholie)* ist das genaue Gegenstück. Die Grundstimmung ist bekümmert, traurig, resigniert, pessimistisch, lebensabgewandt. Zu ihr tritt die motorische und gedankliche Hemmung, das Minus an Impulsen. Jeder Entschluß fällt schwer.

Alles verläuft langsam. Selbst ein einfacher Brief erscheint als eine kaum zu bewältigende Aufgabe (s. S. 72). Während für den Maniacus die soziale Gefährdung im Abenteuerdrang, der sexuellen Erregtheit, der Neigung zu Unruhe und zum Unfug begründet ist, muß man bei der gehemmten Depression an die körperliche Verwahrlosung (Hemmung der Körperpflege, des Wäschewechsels) und an die Unterlassung aller familiären und sozialen Pflichten denken. Eine schwere Depression kann zur völligen Regungslosigkeit mit ganz versteinertem Gesicht, dem depressiven *Stupor* führen. Die besondere Gefahr bei der Depression ist naturgemäß der *Selbstmord*. Nicht in Zeiten schwerer Hemmung, sondern im Beginn der Störung und bei einsetzender Besserung ist die Selbstmordgefahr besonders hoch. Man räume in der Praxis, sofern man nicht Anstaltsbehandlung vorzieht, alle Gelegenheiten aus dem Weg. Das Bett muß vom Fenster weg, möglichst ins Erdgeschoß, auf dem Lande nicht auf die Seite der Jauchegrube! Man lasse keine Arzneiflaschen stehen, schließe die Messer weg, entferne die Rasierklingen des Ehemanns, dulde keine Stricke in der Nähe (Garbenstricke!). An Tagen besonderen Jammerns gebe man Schlafmittel; das Gas sperre man ab. Man sorge, daß kein depressiver Stupor verhungere.

Der Deprimierte sieht blaß, eingefallen, gealtert aus. Seine Körperverrichtungen, insbesondere die Verdauung, liegen oft darnieder. (Mundpflege, Bewegung, Massage, Einläufe, nur im Notfalle Pharmaca). Menstruationsstörungen kommen vor, auch Hautaffektionen (z. B. Ekzeme) können sich einstellen. Bei manchen Kranken tritt — besonders im Lebensalter jenseits der 40 — an Stelle der Hemmung eine motorische (viel seltener eine gedankliche) Erregung. Eine solche *Melancholia agitata* ist ängstlich erregt, verzweifelt: sie jammert — oft sehr eintönig die gleichen Worte wiederholend („ach meine armen Kinder") — unaufhörlich und stört dadurch ungemein. Oft wandelt sie ruhelos umher. In ihrer Unrast und Getriebenheit hat sie zuweilen recht lästige Gewohnheiten: sie reißt sich alle Haare aus, reibt sich irgendwo ganz wund, zerpflückt die Kleider oder die Kissenränder, zupft an den Augenlidern bis zu schwerer Entzündung, rührt stundenlang im Essen herum ohne zuzugreifen. Sinnestäuschungen scheinen zuweilen vorzuliegen. Bei genauerer Prüfung handelt es sich aber mehr um lebhafte Phantasiegebilde, um Veranschaulichung ihrer depressiven Befürchtungen. Sie glaubt ihre Kinder schreien, ihren Mann im Keller des Gefängnisses wimmern zu hören; sie hört ihren Namen rufen. Niemals hat sie *echte* Wahnideen im Sinne der Eigenbeziehung ohne Anlaß; aber sie verdichtet ihre melancholi-

schen Ängste und Befürchtungen zu einem besonderen melancholischen Typus des depressiven Wahns: sie meint überall verachtet,
von den Leuten gemieden zu werden, man spucke vor ihr aus.
Sie werde niemals sterben oder müsse ewig im Fegefeuer brennen
(s. S. 93).

Oft werden hypochondrische Wahnideen vorgebracht; sie habe
keinen Mund mehr, nichts gehe oben hinein, aber auch nichts
hinten hinaus; innen sei alles vereitert; sie habe alle ansteckenden
Krankheiten, die es gebe. Auch seltsame nihilistische Wahnideen
werden zuweilen geäußert: Alle Leute nehmen ab, alle frieren. Die
Bäume rauschen nicht mehr im Walde, alle Maschinen stehen
ihretwegen still.

Die heiter erregte Manie und die traurig gehemmte Depression
sind gleichsam die Grundtypen der Anfälle. Doch kommen *Mischzustände* vor, wie die soeben beschriebene erregte Melancholie und
der manische Stupor.

Das Rückbildungsalter, zumal bei der Frau, bringt besonders
häufig die agitierte Melancholie hervor. Während sonst die Dauer
der einzelnen Attacken von einigen Wochen bis zu einem Jahre
schwankt, erweist sich die Rückbildungsmelancholie als besonders
hartnäckig. Eine zwei- bis dreijährige Dauer ist hier nicht selten.
Zuweilen schließt sich eine Arteriosklerose des Hirns an.

Die manisch-depressive Gemütsstörung ist in den verschiedenen Landstrichen Deutschlands recht verschieden häufig zu beobachten. Südlich der Mainlinie kommt sie häufiger vor. Im Norden
sind besonders die Manien sehr selten. Man findet unter den
manisch-depressiven Persönlichkeiten besonders viel kulturell
wertvolle, zumal künstlerisch begabte Menschen. Verbrecher fehlen unter ihnen fast ganz. Ganz selten begegnet man einmal einem
konstitutionell hypomanischen Landstreicher. Achtet man auf die
KRETSCHMERschen Körperbautypen, so ist bei den Kranken von
über 30 Jahren der *pyknische* Körperbau wesentlich häufiger als
in der Gesamtbevölkerung. Rein leptosome Typen sind unter den
Manisch-Depressiven selten.

Niemand hat eine Theorie der *Ursache* der manisch-depressiven Störung. Man kann sich natürlich unbestimmte Gedanken
darüber machen, daß ein zuviel oder zuwenig produzierter Stoff
des Körperhaushaltes die beiden extremen Attacken des Leidens
hervorrufe. Aber dies sind ganz vage Vermutungen. Infolgedessen
kann man auch therapeutisch das Leiden kausal nicht angehen.
Man kann die oben angedeuteten Gefahren, die die Anfälle mit sich
bringen, zu beseitigen, man kann Einzelsymptome medikamentös

zu lindern versuchen, aber gegen das Leiden als Ganzes ist keine Therapie möglich. Der einzelne Anfall kann jedoch durch die unten unter „Therapie" besprochene Krampftherapie wesentlich abgekürzt werden. Man mache von der Anstaltsunterbringung nur im Notfalle, besonders bei stärkerer Selbstmordgefahr Gebrauch. Die oft sehr sensitiven Kranken leiden unter einer Internierung sehr. Es ist immer eine besonders unglückliche Aufgabe des Arztes, eine sensitive agitierte Melancholie wegen ihres unaufhörlich störenden Jammerns in einer geschlossenen Anstalt unterbringen zu müssen. Man weiß, daß man die Leiden der Kranken vermehrt und kennt doch keinen anderen Ausweg. In der Anstalt zögere man nicht, die Krampfbehandlung zu versuchen.

Der Arzt vergesse nie, daß ein manisches oder ein melancholisches Bild nur ein Zustand ist, der keineswegs allein bei der manisch-depressiven Störung vorkommt. Man denke vielmehr daran, daß rein manische Bilder auch bei der Paralyse beobachtet werden. Befolgt der Arzt freilich die alte Regel genau, daß er bei jeder seelischen Störung auch die sorgsame körperliche Untersuchung nicht versäume, so werden ihm paralytische Befunde nicht verborgen bleiben, nämlich: Träge oder fehlende Lichtreaktion der Pupillen, artikulatorische Sprachstörung, Facialisdifferenz, Ungleichheit oder Fehlen oder Steigerung der Kniephänomene, Lymphocytose und Eiweißvermehrung der Spinalflüssigkeit (S. 61); positiver Wassermann in Blut und Liquor (S. 62), flüchtige Lähmungen, Urteilsschwäche, Gedächtnisabnahme. Auch bei der Schizophrenie kommen manische Bilder vor; sie sind freilich meist nicht sehr rein und gehen bald vorüber. Die daneben bestehenden schizophrenen Verschrobenheiten, vor allem aber eine gute Anamnese hilft hier dazu, die Differentialdiagnose sicherzustellen. Körperliche Leiden (Infektionen) können ebenfalls, wenn auch sehr selten, hypomanische Bilder ergeben. Depressive Phasen begleiten auch gelegentlich die Hirnarteriosklerose und die Paralyse.

b) Schizophrenie.

Das zweite große endogene Leiden ist jene Erkrankung, die früher von der Psychiatrie *Dementia praecox* genannt wurde, heute allenthalben nach BLEULERs Vorschlag als *Schizophrenie* bezeichnet wird. Die große Vielgestaltigkeit der Symptome macht es nicht leicht, die einheitliche Linie aufzuzeigen, die durch alle verschiedenen Bilder hindurchläuft. Während die manisch-depressive Gemütsstörung ein in Anfällen verlaufendes, jeweils heilbares Leiden ist, führt die Schizophrenie zum seelischen Zerfall. Den-

noch war der Name Dementia praecox nicht glücklich, weil dieser
Zerfall keine eigentliche Demenz, d. h. keine erworbene Schädigung
der *Intelligenz* ergibt. Man kann den Sachverhalt mit einem
Schlagwort so festlegen: Der Schizophrene verliert seine Intelligenz
nicht, aber er macht von ihr keinen Gebrauch mehr. Man kann
einen schizophrenen Kranken in vorgerücktem Stadium mit einer
komplizierten Denkaufgabe überfallen, und man wird, wenn man
den Kranken nur anzuregen und beim Thema zu halten weiß,
eine intellektuell vollkommen befriedigende Lösung erhalten.
Erweist sich der Schizophrene gelegentlich in einer akuten Phase
seines Leidens doch einmal denkgestört, so ist dies eben eine
vorübergehende Störung, nicht anders, als wenn ein Fieberdelir
dem Erkrankten seine Konzentration nimmt. Trotz dieser Un-
versehrtheit seiner Verstandesdispositionen zerfällt der Schizophrene. Es sind die sog. höheren Leistungen seiner Seele, die Not
leiden. Er verliert die Initiative, die Regsamkeit, den Einfallsreichtum, die Zielstrebigkeit, die Ausdauer. Seine einzelnen Antriebe stehen unter keinem Leitgesichtspunkt; alles ist ohne Zusammenhang, zerfahren, aufgelöst. *Diesen* Umstand will das Wort
Schisma in Schizophrenie einfangen.

Man hat über die Ursache des Leidens kaum Vermutungen.
Mag es sich um eine Stoffwechselerkrankung der Zusammenarbeit
der inneren Drüsen handeln, deren krankhaftes Produkt das
Gehirn vergiftet, mag es sich um eine direkte, vielleicht eine
Systemerkrankung des Gehirns selbst handeln, jedenfalls ist eine
erbliche Neigung zur Erkrankung unverkennbar. Es ist nicht möglich, die genauere Erbformel aufzuzeigen: man findet Stammtafeln,
auf denen die Erkrankung ganz unregelmäßig einzeln streut, und
andere, auf denen sich in gewissen Familien die Fälle häufen.
Rechnet man aus, wie groß die Erkrankungswahrscheinlichkeit
bei den Kindern *eines* schizophrenen Elternteiles ist, so gibt RÜDIN
an, daß 16,4% wiederum schizophren werden, während die entsprechende Ziffer bei Schizophrenie *beider* Elternteile 53% beträgt.
Es ist zweifellos, daß vollkommen gesund erscheinende und bis ins
hohe Alter gesund bleibende, auch nicht seelisch auffallende Nach-
kommen von Schizophrenen dennoch die unselige Keimanlage
zum schizophrenen Leiden bergen und weitergeben können. Bei
Onkeln, Tanten, Vettern, Basen von Schizophrenen kommt das Leiden etwa doppelt so häufig vor, als bei nicht Schizophrenen
(M. BLEULER).

Die Zahl der Schizophreniefälle ist sehr hoch. Bei dem langen
und doch das Leben kaum kürzenden Verlauf des Leidens drängen

sich diese Kranken naturgemäß in den Heil- und Pflegeanstalten zusammen. Man nimmt an, daß deren Insassen zu etwa 60 — 75% aus Schizophrenen bestehen.

Um in die Vielgestaltigkeit der Zustände und Verläufe eine wenigstens oberflächliche Ordnung zu bringen, unterscheidet man den hebephrenen, katatonen und paranoiden Verlauf.

α) **Die Hebephrenie** ist ein stiller seelischer Zerfall.

Ein Student, im 3. Semester Mediziner, erklärt seinen Eltern überraschend, er könne an Pflanzen und Tieren kein Interesse finden, auch Chemie langweile ihn, er wolle Jurist werden. Die Eltern geben nach, erfahren aber schon im nächsten Semester durch einen Freund, daß der Sohn kaum mehr ins Kolleg gehe. Er habe sich einer Sekte angeschlossen und sei dort im Kreise seltsamer Menschen zu finden. Auch bade er täglich zweimal, treibe merkwürdige Körperübungen und meide die früheren Freunde. — Die seltenen Briefe, die daheim eintreffen, sind ganz nichtssagend. Als der besorgte Vater nach der fernen Universitätsstadt fährt, erkennt er den Sohn kaum wieder. Dieser hat sich einen großen Vollbart wachsen lassen und trägt auch das Haar lang. Auch seine Kleidung ist auffällig. Anstatt juristischer Bücher liegen eine Anzahl Schriften herum: Wie werde ich energisch. Die wahre Lebensführung, in Einfachheit dargestellt. Die Kunst, Menschen zu beherrschen u. dgl. Nach der Sekte befragt, antwortet der Sohn, das sei ein Irrtum gewesen, er führe jetzt allein ein reines Leben und suche nach der wahren Natur. Es gelingt dem Vater, den Sohn zum Mitkommen zu bewegen. Auch legt er Bart und langes Haupthaar ab. Aber zu Haus sitzt er nun herum; — lächelnd sieht er vor sich hin und beantwortet teilnehmende Fragen nach Befinden und Interessen höflich: Es gehe ihm gut, man solle sich nicht bemühen. Er unternimmt wohl auch einmal einen Spaziergang, erzählt dann, er sei „im Walde" gewesen, aber sonst tut er nichts. Im Kleiderschrank sind eine Menge nun verschimmelter Semmeln aufgehäuft, die er dort sammelte. Auf Fragen: Man solle das Brot der Erde nicht wegwerfen. Das einzige Interesse, das er äußert, betrifft seine Gesundheit: Er hat sich angewöhnt, neue stundenlange Waschprozeduren in einer bestimmten Ordnung vorzunehmen. Auch sonst zeigen sich kleine Verschrobenheiten, er spricht, den heimischen Dialekt meidend, gequältes Hochdeutsch mit rollendem r. Alle Versuche, den Sohn in irgendeinem Beruf unterzubringen, versagen. Als die Eltern sterben, muß er in eine Heil- und Pflegeanstalt verbracht werden, da er sonst vollkommen verwahrlosen würde.

β) **Die Katatonie** ist ein stürmischer, oft in Schüben verlaufender Zerfall.

Das 21jährige Dienstmädchen fiel im Haushalt bisher niemand auf. Sie war still und musterhaft fleißig. Jetzt erscheint sie morgens zuweilen verweint und nicht mehr so ordentlich angezogen. Auf Fragen gibt sie Schlaflosigkeit an. Kurze Zeit hernach findet die Hausfrau sie früh morgens im Hemd im Treppenhaus stehen. Sie stehe dort seit 3 Stunden, sie zittert vor Kälte. In ihrem Zimmer sei ein Mann. Als man sofort nachsieht, findet man niemand. Wer es gewesen sei? Sie habe ihn nicht gesehen, nur am Leibe gespürt. Sie weint und arbeitet nicht mehr. Abends steigert sich ihre Angst. Sie erzählt, sie merke schon seit 14 Tagen, daß der Weltuntergang komme. Soldaten aller Waffengattungen liefen umher. Die Polizisten trügen plötzlich große Pelerinen. In den Geschäften spräche man fremde Sprachen. Die Glocken läuteten unaufhörlich, alle Farben seien so grell. Ihre Angst steigert sich nun zu wortlosem Schreien. Man muß sie in die Anstalt bringen. Hier ist sie in schwerer Erregung, wälzt sich, deckt sich auf, wickelt sich wieder ein, ist sexuell stark gequält. Sie ruft unverständliches Zeug durcheinander. Offenbar sind es Erinnerungen aus ihrer Vergangenheit, die sie verwirrt vorbringt. Sie spricht zuweilen so getrieben schnell und dann vollständig unverständlich, daß sie Schaum auf den Lippen hat. Sie verkennt ihre Umgebung und steht offenbar unter dem Eindruck von Stimmen und anderen quälenden Sinnestäuschungen. Man muß sie häufig hyoscinieren, so stark ist ihre, oft auch gewalttätige ängstlich verworrene Erregung. Eines Morgens ist sie wie verwandelt, ganz erschöpft und still. Von nun an spricht sie nichts mehr, liegt mit abgehobenem Kopf und weit aufgerissenen Augen im Bett. Von der Umgebung nimmt sie keine Notiz, muß gefüttert werden und läßt, wenn sie nicht regelmäßig hinausgeführt wird, alles ins Bett gehen. Läßt man sie aufstehen, so steht sie wie eine Gliederpuppe da und läßt sich beliebige Stellungen geben. Der Speichel läuft ihr aus dem Mund, der in eigenartiger Weise halb offen vorgeschoben ist. Nach etwa drei Wochen löst sich der Stupor langsam. Sie beginnt wieder für sich selbst zu sorgen, bleibt aber einsilbig und wenig zugänglich. Nach abermals drei Wochen arbeitet sie fleißig in der Nähstube. Versuche, mit ihr die Erlebnisse der vergangenen Wochen durchzusprechen, scheitern. Sie will davon nichts mehr wissen und sagen. Nach der Entlassung vergehen zwei Jahre, in denen sie unauffällig und sehr still ihrer Arbeit nachgeht. Dann folgt ein zweiter ähnlicher Schub des Leidens, der schneller vorübergeht. Wieder hat sie jahrelang Ruhe. Aber nach fünf Jahren muß sie abermals wegen eines Stupors in die Anstalt aufgenommen werden. Nun glückt es draußen mit der Arbeit nicht mehr recht. Sie bleibt zerfahren, unlebendig; sie vermag keine Arbeit mehr zu leisten, bei der nur eine Spur von Selbständigkeit verlangt wird. Unter der Aufsicht einer Oberin in einem Heim ist noch längere Zeit mechanische Arbeit möglich. Aber dann muß eine halboffene Anstalt sie für den Rest des Lebens aufnehmen und mit leichter Arbeit beschäftigen. Die soziale Selbständigkeit bleibt verloren.

γ) **Die paranoide Schizophrenie** ist durch das Vorherrschen der *Wahnideen* gekennzeichnet. Nicht als ob nicht bei der Hebephrenie und Katatonie auch ab und zu einmal eine Wahnidee auftauchte, aber *hier* fehlen alle körperlichen und stürmischen Symptome: der Wahn scheint fast allein das Leiden zu kennzeichnen.

Ein 30jähriges sehr gebildetes Mädchen hat in der Geselligkeit und sozialen Fürsorge, in Musik und Sport lebhafte Regsamkeit entfaltet. Nun fällt den Bekannten auf, daß man sie viel seltener zu sehen bekommt. Auf Fragen gibt sie Nervosität und Überarbeitung als Gründe an. In der Tat aber hat sie eines Tages einige Anspielungen im Freundeskreis gehört, die sie sehr befremdeten. Es waren ihrer Meinung nach ganz taktlose Bemerkungen über ihre Erotik. Als man später festzustellen versucht, was denn eigentlich jene Bemerkungen besagt hätten, so weiß sie nur etwas von ihrem Vornamen „Anna" und „Temperament" vorzubringen, setzt aber in Erinnerung schaudernd hinzu „einfach scheußlich". Von dieser Zeit an bemerkt sie, daß man sie anders behandelt, als bisher. Manche drehen ihr den Rücken, wenn sie in ein Zimmer tritt. Im Konzertsaal rücken die Nachbarn von ihr weg. Kommt sie zu einer allgemeinen Unterhaltung hinzu, so schweigt plötzlich alles. Wiederholt haben sich Schutzleute geräuspert, wenn sie an ihnen vorbeiging. Sie bemerkt, daß gegenüber ihrer Wohnung auf der anderen Straßenseite sich die Gardinen an den Fenstern eigenartig bewegen. Sie ist überzeugt, daß sie von dort sorgsam beobachtet wird, wahrscheinlich mit Hilfe von Spiegeln, die dort hängen. Dort sei ein Bordell. Sie wechselt die Wohnung, nachdem sie mit Mühe eine dürftige kleine Dachwohnung gefunden hat, deren Fenster kein Gegenüber haben. Die anderen Hausbewohner kennen sie kaum, denn sie geht tags nicht aus. Als die besorgte Familie einen Arzt beauftragt, nach ihr zu sehen, klingelt er an ihrem Glasabschluß vergebens, doch spürt er am Rascheln, daß sie hinter der Tür steht. Er spricht ihr zu, bestellt durch die Türe Grüße von den Verwandten, aber sie schweigt und öffnet nicht. Kurze Zeit später taucht sie in Paris auf. Dort fühlt sie sich nur ganz kurze Zeit wohler, bald bemerkt sie, daß sie auch dort schon „avisiert" sei. Man kenne ihre ganze Vorgeschichte, einige Leute zucken leicht die Schultern, wenn sie irgendwo erscheint; andere deuten gegen die Stirn; andere machen im Vorbeigehen leise mitleidige Bemerkungen. In ihrer Wohnung, die sie ebenfalls ganz versteckt und abgelegen wählt, sieht sie abends auf den Dachfirsten kleine Lichtkugeln entlang laufen, auf ihr Fenster zu, bis sie dort mit leichtem Knall zerplatzen. Sie ist darüber gekränkt. Wozu der Spuk? Als sie mehrere Tage nicht erscheint und auf Klingeln nicht aufschließt, öffnet die Polizei gewaltsam. Sie sitzt wie eine Bildsäule steif aber gut gekleidet in der Mitte eines Zimmers, sehr abgemagert und schwer erschöpft. Offenbar hat sie seit langem kaum etwas gegessen. Sie bewahrt die gesellschaftlichen Formen ihres Standes und folgt wortlos den Polizeibeamten ins Asyl. Außer dem ausgeprägten Beziehungs- und Verfolgungswahn lassen sich dort keine Störungen feststellen. Grobe Sinnestäuschungen bestehen nicht.

Eine Eigentümlichkeit, von der sich der Paranoide recht lange freihält, während der Hebephrene und Katatone ihr viel schneller verfällt, ist die *Verschrobenheit*. Sie zeigt sich zuweilen nur in den Lebensgewohnheiten, öfter in der gesamten *Motorik*. Der Kranke bekommt eckige seltsame Bewegungen, die zuweilen an die unausgeglichenen Bewegungen der Pubertät erinnern. Andere, besonders Frauen, werden altjüngferlich geziert. Auch in der *Sprache* zeigen sich Seltsamkeiten. Einige sprechen besonders dann in feierlichem Pathos, wenn sie von ihren Wahnideen reden, andere bilden für gewisse Halluzinationen, unter denen sie leiden, neue Worte (Neologismen). Andere formen sich vollkommen neue Sprachen (schizophrenes Zungenreden, Glossolalie). Der Umstand, daß schizophrene Endzustände viele Jahre an diesen verschrobenen Sprachen festhalten, hat den Irrtum aufkommen lassen, es handle sich um eine Sprach*störung*. In der Tat aber braucht nur eine hochfieberhafte Angina oder sonst eine Alteration den Kranken zu treffen: sogleich legt er seine schizophrene Kunstsprache ab und spricht wieder normal. In den katatonen Erregungszuständen wiederholen die Kranken Laute ohne Sinn vielmals *(Verbigerieren)*, oder sie erneuern unendlich oft bestimmte Redewendungen oder andere Bewegungen. Zuweilen sind solche seltsam einförmige Bewegungen ursprünglich Schutzbewegungen gegen von außen kommende halluzinatorische Beeinflussungen gewesen — ähnlich wie manche Kranke stunden- und tagelang die Finger in die Ohren stecken, um die „Stimmen" abzuhalten — aber im Laufe der Jahre ist jene Schutzbewegung immer mehr und mehr gleichsam abgekürzt worden, und nun ist ein unverständliches Bewegungsrudiment als Stereotypie übriggeblieben.

Bisher wurden die groben, deutlichen Ausdruckssymptome der Schizophrenie beschrieben. Denkt man sich alles abgeschwächt und sehr viel feiner, so bleibt doch ein seltsam absurdes Bewegungsgesamt übrig, das man nicht mit Unrecht als *schizophrenen Stil* bezeichnen kann. So schwer er in Worte zu fassen ist, so deutlich drückt er sich doch gelegentlich in der Mimik-Gestik eines fremden Menschen aus, der einem in der Trambahn gegenübersitzt, oder in der Schreibweise eines Buches oder in der Form bildender Kunst. Manche Anstaltsinsassen fanden einen wohltuenden Abfluß ihrer quälenden abnormen Affekte, indem sie begannen, Kunstwerke zu produzieren. In diesen spricht sich der schizophrene Stil besonders deutlich aus (PRINZHORN). Aber auch Künstler von Beruf erleben zuweilen eine schizophrene Erkrankung und erfahren dann natürlich in ihrem Schaffen einen schizophrenen Stilwandel (z. B. van Gogh, oder in der Dichtkunst Hölderlin, Strindberg).

Der Stil ist der Ausdruck der Innenzustände des Menschen. Aus ihm, aber auch aus den Selbstdarstellungen Schizophrener erhält man Einblick in die abnorme, oft grausige Gefühlswelt der Kranken. Das Gefühl des anders sein, einzig sein, allein sein, von den anderen geschieden sein beherrscht viele Schizophrene. Oft erscheint ihnen die Welt entleert, sinnlos, öde und kalt. Manche Schizophrene haben sich ganz von der Welt und den Mitkranken abgekapselt *(Autismus)*, andere verharren zwar tagelang in ausgeprägter steifer oder schlaffer Regungslosigkeit *(Stupor)*, durchbrechen diese aber plötzlich und begehen irgendeine sinnlose Tat (Fenster hinausschlagen, Geschirr zertrümmern usw.). Solch *impulsive Handlungen* erscheinen ganz unvorhergesehen, wie denn überhaupt Schizophrene immer unberechenbar und meist unverständlich sind und handeln. Manche verharren in ausgeprägter Trotzeinstellung gegen ihre Umgebung *(Negativismus)*. Freilich ist dieser schizophrene Trotz etwas anderes als der sozusagen normale Trotz. Solche negativistische Schizophrene haben schon bei einfachsten motorischen Abläufen eine Gegeneinstellung: sie machen eine Bewegung, um sich auf einen Stuhl zu setzen und zucken im letzten Augenblick wieder zurück; sie fahren mit dem Löffel auf den Suppenteller zu, doch kehrt die Hand plötzlich um und wirft den Löffel über die Schulter. Bei den katatonen Schizophrenen sind zuweilen sog. *Echosymptome* festzustellen: wenn z. B. ein Kranker plötzlich ruft „es schneit", so reagiert im Nebenzimmer ein Katatoniker mit Schneit, schneit, schneit, schneit, schneit usw. mit anfangs lauter, dann abfallender Stimme. Auch kann eine solche Regung negativistisch gefärbt sein: vorbeiziehende Musik veranlaßt einen Teil der Kranken, an die Fenster zu eilen; ein Katatoniker springt auch aus dem Bett wie die anderen, läuft aber nach der entgegengesetzten Seite und sieht angestrengt dort auf der falschen Seite hinaus (Echolalie, Echopraxie). — Nimmt ein Kranker langfristig Haltungen ein, die ein Normaler gar nicht so lange beibehalten könnte, so spricht man von *kataleptischen Haltungen* und Stellungen; kann man ihn dabei wie eine Wachsfigur in beliebige Stellungen bringen, so nennt man das *Flexibilitas cerea.* Manche Kranke stehen in den Ecken, bis die Füße blau anlaufen; andere lassen den Speichel aus dem Munde tropfen, wieder andere schneiden ununterbrochen Fratzen *(Schnauzkrampf).*

Sind einmal derartige grobe Symptome vorhanden, so macht die Differentialdiagnose keine Schwierigkeiten. Am schwersten sind jene langsam und depressiv anfangenden Verläufe zu erkennen, die *wenig* Krankheitszeichen aufweisen. Bei ihnen klärt sich die Diagnose zwischen einer manisch-depressiven Depression und einer depressiven Hebephrenie oft erst, wenn die ersten deutlichen Verschrobenheiten oder nichtdepressiven Wahnideen erscheinen. Ebenfalls schwer zu erkennen sind die *hypochondrischen* Formen. Manche Hebephrenie wird langfristig von Kassenärzten und in Lungenheilstätten wegen allerlei unbestimmter Beschwerden behandelt; manchem Hebephrenen sind die Bauchdecken 4-, 5-, 6mal aufgeschnitten worden, um die vermeintlichen jungen Katzen herauszunehmen. Wenn der Operateur natürlich auch nicht glaubte, Katzen zu finden, so kam er doch seltsamerweise nicht auf den Gedanken, die eigenartigen Ideen könnten auf einem Gemütsleiden beruhen, und die Operation sei also sinnlos. Da aber ähnliche hypochondrische Gedanken auch bei Psychopathen erscheinen, so ist die Diagnose zwischen Psychopathie und Hebephrenie oft sehr schwer. Immer wieder sei die Mahnung wiederholt, daß sich die

Aufmerksamkeit des Arztes nicht starr auf die geklagten Symptome richte, sondern die gesamte Persönlichkeit des Klagenden ins Auge fasse. Dann wird sich eine schizophrene Charakterumwandlung meist erkennen lassen.

Viele Schizophrene leiden sehr unter ihren *Sinnestäuschungen.* Auf S. 90 wurde allgemeines über sie mitgeteilt. Optische echte Halluzinationen sind bei dieser Krankheit selten. Doch kommen szenenhafte Erlebnisse vor (den Kinobildern vergleichbar), bei denen der Kranke ähnlicher Zuschauer ist, wie bei Träumen *(oneiroide Zustände).* Sehr häufig sind die sog. *Stimmen.* Sie sagen meist Gleichgültiges oder Unerfreuliches, häufig Schimpfworte. Die Kranken erregen sich darüber nicht nur wegen der Inhalte, sondern weil sie sich durch diese Zurufe, die sie in keiner Weise abstellen können, vergewaltigt fühlen (Ichstörung). Auch Gerüche, Geschmackswahrnehmungen, Körpersensationen werden halluziniert.

Das quälende Erlebnis, nicht Herr über sich selbst, sondern Spielball fremder Gewalten zu sein, stellt sich oft auch beim Denkvorgange ein: die *Gedanken werden gemacht* oder abgezogen (siehe S. 78).

Bei den *Wahnideen* sei noch einmal daran erinnert, daß diese bei den melancholischen Manisch-Depressiven immer selbstquälerisch, herabsetzend, scheußlich, grausig, übertreibend abstrus sind (meinetwegen muß ganz Europa aussterben). Bei den Schizophrenen werden die Wahnideen oft gleichgültig, zuweilen amüsiert, manchmal überlegen lächelnd, oft zornig polternd, zuweilen entrüstet vorgebracht. Imaginäre Röhrensysteme von Berlin her, auf Dächern einherrollende Elektrizitätsstrahlen, durch die Wände durchsickernde Giftströme, in den Darm hineingewanderte Kristallsplitter u. dgl. kommen nur bei Schizophrenie vor. Eher könnten die schizophrenen Wahnbildungen mit jenen bei Paralyse verwechselt werden, doch schützen vor solchem Irrtum die dort noch zu besprechenden Körperbefunde. — Die leichten, kaum als Wahnideen zu bezeichnenden Beziehungsgedanken, die bei manchen Psychopathen vorkommen (psychopathische Paranoia oder besser paranoide Psychopathie), beschränken sich meist auf leichte, gerade noch einfühlbare Sachverhalte: alle Leute sehen nach mir hin, man hat mich bei der Beförderung schon zweimal übergangen, man hat mir weniger Entschädigung gezahlt als anderen (querulatorische Psychopathie, s. S. 104).

Eine *Paranoia* (Wahnerkrankung) eigener, nicht schizophrener Art wird heute nicht mehr anerkannt.

C. SCHNEIDER hat neuerdings beobachtet, daß sich gewisse schizophrene Symptome zu Symptomverbänden zusammenschließen, und daß diese Verbände sich in bestimmter Weise folgen und so einen Hinweis auf das jeweils vorliegende Stadium des schizophrenen Krankheitsprozesses geben. Doch bedürfen diese Hypothesen noch der Nachprüfung.

Die Schizophrenie kann in allen Lebensaltern bis etwa zum 55. Jahre ausbrechen. Freilich entsteht sie in der Kinderzeit sehr selten, in dem Zeitraum vom 15. bis zum 25. Lebensjahr recht häufig, dann wieder seltener. Vom 45. bis zum 55. Lebensjahr erscheint das Leiden — besonders bei Frauen — wieder häufiger, nimmt aber hier meist eigenartige paranoische Bilder an. Bei diesen, meist einsam und beschäftigungslos lebenden Personen stehen Bestehlungsideen und andere Wahngedanken im Vordergrund. Diese *Spätschizophrenie* wird auch als *Involutionsparanoia* bezeichnet. Auch der sog. *präsenile Wahn* gibt ein ganz ähnliches Bild.

Wenn der erste Schub des schizophrenen Leidens in früher Jugend einsetzt, kommt es meistens von selbst zu weitgehender Besserung (sog. *Spontanremission*). In ihr erscheinen die Betroffenen oft für Fremde unauffällig, und nur der gute Bekannte — nicht die Eltern, denn sie *wollen* keine Einbuße bemerken — spürt die leichte Abnahme der Frische, Unmittelbarkeit, Eigenanregbarkeit. Nach der zweiten Attacke bleiben meist schon deutlichere Beeinträchtigungen der Gesamtpersönlichkeit zurück. Mancher Krankheitsverlauf vollzieht sich in abgegrenzten Schüben, andere, besonders die stillen, hebephrenen Formen verlaufen chronisch. Schließlich ergibt sich hier wie dort ein verödeter *schizophrener Endzustand*.

Man vermeide den Ausdruck der *schizophrenen Reaktion*. Er ist doppeldeutig. Meint man damit, daß ein äußeres Erlebnis eine schizophrene Erkrankung als Reaktion zur Folge hat, so ist eine solche Auffassung unrichtig: die Schizophrenie ist eine *endogene* Erkrankung. Nur bei schon bestehender latenter Schizophrenie kann eine seelische Erschütterung die Symptome wieder aufflakkern lassen. Höchstens eine solche Verschlimmerung eines schon beruhigten Leidens durch ein Außenerlebnis ließe sich als schizophrene Reaktion bezeichnen. Der Krieg 1914/18 hat die Zahl der Schizophrenen nicht vermehrt.

Es ist nichts Sicheres davon bekannt, ob die *Verbreitung der Schizophrenie* in den verschiedenen Kulturstaaten oder in den deutschen Ländern verschieden ist. In der Schweiz soll ihre relative

Zahl größer sein. Der *Körperbau* der Schizophrenen ist uneinheitlich. Ein beträchtlicher Teil der Kranken — bei Frauen sind die Typen weniger ausgeprägt — hat den leptosomen (asthenischen) Typus, doch kommen auch sehr viel unausgeprägte und athletische Körper vor. Pykniker finden sich relativ selten, doch schwanken die Zahlen innerhalb der deutschen Landschaften.

In jenen Jahren, in denen die Schizophrenien gemäß dem Gesetz sterilisiert werden mußten, gewöhnte sich ein großer Teil der Ärzte an, an Stelle der Schizophrenie eine schizoide Psychopathie zu diagnostizieren. Diese brauchte nicht angezeigt zu werden. So hat sich diese Diagnose leider sehr verbreitet. Forscht man genauer nach, so sind die große Mehrzahl der schizoiden Psychopathen leichte oder in der Remission befindliche Schizophrene. Auch bei den wenigen übrig bleibenden Schizoiden, einsamen, gesellschaftfeindlichen, leicht verschrobenen Käuzen, ist der Verdacht sehr ernst, daß das schizophrene Leiden noch bei ihnen ausbrechen wird. Sie sind also Vorstufen der Erkrankung.

Die häufig gestellte Frage, ob denn eine Schizophrenie ganz ausheilen könne, läßt sich dahin beantworten, daß nach dem ersten, oft sehr leicht und kurz verlaufenden Schub eine so gute Wiederherstellung einsetzen kann, daß kaum die Angehörigen, geschweige denn Freunde etwas Auffälliges merken. Theoretisch kann der zweite Schub ausbleiben, so daß man dann also von einer Heilung sprechen könnte. In den allermeisten Fällen kommt aber der zweite Schub, und hernach bleibt dann eine deutlich merkbare Einbuße zurück (Heilung mit Defekt). Ein junger Philologe erlitt mit 26 Jahren einen mehrtägigen Anfall von wahnhaft ratloser Verworrenheit und Erregung, sicher schizophrener Art. Er gesundete, nahm aber seinen Beruf nicht wieder auf, sondern hungerte jahrelang, dürftig von Privatstunden lebend, bis er eine Frau fand, von der er sich dann ohne Bedenken ernähren ließ. Er blieb aber bis zu seinem 74. Lebensjahr weltoffen und nicht verschroben, seinen Neigungen lebend.

Die *Tätigkeit des Arztes* wird sich bei der Schizophrenie darauf beschränken müssen, die Auswirkungen der Krankheit nach außen hin möglichst einzuschränken, d. h. die soziale Existenz zu erhalten. Bei leichteren Fällen wird ein kundiger Arzt zusammen mit einer verständigen Familie diese Aufgabe leisten können. Bei schwereren Fällen kommt es zur Anstaltsbehandlung. In den Heilanstalten ist das ganze Streben des Pflegepersonals und der Ärzte darauf gerichtet, die Kranken nicht autistisch in sich versinken zu lassen, sondern an der Arbeit zu halten. Selbst wenn der Arbeitsnutzen anfangs gering ist, so hindert die Arbeitstätigkeit den Kranken am sozialen

Verfall. Arbeit, vor allem Arbeit in der Gemeinschaft, *fordert* etwas von den Mitarbeitenden. Die Erfüllung dieser Forderung bedingt Konzentration, Ordnung der einzelnen Abläufe, regelmäßiges Aushalten usw., alles Momente, die den Zerfall, die Unordnung aufhalten. Die menschlich abschreckenden, bedauernswerten schizophrenen Endzustände, die ein großer Teil der heutigen Irrenanstaltsinsassen zeigt, sind Kunstprodukte der Anstalt, entstanden durch die Einschließung ohne Arbeitszwang. Wird die Arbeitstherapie in Zukunft in die Mehrzahl der Heil- und Pflegeanstalten einziehen, so wird die Zahl dieser beklagenswerten Menschen immer mehr schwinden. Sie wieder in die gesellschaftliche Gemeinschaft und in den Arbeitsprozeß einzubauen, ist die vornehmste Aufgabe aller Irrenärzte. Neuerdings mehrt sich die Hoffnung, an das schizophrene Leiden auch durch Körperbehandlungen herankommen zu können. Länger fortgesetzte hohe Insulin- (SAKEL) oder Cardiazolgaben (VON MEDUNA), am besten in der Vereinigung des Insulinschocks mit dem Cardiazolkrampf (MAX MÜLLER, VON BRAUNMÜHL) ergeben oft überraschende Besserungen, ja Heilungen. Es ist zuweilen geradezu erstaunlich, wie ein schwer Stuporöser oder Erregter durch 5 bis 6 Cardiazolspritzen in einen zugänglichen unauffälligen Menschen verwandelt wird. VON BRAUNMÜHL gibt 1942 41% als vom Anfall geheilt, 36% als gebessert an. Auf die Einzelheiten der Kur, die in den Händen Kundiger bleiben muß, kann ich hier nicht eingehen. Inwieweit die Kur das Gesamtleiden *dauernd* beeinflußt, muß noch offen bleiben. In neuester Zeit wird an Stelle des Cardiazols vielfach Azoman oder der Elektroschock verwendet.

Über den Zusammenhang von Außenerlebnis und Krankheitsverlauf, über die Geschäftsfähigkeit, Zurechnungsfähigkeit, Erwerbsfähigkeit wird das Kapitel der Begutachtung handeln.

Es gibt vereinzelte Fälle echter, erworbener Psychosen, deren Symptome sich in keines der üblichen bekannten Krankheitsbilder recht einordnen lassen. Sie sind sehr wechselnd und vielgestaltig und kommen besonders bei Semiten vor, so daß manche Autoren sie direkt als Judenpsychosen bezeichnen. Andere nennen sie „degeneratives Irresein", doch ist dieser Ausdruck schon wegen der Unklarheit des Degenerationsbegriffs besser zu meiden.

c) Genuine (idiopathische) Epilepsie.

Die Epilepsie ist in erster Linie ein *Krampfleiden*. Der große motorische Anfall bestimmt das Bild. Bei der Wichtigkeit der Unterscheidung von organischen (epileptischen) und psychogenen (hysterischen) Anfällen seien die unterscheidenden Merkmale hier in einem Schema zusammengestellt. Die erste Frage, die sich der Arzt bei *jedem* Anfall stellt, laute: *organisch oder psychogen?* Erst wenn das erstere bejaht ist, schließt sich sogleich die zweite Frage an: *wenn es ein organischer Anfall ist, welches Leiden liegt ihm dann zugrunde?*

Schema der Anfallsdiagnose (s. S. 49).

Anfälle	psychogen	organisch
Ursache	Schreck, Ärger, Streit	von selbst
Anfallsbeginn .	oft allmählich, nie aus dem Schlaf heraus	immer plötzlich, zuweilen mit *einem* Schrei, oft mitten im Schlafe
Aussehen	selten blaß, oft rot, schwitzend	häufig fahl, blaß oder blau
Krämpfe	nie halbseitig unleidlich, strampelnd, wechselnd	elementar, sinnlos, einförmig an Ort und Stelle
Einnässen	äußerst selten	sehr häufig
Zungenbiß . . .	äußerst selten	sehr häufig
Verletzungen . .	meist harmlos	oft schwer
Dauer	Minuten bis Stunden	Sekunden bis zu wenigen Minuten
Reflexe	Babinski negativ, Pupillen reagieren meist auf Licht	Babinski oft positiv, Pupillen oft starr
Bewußtlosigkeit	nur teilweise, traumhaft	vollkommen
Rückerinnerung	meist lückenhaft	ganz aufgehoben

Eine Hystero-Epilepsie gibt es nicht. Dagegen kommt es vor, daß einzelne Epileptiker neben ihren organischen auch psychogene Anfälle haben.

Manche Kranke spüren das Nahen des Anfalls an kurzen Vorzeichen (Aura): Die einen bekommen einen ängstlichen Druck in der Magengegend, andere Rot- oder Kleinsehen, andere einen schmerzhaften Stich durch den Kopf, andere ein Glücks- oder Angstgefühl. Manche vermögen sich dann gerade noch zu setzen oder sich hingleiten zu lassen, andere stürzen wie vom Blitz getroffen zusammen. Zuweilen läuft ein Kranker plötzlich noch einige Schritte vorwärts, ehe er stürzt. Ein durchdringender Schrei ist nicht selten. Dann beginnt eine Streckphase (tonischer Teil des Anfalls, mit Atemstillstand und Blauwerden), schnell löst sich die Starre, und ein einförmiges Krampfen der Glieder beginnt mit Schäumen und Stöhnen oder Röcheln. Die Augen sind nicht selten verdreht, die Pupillen oft starr (im Anfall nicht leicht zu prüfen). Auf äußere, auch stärkere Reize reagiert der Anfällige nicht oder wenig. Er ist tief bewußtlos. Verletzungen im Sturz sind oft schwer, Zungenbiß recht häufig. Einnässen begleitet eine große Zahl der organischen Anfälle, es ist oft das einzige Anzeichen der nächtlichen Anfälle. Zuweilen versichert ein Epileptiker aus voller Überzeugung, noch niemals einen Krampfanfall gehabt zu haben, während die Ehefrau nächtliche Anfälle bestätigt. Ist ein BABINSKIsches Symptom vorhanden, so beweist es sicher die organische Natur des Anfalls (nicht umgekehrt!) außer bei Säuglingen. Nach dem (meist kurz dauernden) Anfall verfallen manche Epileptiker erschöpft in Schlaf, andere arbeiten weiter.

Die Entscheidung, ob ein organischer Anfall diesem oder jenem Leiden angehört, kann in den seltensten Fällen aus der Art des Anfalls selbst heraus erfolgen. Nur dann, wenn sichere *Herderscheinungen des Gehirns* deutlich werden, deuten die Anfälle eben auf eine solche Herderkrankung hin. Daß ein organischer Anfall halbseitig anfängt, ist auch bei allgemeiner Epilepsie häufig und beweist keine Herderkrankung. Die allerersten Zuckungen finden nicht selten nur um den *einen* Mundwinkel statt, der Kopf wird nach der *einen* Seite gezogen, und erst dann beginnen sich die Krämpfe am Körper auszubreiten. Bleiben sie aber auf eine Muskelgruppe, oder eine Gesichtshälfte, oder ein Glied, oder eine Körperhälfte einige Zeit oder dauernd beschränkt, und kann diese Beobachtung bei jedem Anfall wiederholt werden, so wächst die Wahrscheinlichkeit, daß es sich um einen Hirnherd handelt, dessen Erregung gerade diese Muskelgruppe in Krämpfe versetzt (JACKSON-*Epilepsie*). Solche Herde können durch eine Thrombose eines Hirngefäßes, eine Blutung, eine Geschwulst, ein Gumma, ein umschriebenes Trauma, einen Hirnschuß gesetzt werden. Es kommt vor, daß dieser Herd so isoliert gereizt wird, daß der Kranke nicht das Bewußtsein verliert, sondern seinem eigenen Anfall zusehen kann (s. S. 49). Auch eine stets gleichbleibende sensible, optische oder akustische Aura kann Hinweise auf einen Herd geben.

In den meisten Fällen sind aber die Krämpfe über beide Körperseiten ausgedehnt, ohne daß man aus ihrem Ablauf diagnostische Hinweise entnehmen kann. Die Untersuchung des Körpers *nach* dem Ablauf des Krampfes muß dann Aufklärung bringen. Isolierte neurologische Symptome können auf bestimmte neurologisch-cerebrale Erkrankungen hinweisen (Entzündungen, Tumor), die sog. sicheren Symptome der Paralyse lenken die Diagnose; Urinbefunde verraten einen Diabetes oder ein Nierenleiden, bei denen die allgemeine Körpervergiftung die Anfälle erzeugt. Ein Schädeltrauma wird auch dann als ein wichtiges Moment in die Erwägungen der Differentialdiagnose einbezogen werden, wenn es lange Jahre zurückliegt. Denn man weiß, daß eine Revolverkugel im Hirn, eine alte Hirnnarbe, besonders eine Verwachsung von

Hirnsubstanz mit der Dura, auch eine alte Operationsnarbe dieser Art, ein in Erweichung übergehender Blutungsherd usw. auch nach langer Zeit (durch Narbenschrumpfung) einen Reiz erneut setzen und dadurch lokalisierte oder allgemeine Krämpfe auslösen können. Erst wenn die genaueste Körperuntersuchung gar nichts Positives ergibt, wenn eine genaue Anamnese gar keine Hinweise bringt, wird man sich zu der Diagnose einer *idiopathischen, genuinen Epilepsie* entschließen dürfen. Besonders schwierig ist ihre Abgrenzung von der (nicht so seltenen) Tetanie, die neben den S. 24, 51, 65 angegebenen Symptomen auch große generalisierte Anfälle erzeugen kann. Für Tetanie sprechen: graciler Körperbau, mangelnde Stammbehaarung, Zahnanlageanomalien, Schichtstar (sog. Reiterchen), Blutkalk unter 9,6 mg %, Erscheinen tetanischer Symptome bei Hyperventilation, Fehlen der epileptischen Charakterveränderung. — Sind nur kleinere, leichtere Anfälle zu beobachten, so erwäge man, ob vielleicht nur synkopale Anfälle auf Grund von Gefäß- und Herzstörungen vorliegen. Sie können, zumal in den subjektiven Begleiterscheinungen, recht vielgestaltig sein. — Selten wird auch einmal eine Spontanhypoglykaemie mit Anfällen zu beobachten sein.

Die Ventrikelaufblasung, die *Encephalographie,* vermag nur dann die Diagnose zugunsten der exogenen Form zu entscheiden, wenn die Befunde sicher pathologisch, insbesondere die rechts-links Verschiedenheit der Ventrikel *sehr* deutlich sind. — Es gibt also folgende Epilepsien:

I. Eingeborene, konstitutionelle, *genuine, idiopathische Epilepsie,* bei der freilich die Symptome nicht etwa alsbald nach der Geburt zu erscheinen brauchen, sondern in allen Lebensaltern bis etwa zum 35. Lebensjahr einsetzen können, am häufigsten in der Pubertät.

II. *Symptomatische Epilepsie,* bei der ein anderes Grundleiden bekannt ist (erworbene Form), und zwar

a) toxische Epilepsie, — b) traumatische Epilepsie, — c) Epilepsie bei Hirnleiden und Hirnherden.

Mit fortschreitender Wissenschaft wird die Zahl der genuinen Epilepsien immer kleiner. Man kennt mehr und mehr Fälle, bei denen man jahrelang vom Bestehen einer genuinen Epilepsie fest überzeugt war, bis neurologische Symptome oder später die Sektion ein langsam gewachsenes Gliom aufdecken. Je nachdem das Gehirn selbst die Ursache des Leidens birgt oder nur in Mitleiden gezogen wird, kann man auch unterscheiden:

I. Cerebrale Epilepsie; a) endogen, — b) exogen.

II. Toxische Epilepsie; a) endogen, — b) exogen.

Häufen sich die Anfälle schnell hintereinander, so kommt es zu einer Anfallserie oder zu einem *Status epilepticus,* der immer lebensbedrohend ist. Bei allen den angeführten Formen der Epilepsie können sich sog. *Ersatzanfälle* (Äquivalente) einstellen. An die Stelle eines großen motorischen Anfalls (grand mal) tritt dann ein kurzes Zucken der Glieder oder ein schnelles Erbleichen und Verzerren des Gesichtes *ohne* Sturz. Man nennt einen solchen kleinen, 2—5 Sekunden dauernden Anfall, ein *petit mal.* Oder es bleiben sogar die motorischen Zuckungen weg, und der Gedankengang und die Bewußtseinshelle wird nur durch ein Abreißen des Fadens und kurze Trübung (*ohne* Sturz) unterbrochen. Hierfür hat sich der französische Name „*Absence*" eingebürgert. Ist der Betroffene gerade beim Sprechen, so stockt er wenige Sekunden oder murmelt Unverständliches, dann spricht er weiter, als wenn nichts gewesen wäre. Vielleicht gleitet ihm etwas, was er gerade in der Hand hielt, heraus (kein Einnässen). Noch leichtere Äquivalente bestehen in kurzem Schwindel und in Ohnmachten. Die Häufigkeit, also der Rhythmus der Anfälle ist äußerst verschieden. Manche Kranke haben auch ohne Arzneien im ganzen Leben nur wenige Anfälle gehabt, andere haben fast täglich einen. Auch *seelische Erscheinungen* können an Stelle des Krampfes treten. Es sind die sog. seelischen Äquivalente, die sich vorwiegend in endogenen (unmotivierten) Verstimmungen gereizter, zorniger Art äußern. Bei Kindern drängen sie zum *impulsiven Fortlaufen (Poriomanie),* das grundlos einsetzt und sich auf wenige Stunden erstreckt. Beim Manne — Frauen sind eigenartiger Weise viel seltener an diesen endogenen Verstimmungen beteiligt — kommt es zuweilen zum *Quartalssaufen,* der *Dipsomanie,* einem elementaren, triebartigen, durchaus nicht lustigen, sondern gequält zwangshaften Trinken. (Keineswegs alle Dipsomanen sind Epileptiker). Verhängnisvoller wirkt sich eine solche triebhafte Verstimmung aus, wenn sie zum *pathologischen Rausch* führt (s. unter Alkoholismus S. 142). Am vielgestaltigsten sind jene seelischen Äquivalente, die sich als *Dämmerzustände* äußern, dysphorische Verwirrtheitszustände, die oft zu schweren Gewalttaten führen, und von Amnesie gefolgt sind.

Man ist wissenschaftlich darüber noch unklar, ob die schwere *Wesensveränderung,* die sich bei vielen Epileptikern einstellt, an die Häufigkeit der Anfälle selbst gebunden ist. Es gibt in der Tat wenig Epileptiker, die zahlreiche Anfälle erleiden und dennoch frei von der erwähnten Umwandlung bleiben. Diese — sie hat alle Grade — besteht in Schwerfälligkeit, langsamer Auffassung, Umständlichkeit, mühsamer weit ausholender sprachlicher Formulierung, Entschlußunfähigkeit, sog. Klebrigkeit, Frömmelei. Allmählich leidet auch das Gedächtnis Not, und schließlich kommt es zu der oben geschilderten *epileptischen Demenz* (s. S. 88). —· Die große Mehrzahl der Epileptiker ist — wenigstens zeitweise — alkoholintolerant.

Die *geographische Verbreitung* der idiopathischen Epilepsie ist — wenigstens in den Ursachen — noch wenig aufgeklärt. Norwegen soll z. B. nur halb soviel (relativ) Epileptiker haben als Schweden. In Holland soll ein Epileptiker auf 300—350 Einwohner fallen. Die Aufnahmezahlen der Epileptiker innerhalb der Gesamtaufnahmen einer psychiatrischen Klinik schwanken in Deutschland etwa zwischen 3 und 6%. Die Abhängigkeit des Anfallsrhythmus von dem Luftdruck, der Luftelektrizität, dem Mond, der Jahreszeit, der Hitze usw. sind wissenschaftlich viel erforscht worden, ohne daß eindeutige Ergebnisse vorliegen.

Die große Schwierigkeit, aus der Gesamtzahl der Epilepsien die wirklich idiopathischen herauszuschälen, hat es bisher auch verhindert, zu sicheren Zahlen über die *erbliche Belastung* der genuinen Kranken zu kommen. K. CONRAD fand nur bei 6 bis 8% der Kinder von genuin epileptischen Elternteilen das gleiche Leiden. RÜDIN gibt an, daß 10% der Kinder von Epileptikern wiederum epileptisch sind.

Die verschiedenen Arten des epileptischen Leidens lassen die Frage nach der *Ursache des einzelnen Anfalls* auftauchen. Man weiß aus den Erfahrungen der Chirurgen, die das operativ freigelegte Hirn während eines Anfalls beobachten konnten, daß auf einen kurzen maximalen Gefäßkrampf eine maximale Erschlaffung (venöse Stase) folgt. Worin aber gerade die Ursache dieses Gefäßtonuswechsels besteht, das ist die Frage, die heute von der Wissenschaft noch sehr verschieden beantwortet wird. Die subtilsten Untersuchungen über den Chemismus und den Wasserhaushalt des Körpers während des Anfalls haben jeweils zu Ergebnissen geführt, die für eine kleine Gruppe von epileptischen Fällen, niemals aber für die Gesamtheit gelten.

Auch die Frage nach dem *anatomischen Befund* bei alten Epileptikern, zumal solchen, die im Status epilepticus starben, läßt sich bisher nur dahin beantworten, daß häufig, nicht immer, eine besondere Schädigung des histologischen Baues des Ammonshorns und der PURKINJE-Zellen im Kleinhirn nachweisbar ist, daß aber

diese Schädigung die an sich empfindlichsten Stellen des Zentralnervensystems trifft und daher für Epilepsie wohl *nicht* patho-
gnostisch, sondern sekundär ist.

Die *Behandlung* der Epilepsie ist selbstverständlich erst auf der
Entscheidung aufzubauen, welche Art der Epilepsie vorliegt. Bei
allen symptomatischen Formen muß natürlich das Grundleiden
zweckmäßig behandelt werden. Bei der genuinen Art kommt man
in der einfachen Praxis in vielen Fällen durchaus mit dem billigen
Brom aus. Zeigt sich eine starke Bromacne oder verträgt ein
Kranker sonstwie das Mittel schlecht, so greife man zum *Luminal*
(oder Prominal). Für beide Mittel gilt, daß man sich durchaus
individuell dem einzelnen Kranken anzupassen hat. Bei häufigen
Anfällen beginne man mit 4,0 Brom oder 0,2 Luminal täglich und
beobachte den weiteren Anfallsverlauf, um je nachdem mit dem
Mittel zu steigen oder zu fallen. Über 0,3 Luminal täglich wird
man kaum je hinausgehen; beim Brom wird die Grenze etwa bei
6,0 (selten!) liegen. Man erwarte aber keineswegs einen raschen
Erfolg. Man wird, wenn man die erste oberflächliche Orientierung
über die Reaktion des einzelnen epileptischen Organismus auf das
Mittel gewonnen hat, erst nach sechs Wochen vermehren oder
vermindern und so in monatelanger Beobachtung herausfinden,
welche Menge des Mittels gerade noch ausreicht, um die Anfälle
ganz zu unterdrücken oder sehr selten zu halten. Man sei mit dem
Aufhören des Mittels *sehr* vorsichtig, man kann und soll es unter
Umständen jahrelang geben. Auch plötzliche tageweise Unter-
brechungen des Mittels — etwa durch die Unvernunft des Kranken oder seiner Angehörigen — sind gefährlich. Man bedenke, daß
Brom und Luminal leider nur die Anfälle, nicht das Leiden bekämpfen. Schon das ist ein großer Vorteil, da das Seltenerwerden
oder Wegbleiben der gefährlichen und störenden Krämpfe den
Kranken hebt und sozialisiert. Prominal zu verwenden empfiehlt
sich, wenn Luminal aus irgendwelchen Gründen nicht vertragen
wird oder nicht wirkt. Die in der allgemeinen Praxis verordneten
Luminalgaben sind meist zu hoch. In den seltenen Fällen, in
denen die Absencen oder gar die psychischen Äquivalente überwiegen, nützen die genannten Mittel nichts. In einem schweren epileptischen Dämmerzustand greife man unbedenklich zum Scopolamin (s. S. 163). Im gepflegten Haushalt wird man das Kochsalz
stark einschränken. Vorwiegend vegetarische Lebensweise (*nicht*
reine Rohkost) tut den meisten Anfallskranken gut. Viel Aufent-
halt in freier Luft und gelinde Kaltwasserprozeduren werden vom
Epileptiker meist angenehm entspannend erlebt. Es empfiehlt sich
bei allen Anfallskranken, die monatlich mehr als einen Anfall

haben, ein bis zweimal im Monat eine starke Abführung einzuschalten (regelmäßig). Beim Status epilepticus hilft oft ein kräftiger Aderlaß. -— Daß Epileptiker nicht schwimmen und am Gerät turnen, nicht neben Treibriemen oder an gefährlichen Maschinen (Kreissäge) arbeiten, nicht aufs Gerüst oder Dach gehen dürfen, ist selbstverständlich. Ihre Pedanterie und Sorgfalt läßt sich für manche Berufe (Gärtnerei, Schreibstube) sehr wohl nützlich verwerten. Alle Geheimmittel meide man, doch wird der Facharzt in allen Fällen. die weder auf Brom noch Luminal ansprechen sollten, noch manchen guten Rat wissen. Die Therapie der Epilepsie ist eine dankbare Aufgabe, wenn sich der behandelnde Arzt unschematisch denkend darum bemüht. Eine chirurgische Behandlung kommt nur bei sicher gestelltem fokalen Typus der Anfälle (JACKSON) in Betracht. Handelt es sich um eine Narbenepilepsie nach Schuß oder anderem Trauma, so kann auch nach längerer Zeit die störende Narbe durch den Fachchirurgen herausgeschnitten und der Duradefekt durch ein Fascienstück kunstgerecht gedeckt werden. — Jeder Epileptiker meide Alkohol.

Zuweilen wird der Arzt auf die „gehäuften kleinen Anfälle" (Pyknolepsie) bei Kindern oder Jugendlichen stoßen. Er sieht dann keine großen, sondern nur 20—50 kleine und ganz kleine Anfälle im Tag. Das Wesen dieser Störung und ihre Prognose ist noch ungewiß. Keineswegs alle, aber sicher manche dieser Fälle gehen in echte Epilepsie über. Ähnliches gilt von der anfallsartigen Schlafsucht (Narkolepsie). Mitten in irgendeiner Tätigkeit (z. B. auch im Gehen) versinkt der Kranke in Schlaf, zuweilen für wenige Minuten, zuweilen für Stunden. Dabei bleibt er manchmal stehen, stürzt nicht wie im epileptischen Anfall hin, sackt aber zuweilen in sich zusammen. Gelegentlich kommt dieser plötzliche Tonusverlust auch ohne Schlaf vor (Kataplexie). Besonders bei plötzlichen Affekten, zumal beim Lachen setzt solche Erschlaffung der Glieder (meist mit Zusammenkrümmung bauchwärts) schlagartig ein (sog. Lachschlag), meist ohne Bewußtseinsverlust. Die klinische Stellung der Narkolepsie ist nicht einheitlich und noch nicht vollkommen geklärt. Man hat sie bei der Encephalitis lethargica, nach Schädeltraumen, bei Hirntumoren, aber auch bei der idiopathischen Epilepsie beobachtet.

Besonders vorsichtig sei man mit der Diagnose der endogenen Epilepsie bei kleinen Kindern. Deren generell größere Krampfbereitschaft führt schon bei fieberhaften Erkrankungen, Magen-, Darm- und Stoffwechselstörungen zuweilen zu Krämpfen. Die sogenannte Spasmophilie der Kinder gilt manchen Autoren als eine Avitaminose. Auch durch Gefäßinnervationsanomalien werden gelegentlich Krämpfe ausgelöst (MOROS Angiolepsie). Ein im Einschlafen einsetzendes, oft langdauerndes Hin- und Herwiegen des Kopfes oder ganzen Oberkörpers, zuweilen mit kräftigem Anschlagen gegen die Bettlade, hat mit Anfällen nichts zu tun; es ist zwar causal nicht aufzuklären aber harmlos.

Eine eingeborene allgemeine Krampfbereitschaft ist nicht erwiesen.

2. Zusammenwirken exogener und endogener Faktoren.

a) Arteriosklerose und Senium.

Ob die Tatsache des frühen oder späten Altwerdens mehr mit Anlagemomenten oder Außeneinflüssen zu tun hat, ist selbst von Fall zu Fall schwer entscheidbar. Die ersten Anzeichen, über die der Alternde klagt, sind das Schlechterwerden des Namensgedächtnisses. Oben bei der Schilderung der mnestischen Demenz ist hierauf schon hingewiesen worden (s. S. 80 u. 88). Aber neben der geistigen Altersschwäche kommen auch echte senile Psychosen vor.

Die *Presbyophrenie* ist ein leichtes KORSAKOWsches Syndrom. Schlechte Merkfähigkeit, Desorientierung, Konfabulationen. Ein solches altes Mütterchen hat keine Ahnung, wo sie ist, und wer die Personen ihrer Umgebung sind; auch alles Vor- und Nacheinander der Zeit ist ihr abhanden gekommen. Aber sie redet ganz munter und doch vollkommen leer darauf los: sie sei gestern auch schon dagewesen und habe gesagt, daß man es anderswo kaum schöner haben könne; man müsse sich nur immer nach der Decke strecken und daran festhalten, daß der Krug so lange zu Wasser geht, bis er bricht. Aber Recht müsse immer Recht bleiben usw. — In schweren Fällen kommt es zum *senilen Delirium,* in dem der Kranke ganz in sich versunken nur noch in den Bettstücken herumgreift und auf dem Fußboden herumkriecht. Zuweilen machen sich die ersten Anzeichen seniler Verwirrtheit nur in den Abendstunden bemerkbar: die hereinbrechende Dunkelheit ändert das Aussehen der Gegenstände ein wenig, und das genügt schon, um diese alten Leute zu desorientieren. In einzelnen Fällen kommen auch manische oder melancholische Zustandsbilder im Greisenalter bei Personen vor, die bisher im Leben niemals manisch-depressive Anfälle erlebten.

Die senile Verödung des Gehirns — auch das histologische Bild der Hirnrinde zeigt diese Verödung an Zellelementen, zudem ist die Rinde oft auch makroskopisch verschmälert — betrifft nicht immer alle Regionen des Hirns gleichmäßig. Dadurch können Herderscheinungen entstehen, wie Aphasie, Apraxie u. dgl.

Es gibt eine *präsenile* Demenz, die sich schon im 5. bis 6. Jahr zehnt bemerkbar macht. Als ALZHEIMER*sche Krankheit* bezeichnet man eine seltene, äußerst schwere präsenile Verblödungsform in den 40er Jahren mit epileptiformen Anfällen, Iteration, Logoklonie, später Stummheit. (Anatomisch: Ganglienzellfibrillenerkrankung, Drusen in der Rinde, Atrophie des Gehirns.) Nach dem Namen des Prager Psychiaters PICK benennt man eine jenseits des 40. Lebensjahres erscheinende, umschriebene Degeneration und Verödung gewisser Gehirnteile, hauptsächlich des Stirnhirns und einiger Schläfenrindenteile. Die klinischen Symptome sind sehr mannigfaltig. Der geistige Verfall ist schnell und schwer.

Man lasse sich durch den Anblick der weiß gewordenen Haare nicht immer von vornherein die senile Störung suggerieren. Es gibt auch vereinzelte progressive Paralysen jenseits des 55. Lebensjahres. Deren körperliche Symptome ergeben dann die richtige Diagnose, nur darf man nicht vergessen, nach ihnen zu suchen! Senile Pupillen sind meistens eng.

Weniger wichtig ist die Abgrenzung der senilen Störung gegen die *arteriosklerotische* Demenz. Bei der Mehrzahl der Fälle wird diese mit einer allgemeinen Arterienverkalkung am ganzen Körper einhergehen. Oft gesteigerter Blutdruck: bei Schrumpfniere Albuminurie. Doch kommen auch isolierte Hirnarterienverödungen vor. Der Beginn der Hirnarteriosklerose ist oft sprunghaft: Plötzliches Versagen bei seelischen Anstrengungen, plötzliche und schnell vorübergehende, fast deliriöse Verwirrtheiten. So geht etwa ein solcher Kranker ans Telephon und macht eine geschäftliche Bestellung, ohne die Nummernscheibe zu drehen. Der arteriosklerotische geistige Verfall wird sich von der senilen Verödung nur dann deutlich abgrenzen lassen, wenn *Herderscheinungen* auf umschriebene Gefäßverödungen oder Infarkte oder Blutungen hinweisen. Der gewöhnliche *Schlaganfall,* symptomatisch meist eine Halbseitenlähmung, erfordert vom Arzt stets eine Reihe praktischer Maßregeln: Kontrolle der Blase des bewußtlosen Kranken (Katheterisieren!), — Verhinderung der Essensdarreichung im Beginn (Verschluckungsgefahr durch Halbseitenlähmung der Schlundmuskulatur!) und große Vorsicht dabei in der Folge, — Mundpflege des hilflosen Kranken, — keine Gespräche mit sprachgelähmtem Kranken (Hirnherd links bei aphasischen Störungen!), denn die ihm bewußte Unfähigkeit, klar zu sprechen, erregt den Kranken, macht ihm vielleicht einen roten Kopf und setzt dadurch die Gefahr der Nachblutung! — Verhinderung des Aufliegens!

Zuweilen kommt es auch zu ganz leichten „Schlaganfällen", in denen der Betroffene nicht stürzt, sondern nur einige verworrene Worte lallt, sich etwa ratlos über das Gesicht streicht, oder ein paarmal am Tisch die Decke glättet. Dann hat er sich wieder gefunden, und der Anfall hinterläßt keine Folgen.

Zuweilen sind heftige Kopfschmerzen, Schlaflosigkeit, Schwindel, Vergeßlichkeit die ersten Anzeichen der Arterienverödung. Auch heftige — cerebral bedingte — Körperschmerzen kommen vor, ohne daß sich an den betroffenen Körperteilen der mindeste abnorme Befund feststellen läßt. Man kann — besonders im Beginn des Leidens — eine Jodkalikur versuchen in der Hoffnung, weiteren seelischen und körperlichen Verfall aufzuhalten.

Es gibt noch mehrere Erkrankungen des höhern Alters, deren Natur noch nicht völlig aufgeklärt ist, und deren Symptome sich wohl hauptsächlich aus der gestörten Funktion jener Hirnteile ableiten lassen, wo der Krankheitsprozeß vorwiegend angreift.

b) Geistesstörung bei Paralysis agitans (Parkinsonscher Krankheit).

Erkrankung des pallido-striären Systems (Substantia nigra). Allgemeiner *Rigor* (S. 47) der Muskelkatur. Gebückte, starre Haltung, maskenartiges Gesicht, Zittern und Schütteln der Extremitäten, Pfötchenstellung, Pillendrehen (S. 39), Propulsion, Lateralpulsion und Retropulsion (S. 44), Mikrographie (S. 35). Quälende Parästhesien. — Die Entstehung des Leidens ist anlagebedingt.

Die Intelligenz leidet meist wenig. Dagegen kann es zu hypochondrischer Depression oder paranoischer Beeinträchtigung und großer Reizbarkeit kommen.

Der PARKINSON*schen Erkrankung* recht ähnliche Bilder werden, auch in jüngerem Alter, als Folgezustände von Encephalitis lethargica nach „Grippe" beobachtet; seltener bei Arteriosklerose.

c) Chorea chronica hereditaria progressiva
(Huntingtonscher Veitstanz).

Meist erst im mittleren Alter entwickeln sich in bestimmten Familien (gleichartige Belastung) choreatische Zuckungen (S. 46) und langsam fortschreitender Verfall der Geisteskräfte bis zur Ausbildung schwerer Demenz.

Körperlich: Chorea. Lichtreaktion und Sehnenreflexe erhalten! Keine Lähmungen. (Die Zuckungen sind oft langsamer, als bei Chorea minor.)

Seelisch: Zunehmende Demenz mit großer Reizbarkeit. Mehr Depression als Euphorie. Episodisch kommen halluzinatorische Erregungszustände und Beeinträchtigungsideen vor. Gelegentlich Schwindelanfälle.

Differentialdiagnostisch kommen vor allem symptomatisch auftretende choreiforme Zuckungen bei anderen organischen Gehirnerkrankungen (Paralyse, Dementia senilis, arteriosklerotische Erweichung) in Betracht.

d) Geistesstörung bei Gehirngeschwülsten.

Anamnese: Kopfschmerz, Schwindel, Erbrechen, besonders bei Lageänderung, eventuell Taumeln, schlechtes Sehen usw.

Körperlich zeigen sich meist (60—70%) Stauungspapille und wechselnder Puls, erhöhter Druck der Spinalflüssigkeit. Cerebrale bzw. cerebellare Herderscheinungen je nach Sitz des Tumors. Fehlen von Cornealreflex beachten! (S. 23) Augenmuskel- und Facialislähmungen. Gleichgewichtsstörungen. Besonders bei Absceß oft umschriebene Klopfempfindlichkeit des Schädels, hier eventuell auch Fieber. — *Epileptische Anfälle können auftreten.*

Seelisch: Somnolenz, doch keine Verblödung. Die Kranken schlafen viel, sind schwer besinnlich, aber vorübergehend zu erwecken und geordnet. Episodisch kommen Verwirrtheits- und Erregungszustände vor, auch Beziehungswahnideen und Sinnestäuschungen. Bei Störung der Merkfähigkeit kann sich ein amnestischer Symptomenkomplex (s. S. 82) entwickeln. Bei Balkentumoren sind die psychischen Ausfallerscheinungen schwerer. Verlust des Antriebs, Apathie neben Neigung zu hysteriformen Störungen bei Erregung sprechen für Sitz im Stirnhirn (weniger die Witzelsucht).

Die eigentliche Ursache der Hirngeschwülste ist noch nicht festgestellt. Der Umstand, daß vielleicht versprengte Keimanlagen in der Gehirnsubstanz später eine neoplastische Entwicklung nehmen, gibt Anlaß, auch den endogenen Faktor nicht außer acht zu lassen.

Ähnliches gilt von der

e) Multiplen Sklerose.

GABRIEL STEINERs Annahme einer spirillären, also exogenen Enstehung ist noch umstritten. Ob — entfernt der Tuberkulose vergleichbar — ein endogener Faktor ganz auszuschließen ist, steht noch dahin.

Der Beginn fällt (allmählich) ins zweite oder dritte Lebensjahrzehnt, doch kommen vereinzelte Fälle auch noch bis zum 45. Jahre vor. Bei Kindern ist die multiple Sklerose selten. Körperlich finden sich:

Nystagmus. Temporale Abblassung der Papillen. Abducenslähmung. *Skandierende, langsame Sprache, Intentionstremor* (S. 39). Fehlen der Bauchdeckenreflexe. *Spastische Paraparese der Beine.* Hochgradige Steigerung der Kniephänomene und Achillessehnenreflexe, Patellarklonus und *Fußklonus, Babinski* (S. 43), Blasenstörungen, Parästhesien, flüchtige Anästhesien. Zuweilen Schwindel, apoplektiforme und epileptiforme Anfälle (Fieber). Schwache Lymphocytose (S. 60), keine deutliche Trübung bei Globulinprobe. Wassermann im Liquor negativ.

Seelisch. Euphorie. Zwangslachen und Zwangsweinen. Meist allmähliche Ausbildung der eigenartigen polysklerotischen Demenz: *Urteilsschwäche, Vergeßlichkeit,* kindisch-egoistisches Wesen oft mit Verlust der sittlichen Haltung, doch ohne Einbuße des Interesses für die Umgebung.

Im Beginn kommen gelegentlich vor: episodische Erregungen, Delirien, einzelne Sinnestäuschungen, flüchtige hypochondrische und Verfolgungsideen; später zuweilen vorübergehender kritikloser Größenwahn, aber ohne lebhafteren Affekt.

Differentialdiagnostisch kommt vor allem *Lues cerebrospinalis* in der Form der Pseudosklerosis luica in Betracht (S. 154). Dort aber meist totale Pupillenstarre und hemianopische Erscheinungen; außer-

dem starke Lymphocytose im Liquor cerebrospinalis, ausgesprochene
Globulinvermehrung, Wassermann meist im Liquor positiv.

Bei Paralyse finden sich reflektorische Pupillenstarre, Silbenstolpern, starke Lymphocytose und Globulin im Liquor. Wassermann im
Liquor positiv. Stärkere Ausbildung von Demenz.

3. Psychosen mit exogener Entstehung.

Der Gedanke, daß doch *alle* seelischen echten Störungen
(Psychosen) Symptome eines Gehirnleidens seien, und daß es
also wenig folgerichtig erscheine, davon noch „symptomatische
Psychosen" zu sondern, ist richtig. Dennoch hat es sich eingebürgert, als

a) Symptomatische Psychosen

jene seelischen Störungen zu bezeichnen, die als Symptome eines
sonstigen körperlichen, nicht cerebralen Leidens aufgefaßt werden.
Meist handelt es sich um *Vergiftungen* (Intoxikationspsychosen).

Vergiftungen des Gehirns können durch Bakterientoxine (bei Infektionskrankheiten), durch Autointoxikationsvorgänge (infolge von
Stoffwechselstörungen) oder durch chemische Gifte verursacht sein.
Immer zeigen die durch solche äußere Schädlichkeiten hervorgerufe-
nen Psychosen gewisse Übereinstimmung und ähnliche Züge (BON-
HOEFFERs *exogener Reaktionstypus*): Delirien, Dämmerzustände, Verwirrtheit, amnestischen Symptomenkomplex (s. S. 82), epileptische Anfälle (s. S. 49), eventuell Polyneuritis.

α) **Delirien bei Infektionskrankheiten.** Delirien können im Inku-
bations- und Initialstadium entstehen durch Bakterien oder deren
Toxine, die ins Gehirn gelangen: Inkubations- und Initialdelirien. Oder
sie treten auf der Höhe des Fiebers auf: Fieberdelirien. Aber sie können sich auch erst nach Abfall der Temperatur einstellen: Deferves-
cenzdelirien, vielleicht auch durch die nachfolgende Erschöpfung veranlaßt sein: Kollaps- und Inanitionsdelirien.

Besonders bei *Typhus,* Fleckfieber, Grippe, Gelenkrheumatismus,
Chorea und Endokarditis, Pneumonie, Pocken, Masern, Scharlach,
Diphtherie, Erysipel, Keuchhusten, Phthise, *Puerperalfieber.*

Beginn: Der Ausbruch erfolgt plötzlich unter den Zeichen der
Erregung oder der Benommenheit. Echte Sinnestäuschungen sind
selten, verworrene Umdeutungen der Geräusche, des Tapeten-
musters u. dgl. häufig. Auch Verkennungen der Personen der Umgebung kommen vor, werden aber selten lange festgehalten. Bei
Kindern ist die Grundstimmung meist ängstlich.

Verlauf: Meist entwickelt sich eine traumhafte Bewußtseinstrübung mit Desorientierung, unruhigem Umherkramen oder
lebhafter motorischer Erregung und mannigfachen Illusionen.
Allerlei Geräusche, Musik und Stimmen werden gehört, Sterne,
Bilder, Gestalten gesehen. Manchmal besteht eine Empfindung des
Schwankens. Verfolgungs-, Versündigungs-, Größenideen können
sich andeutungsweise einstellen. Oft zeigt sich Inkohärenz des

Gedankenganges (s. S. 87) und wechselnder Affekt: Angst, Niedergeschlagenheit, Zorn, Verzückung, heiteres, erotisches Wesen, Apathie. Mit Schwerbesinnlichkeit und Merkfähigkeitsstörung (s. S. 80) verbindet sich die Neigung zu Konfabulationen (Amnestischer Symptomenkomplex s. S. 82): KORSAKOWsches Syndrom. Schlaf-sucht bei Grippe.

Zuweilen kommen die geschilderten Verwirrtheitszustände nur in der Dunkelheit vor. Sie wechseln oft sprunghaft mit völliger Klarheit ab. Zuweilen ironisiert ein Kranker ganz klar seine soeben ausgesprochenen verworrenen Sätze, um im nächsten Augenblick schon wieder verwirrt zu reden. Je nach der Schwere des Grundleidens ist die Dauer der infektiösen Delirien und ihre Prognose ganz verschieden. Der Typhus trägt von dieser Umnebelung geradezu seinen Namen.

Die Differentialdiagnose ist meistens nicht schwer, wenn man sich des plötzlichen Beginnes im Fieber erinnert. Umschriebene neurologische Erscheinungen weisen auf Encephalitis hin. Hirnstammsymptome kommen besonders häufig nach *Fleckfieber* vor. Bei ihm sind Initialdelirien prognostisch ungünstig. Psychische Störungen können hier die übrigen Symptome um Wochen überdauern. Es finden sich unspecifische Hallucinosen, Merkstörungen, emotionelle Schwächezustände, Antriebsarmut. Hier ist die Differentialdiagnose zu einem ersten schizophrenen Schub oft schwer (VON BAEYER).

Die *Behandlung* wird natürlich vorzüglich das Grundleiden berücksichtigen. Zuweilen wird es nötig sein, das Fieber medikamentös zu senken. Die Ratschläge, die die Angehörigen besonders dann erwarten, wenn das fiebernde Kind sehr aufgeregt ist, mögen sich auf folgendes erstrecken: Nachtwache, Fenster sichern wegen des Verwechselns von Fenster und Türen; keine Arzneiflaschen herumstehen lassen (Austrinken!); kein Feuerzeug; Bett weg vom Fenster; öfter auf den Abort führen! Kalte Kopfumschläge. Wenig reden. Nicht widersprechen. — Bekommt ein Mann im besten Alter bei einer Lungenentzündung deliriöse Erscheinungen, so besteht Lebensgefahr. Meist handelt es sich dabei um eine Kombination mit Alkoholismus. Es ist dann nicht immer leicht zu entscheiden, ob es sich nur um ein Fieberdelir handelt, oder ob ein alkoholisches Delir (Delirium tremens), zuweilen in abortivem Verlauf, vorliegt. Therapeutisch ist gleichermaßen eine sorgsame *Herz*-Therapie angezeigt.

β) **Amentia.** Unter den gleichen Umständen, die einen deliriösen Zustand herbeiführen können, vor allem aber auch bei schweren Erschöpfungen und Entblutungen entstehen leichte — oft euphorische — ratlose Erregungszustände bei klarem Bewußtsein aber zerflatterndem Denken. Eine genaue Abgrenzung gegen das soeben beschriebene infektiöse Delir ist nicht möglich, aber auch nicht wesentlich. Therapie und Prognose sind gleich.

Solche amentiellen Zustände kommen auch im Wochenbett, zumal beim Puerperalfieber vor. Aber eine *Puerperalpsychose* im engeren Sinne gibt es *nicht*. Man denke bei Psychosen, die im Wochenbett ausbrechen, immer an die Möglichkeit, daß ein Anfall der geschilderten großen endogenen Psychosen durch das Wochenbett ausgelöst worden ist. Man vergesse nie, genau danach zu forschen, ob nicht schon *vor* der Niederkunft Züge auffälligen seelischen Verhaltens zu beobachten waren.

Manche Menschen erleiden trotz wiederholter schwerer körperlicher Erkrankungen niemals symptomatische Psychosen. Andere wiederum reagieren auf *jede* körperliche, besonders fieberhafte Erkrankung mit seelischen Symptomen. Ein *Anlage*faktor spricht hier also deutlich mit.

In den letzten Jahren hat sich beim Laien das Wort *Hirngrippe* sehr eingebürgert, trifft aber ganz Verschiedenartiges: 1. symptomatische Psychosen bei fieberhafter Grippe, 2. bei Kindern: HEINE-MEDINsche Encephalitis oder Polyomyelitis (Kinderlähmung), 3. Encephalitis lethargica (s. daselbst). Die Differentialdiagnose zwischen allen drei Störungen ist nicht immer leicht. Umschriebene neurologische Symptome sind bei 2 und 3 fast immer vorhanden.

γ) **Postinfektiöser Schwächezustand.** Nach schweren Infektionen bleibt zuweilen eine Veränderung der Persönlichkeit zurück, die sich besonders in Empfindlichkeit gegen Geräusche, Reizbarkeit, Weinerlichkeit und (bei Kindern) allzu stürmischen Affektäußerungen kundtut. Man kann sagen, daß fast jede Rekonvalescenz einzelne solcher Symptome, zuweilen auch leicht amentielle Züge aufweist. In seltenen Fällen kommt es aber auch zu ernsteren Schwächezuständen (besonders nach Typhus und Fleckfieber), bei denen Spannkraft, Energie, Initiative, Unternehmungsgeist sich erst spät wieder einstellen wollen. Diese Personen sind im einzelnen zu allen körperlichen und seelischen Funktionen, die sie sonst beherrschten, fähig, doch verläuft alles matt, ohne Schwung, mühsam, und schnell tritt Ermüdung ein. Eine solche Abschwächung der seelischen Fähigkeiten ist zuweilen noch nach ½ bis ¾ Jahren deutlich und verschwindet nur langsam.

δ) **Die Hirngrippe im engeren Sinne, d. h. die Encephalitis lethargica (epidemica)** setzt neben den zahlreichen sehr wechselnden neurologischen meist extrapyramidalen Symptomen auch häufig seelische Veränderungen. In verschieden starkem Grade entwickelt sich der oben als *Parkinsonismus* bezeichnete Symptomenkomplex: Salbengesicht, Fehlen der Mimik, seltener Lidschlag, Speichelfluß, Rigor in allen oder einzelnen Gliedern, Schüttelzittern, Adiadochokinesis (S. 37), steifer Gang mit angewinkelten, nicht schwingenden Armen. Einzelne Zuckungen (Zunge), Pupillenstörungen, Nystagmus, Augenmuskellähmungen mit Doppelsehen, Blickkrämpfe, Facialisschwäche kommen vor, Retro- und Propulsion, Schlafsucht.

Seelisch fällt der Mangel an Antrieb auf: Verarmung und Verlangsamung der Bewegungen mit Neigung zum Steckenbleiben in einer Handlung. Affekterregung und Willensanspannung erleichtern die Handlung. In der Regel keine Intelligenzstörung. Manchmal Zwangslachen oder Zwangsweinen. Triebhafte Verkehrtheiten gelegentlich bis zu kriminellen Entgleisungen (Sexualdelikte).

Bei Kindern und Jugendlichen werden auch ohne Rigor triebhafte Unruhe und Schlafstörungen beobachtet. Der Charakter jugendlicher Encephalitiker ändert sich vollkommen ins Boshafte, Heimtückische, Grausame.

Anamnestisch wertvoll ist der Nachweis einer voraufgegangenen fieberhaften Grippe mit Kopfschmerzen, Schlafsucht, choreiformen Zuckungen, Augenmuskellähmungen usw.

b) Vergiftungen mit totem Gift.

Die akuten und chronischen Vergiftungen können seelische Störungen verursachen. Von besonderer praktischer Bedeutung sind die *Suchten.* Man ist heute der Meinung, daß nicht jeder Mensch Anlage zu einer Sucht, insbesondere zu einer Rauschgiftsucht hat. Zumal unter normalen Verhältnissen dürfte ein normaler Mensch kaum zu einer Sucht kommen. Andererseits sind die äußeren Verhältnisse keineswegs unwichtig: Manche Person, die durch die schwer schmerzhaften Krisen einer Tabes an das Morphin gelangte, wäre ohne Tabes nie Morphinist geworden. Wie auch sonst beim Problem der Anlage handelt es sich nicht um ihr Vorhandensein oder Nichtvorhandensein, sondern um die Feststellung, welche *Stärke* eine solche Anlage hat. Eine starke Suchtanlage führt vielleicht schon unter dem Druck der Eintönigkeit des Landlebens den Gebildeten zur Sucht, während ein nur leicht Disponierter erst viel stärkeren ungünstigen Außeneinwirkungen erliegt. Auch die Art, auf das Gift zu reagieren, ist anlage-

mäßig verschieden. Schon die Einzelgabe, die zum Rausch führt,
ist recht individuell, aber auch die gleiche Menge des im Lauf der
Jahre genossenen Giftes führt den einen schnell, den anderen langsam zum körperlichen und seelischen Verfall. Manche, besonders
psychopathische Personen, zumal die epileptoiden Psychopathen,
schwanken auch von Tag zu Tag sehr in ihrer Alkoholverträglich-
keit. — Hirntraumatiker haben meist eine sehr geringe Alkohol-
toleranz.

α) Der Rausch.

Man unterscheidet den „normalen“, d. h. den üblichen allgemein bekannten, mit Luststimmung einhergehenden Rausch von
dem *abnormen, pathologischen Rausch.* Letzterer kommt nur bei
manchen Personen und auch bei ihnen nur an manchen schlecht
disponierten Tagen vor. Er flammt nach meist geringer Alkohol-
gabe jäh auf und bringt keine Lust, sondern Gereiztheit, Zorn,
Wut. Deshalb sind die pathologisch Berauschten so gefährlich und
kommen so oft mit dem Gericht in Konflikt. Sie schlagen oder
stechen in ihrer Wut oft auf ganz unbeteiligte Personen triebartig
ein. Solche abnormen Rauschzustände entbehren meist der Ge-
ordnetheit, des sinnvollen Ablaufes; sie ähneln verworrenen Dämmerzuständen; sie sind fast immer von Amnesie gefolgt. Über die
Verantwortlichkeit in solchen Zeiten wird noch im Kapitel: „Begutachtung“ gesprochen werden.

Der chronische Trinker zeigt in sehr vielen Fällen eine pyknische Statur. Er hat ein rotes, gedunsenes Gesicht mit injizierten
Bindehäuten, Zittern von Zunge und Händen, Quinquaud (s. S. 38),
gerötetem Rachen, gesteigertem Rachenreflex.

Oft klagt er über morgendliches Erbrechen, chronischen Rachen-
katarrh, Appetitlosigkeit, Druckempfindlichkeit der Magengegend und
der großen Nervenstämme an den Extremitäten, eventuell auch der
Muskeln: *Neuritis* und Neuromyositis. Vielfach besteht Albuminurie,
auch Leberschwellung und ikterische Verfärbung. Anfangs Über-
ernährung, später Kachexie. Wichtig Augenmuskellähmungen durch
kleine Blutungen in die Augenmuskelkerne (sog. Polioencephalitis
haemorrhagica); *epileptische Krampfanfälle* bei langjähriger Trunksucht und höherem Alter (sog. Epilepsia tarda).

Der seelische Verfall des Trunksüchtigen vollzieht sich langsam. Anfangs erlöschen die Regungen des menschlichen Taktes,
die Haltung, die feineren Gefühle. Dann vernachlässigt der Trinker
sich, sein Amt, seine Familie immer mehr. Er wird unzuverlässig
im Dienst, greift in die Kasse seines Vereins, treibt sich Nächte
lang umher und sitzt an dem Stammtisch, an dem er in zunehmen-
der geistiger Verödung nur noch alte Sexualwitze oder unendlich
wiederholte Anekdoten und Modeworte hervorbringt. Gegen Frau

und Kinder wird er roh und gewalttätig; oft müssen sie nachts
flüchten, wenn der betrunkene, streitsuchende Vater die Treppe
heraufpoltert. Zugleich mit sinkender Potenz vermehrt sich oft
der Sexualtrieb. Daher vergreift sich der schwere Trinker, dem
seine Frau nicht mehr genügt, und der keine normale Sexual-
genossin mehr findet, an kleinen Mädchen (§ 176³ RStrGB.). Andere kommen an den Exhibitionismus (Entblößung). Der chronischen Trunksucht sind in manchen Fällen noch besondere Störungen aufgelagert: z. B. *der Eifersuchtswahn der Trinker*. Manche
Trinkerehe ist so zerrüttet, daß die gepeinigte Ehefrau sich natürlich längst von dem brutalen Gesellen löste und anderwärts Ersatz
suchte. Dann hat der Trinker natürlich — selbstverschuldeten —
Anlaß zur Eifersucht. Davon zu trennen ist der *Eifersuchtswahn*
des Trinkers.

Der Säufer glaubt aus der Bewegung einer Gardine, aus dem
Husten eines Mannes auf der Straße, aus einem blauen Fleck, den
seine Ehefrau am Arm hat, Beweise für die Untreue der Frau ableiten zu können. Er ist fest überzeugt, daß 10—20 Männer mit
seiner Frau verkehren, während er neben ihr im Bette liegt. („Die
sind schlau"). Aber er lauert seinen Nebenbuhlern nicht auf, er
tut keine Schritte, außer, daß er seine Frau verprügelt. Aus dem
Mißverhältnis von nichtigem Anlaß und gewichtiger Folgerung
kann man also das *Wahnhafte* der Eifersucht des Trinkers er-
schließen.

Eine weitere akute Störung, die sich dem chronischen Miß-
brauch gesellt, ist das

β) **D e l i r i u m t r e m e n s.**

Besonders gefährlich ist regelmäßiger Schnapsgenuß. Auslösend
wirken Traumen, fieberhafte Krankheiten, Magenkatarrh, Strapazen,
Gemütserregungen (Haft!); die plötzlich erzwungene Abstinenz wirkt
dabei sicher mit.

Beginn. Häufige Vorboten sind Schlaflosigkeit, Angst, Schwindel, Kopfweh, auch Durchfall, Erbrechen, totaler Appetitmangel.
Oft leiten epileptische Anfälle die Psychose ein. Der Ausbruch erfolgt plötzlich, besonders nachts. Tags kann dann wieder eine gewisse Beruhigung eintreten.

Verlauf. Unter Desorientierung für Ort und Zeit (fast nie für
die eigene Person!) und Auftreten optischer, echter Sinnestäuschungen beginnt unruhiges Umherkramen mit totaler Schlaflosigkeit. Der Kranke glaubt sich bei seiner gewohnten Tätigkeit:
Beschäftigungsdelir. Er sieht Gestalten von kleinen beweglichen
Tieren (Käfern, Mäusen) oder Männchen, die ganze Szenen dar-

stellen. Fäden werden aus dem Munde gezogen. Staub vom Hemde geschüttelt, Geldstücke aufgehoben usw. Dazu können *Gleich-gewichtsstörungen* kommen: Der Boden schwankt, das Bett dreht sich, die Wände stürzen ein. Der Delirant weiß zuweilen gar nicht, ob er liegt oder steht. Es lassen sich auch Sinnestäuschungen suggerieren, z. B. Schrift vom weißen Blatt. Vorherrschend besteht *humoristische* Stimmung; doch plagen ihn auch ängstliche Ideen. Auffassung und Merkfähigkeit sind schlecht. Indessen läßt sich der Kranke vorübergehend aufrütteln, faßt dann besser auf, versinkt aber bald wieder. Nachts pflegt sich die Unruhe zu steigern. Zittrige, unsichere Bewegungen, undeutliche Sprache. Telephonieren mit eingebildetem Partner.

Prognose. Nach 2—5, selten 10 Tagen endet die Psychose in den allermeisten Fällen mit langem, tiefen Schlafe, aus dem der Trinker klar erwacht (Terminalschlaf), falls nicht vorher durch Komplikationen der Tod herbeigeführt wurde.

Besonders zu fürchten ist plötzliche Herzschwäche. Cerebrale Erscheinungen (wie Krampfanfälle, Augenmuskellähmungen) und cerebellare (Gleichgewichtsstörung, Ataxie, Romberg) verschlechtern die Aussichten, ebenso mehrmaliger Rückfall und körperliche Komplikationen (Lungenentzündung).

Seltener zieht sich die Erkrankung länger hin. Dann erscheint der Trinker tags fast klar und wird nachts wieder unruhig, bis endlich dauernde Aufhellung erfolgt (Protrahiertes Delir, Abortivdelirien).

Therapie. Exzitantien, wie Coffein, dazu eine sofortige, systematische Herzbehandlung; viel Flüssigkeit; nur bei dringender Gefahr auch Alkohol.

Da die Herzkraft fast immer schwach ist, vermeide man Bäder, Packungen und überhaupt Zwangsmittel. Auf dem Dorf ist ein leeres Zimmer im Erdgeschoß das Beste: Dort läßt man den Deliranten (mit stiller Bewachung von außen) herumkramen. Man vermeide durchaus Morphium und narkotisierende Mittel: Das Delirium tremens ist der einzige Erregungszustand, in dem Hyoscin verboten ist. Dagegen ist Paraldehyd harmlos und kann in ziemlich großen Dosen (8 g) gehörig verdünnt als „Schnaps" gegeben werden.

Nach dem glücklich überstandenen Delir ist der Kranke meist, — nachdem er ausgeschlafen hat — sehr zugänglich: Man beginne daher sofort mit Psychotherapie (s. S. 160).

Differentialdiagnostisch denke man an die Möglichkeit einer *Meningitis* (tuberculosa, seltener epidemica), die unter dem Bilde des Delirium beginnen kann. Man forsche nach Kopfschmerz, Nackenstarre, Erbrechen, Augenmuskel- und Facialisstörungen, Nystagmus, Zähneknirschen, Neuritis optica oder KERNIGs *Symptom* (S. 41). Die Lumbalpunktion ergibt bei Meningitis starke Eiweißvermehrung bis zur Flockenbildung, Eiterbeimengung, starke Lympho- bzw. Leukocytose (s. S. 62).

γ) A k u t e   H a l l u z i n o s e   d e r   T r i n k e r.
(Akuter halluzinatorischer Wahnsinn, akute Alkoholparanoia.)

Ätiologie. Diese dem Delirium tremens nahverwandte Psychose entsteht ebenfalls nur auf dem Boden des chronischen Alkoholismus, doch kann ein stärkerer Alkoholexzeß auslösend wirken. Die Anlage wirkt mit: manche Trinker werden immer wieder nur vom Delirium, andere nur von der Halluzinose befallen. Doch gibt es Mischungen von Halluzinose und Delirium.

Beginn. Meist subakut. Nach kurzem Vorstadium von Unruhe, Kopfschmerzen, Schwindel und allmählich zunehmenden unbestimmten Ohrgeräuschen oder ganz plötzlich tritt lebhaftes Stimmenhören auf.

Verlauf. Die Kranken hören ihren eigenen Namen, Schimpfworte, Drohungen, lange Gespräche, sie glauben sich verfolgt. Häufig bedienen sich die Stimmen der dritten Form: „Da ist er, gleich werden wir ihn haben, lange treibt er's nimmer". Bei erhaltener Orientierung und Besonnenheit entwickelt sich schnell ein systematisierter Wahn. Ängstliche Mißdeutungen spielen eine große Rolle. Die Kranken geraten in heftige Angst, motorische Unruhe, flüchten Hals über Kopf, machen verzweifelte *Selbstmordversuche,* greifen ihre Umgebung an. Neben den Verfolgungsideen finden sich sonderbare hypochondrische Vorstellungen und gelegentlich Versündigungswahn. Selten sind Größenideen mit gehobener Stimmung.

Der Delirant ist also desorientiert, hat optische Sinnestäuschungen und unsichere Bewegungen; der Halluzinant ist klar, hat akustische Halluzinationen und beherrscht seinen Körper gut.

Nach 2—3 Wochen, seltener zwei Monaten läuft die Trinkerhalluzinose langsam ab, ohne daß es gelingt, ihren Verlauf ärztlich zu beeinflussen. Dauert eine solche Störung aber über zwei Monate, so liegt der Verdacht sehr nahe, daß es sich um eine plötzlich ausgebrochene Schizophrenie bei einem Trinker handelt. Beide Störungen: Eine akute alkoholische Halluzinose und eine akute schizophrene Psychose sind oft durch nichts, als durch eine sorgfältige Anamnese zu unterscheiden.

Bei langem schweren Alkoholismus (schwere Weine, Schnaps) kommt es zuweilen zu jenem schweren Verfall des Gedächtnisses, der unter dem Namen des

δ) K O R S A K O W s c h e n   S y n d r o m s

schon beschrieben worden ist (Merkfähigkeitsstörung, Desorientierung, Konfabulationen, s. S. 82). Dazu tritt nicht selten eine *Polyneuritis* (sog. Rheumatismus), besonders stark im N. peronaeus.

KORSAKOWsche Symptome bei einem Trinker beweisen stets einen sehr schweren Verfall ohne Hoffnung auf vollkommene Wiederherstellung. Außer der erzwungenen Abstinenz ist kein Heilmittel zu nennen.

Bei einer alkoholischen Polyneuritis kann es zu tabesartigen Bildern kommen: Fehlen der Kniereflexe, enge, schlecht reagierende Pupillen, lancinierende oder dauernde Schmerzen in den Beinen, Unsicherheit der Bewegungen (Pseudotabes alcoholica). Treten noch seelische Ausfallserscheinungen (KORSAKOW) hinzu, so kann eine Verwechslung mit Paralyse sehr nahe liegen (Pseudoparalysis alcoholica). Bei alkoholischen Störungen (außer dem Rausch und dem Delirium tremens) fehlt aber zumeist die artikulatorische Sprachstörung; zudem klärt die *serologische* Untersuchung meist die Diagnose. Freilich können *leichte* Zellvermehrungen (bis acht Zellen im Kubikmillimeter) auch bei schweren alkoholistischen Störungen vorkommen. Dabei ist — von alten Blutungen herrührend — die Farbe des Liquors zuweilen gelb, aber klar. Die Sektion solcher Fälle ergibt dann nicht selten eine Pachymeningitis haemorrhagica chronica, eine mit Blutungen einhergehende chronische Entzündung der harten Hirnhäute. Auch andere schwere Vergiftungen (Kohlenoxyd) können ähnliche Bilder hervorbringen.

Unter

ε) D i p s o m a n i e

versteht man den anfallsartigen impulsiven Drang zum Trinken alkoholischer Getränke. Diese plötzliche Sucht, zwangsmäßig alles Alkoholhaltige in sich hineinzuschütten, geht meist mit einer gereizten, gespannten, endogenen Verstimmung einher. Oft ist eine starke Unruhe dabei. Dipsomanische Verstimmungen kommen selten bei idiopathischer Epilepsie, selten bei Hirntraumatikern, öfter bei epileptoiden und anderen Psychopathen vor. Man kann den dipsomanischen, zuweilen 2—3 Tage dauernden, sehr störenden und von schwerer Erschöpfung und Katzenjammer begleiteten Anfall dadurch abkürzen, daß man dem Anfälligen stärkere Schlafmittel in seine Getränke schmuggelt.

Zuweilen geht der dipsomanische Trunksuchtsverlauf (Quartalssaufen) nach einigen Jahren in die gewöhnliche schwere chronische Trunksucht über.

ζ) M o r p h i n i s m u s u n d a n d e r e S u c h t e n.

Noch deutlicher als beim Alkoholismus wird die Bedeutung der *Anlage* bei den übrigen Suchten. Es gibt Menschen, die in den schwierigsten seelischen Lagen und bei den schmerzhaftesten körperlichen Erkrankungen nicht zum Morphinmißbrauch kommen, während andere selbst bei geringen Anlässen, ja ohne solche süchtig werden. Freilich ist die spezielle Art dieser Suchtanlage noch nicht aufgeklärt. Ärzte, Apotheker, Krankenschwestern stellen den größten Anteil unter den Berufen der Süchtigen. In sehr vielen Fällen sind *Ärzte* am Beginn des Mißbrauchs schuld. Morphin ist niemals als Schlafmittel, niemals als Beruhigungsmittel und selbst als schmerzlinderndes Mittel lediglich in jenen Fällen aufzuschreiben, in denen die anderen Schmerzmittel versagen. Der Arzt mache solche Morphineinspritzungen, die sich wirklich nicht vermeiden lassen (Schmerzen bei Carcinom, tabischen Krisen, großen Unfallsverletzungen), stets selbst. Auch im Krankenhaus soll höchstens die Oberin noch die Erlaubnis haben, auf besonderen ärztlichen Auftrag hin Einspritzungen vorzunehmen. Auch sie soll die Morphinvorräte nicht in den den Schwestern zugänglichen Vorratsschränkchen, sondern gesondert im eigenen Zimmer aufbewahren. Der Kranke der Privatpraxis darf niemals eine Spritze in die Hand bekommen.

Man glaube einem Süchtigen niemals die angegebene Höhe seiner bisherigen Tagesdosis. Aus Angst vor der Entziehung vervielfacht er sie. Man glaube einem Morphinisten so gut wie nichts. Beim Morphinisten finden sich:

Körperlich: Miosis (bei Cocain: Mydriasis), schlechte Lichtreaktion. Zahlreiche pigmentierte Einstichstellen der Spritze am Körper, auch Abscesse oder deren Einschnittsnarben. Zuweilen Fehlen des Kniephänomens.

Allmählich schlaffe Gesichtszüge, Kachexie, Haarausfall, Impotenz, Dysmenorrhöe, Parästhesien, Schlaflosigkeit. Bei plötzlicher *Entziehung* des Morphiums: Gähnen, Frost, Erbrechen, Durchfälle, Schweiß, Wadenkrämpfe, Herzklopfen, kleiner Puls. Etwaiger Kollaps ist durch Morphin zu heben. (Bei Cocain keine Abstinenzerscheinungen!)

Seelisch: Stimmungswechsel. Vor der Injektion matt, mißmutig; nachher angeregt, heiter. Allmählich *Charakterdcgeneration:* Egoismus, Unwahrhaftigkeit, Querulieren, Verlust der sittlichen Haltung (Fälschung von Rezepten).

Hinzu kommen wirkliche Psychosen:
Ängstliche *Delirien* mit Desorientierung für Ort und Zeit und mit Sinnestäuschungen (Sehen kleiner Tierchen, „Mikroben", bei Cocainismus), zumal bei *gleichzeitigem Alkoholabusus.* Außerdem können sie als *Abstinenzdelirien* bei plötzlicher Entziehung auftreten. *Differentiuldiagnostisch* kommen vor allem Delirium tremens mit seinem Beschäftigungsdelir, dem Humor und der großen Suggestibilität in Betracht und Paralyse, sofern bei der Morphiummiosis die Pupillen schlecht reagieren, das Kniephänomen fehlt, und die Sprache vorübergehend schwerfällig erscheint.

Prognose: Die einzelne Morphiumpsychose ist heilbar. Auch der Morphiummißbrauch läßt sich in der Anstalt abgewöhnen. Allein die Gefahr der Rückfälligkeit ist stets sehr groß. Das gleiche gilt von Cocain. Eine Entziehungskur ist *nur* in der geschlossenen Anstalt möglich. Man führe sie lieber schnell als langsam durch. Die damit verbundene Qual kann durch länger dauernden medikamentösen Tiefschlaf und andere, hier nicht zu schildernde Mittel sehr gemildert werden. Nach glücklich erreichter Abstinenz hat sich der Geheilte zuerst alle sechs Wochen, nach einem halben Jahr alle Einvierteljahre einmal zu zweitägiger Quarantäne in der Anstalt einzufinden. Dieser Zwang gibt ihm einen großen Halt. Erscheint er doch nach einiger Zeit zu diesem ausgemachten Termin nicht mehr, so wird man bestimmt mit einem Rückfall rechnen können. Daß der Arzt in der Nachbehandlung nicht nur das Morphium selbst, sondern alle Präparate des Mohns meiden muß, ist selbstverständlich. Dem Morphin sind gleichzuachten Opium, Pantopon, Laudanon, Dilaudid, Dicodid, Heroin, Eukodal, Codein dagegen führt nicht zur Sucht. Den offenen Anstalten, die sich zur Entziehung der Rauschgifte anbieten, bringe der praktische Arzt so lange Mißtrauen entgegen, bis er sich selbst von dem Wesen der Anstalt und der Integrität ihres Leiters überzeugt hat.

Lediglich bei schwersten Unfällen, Sterbenden, an inoperablem Carcinom Dahinsiechenden sei man mit Morphin nicht sparsam. Erfährt ein Arzt von einem anderen, daß er gewissenlos Morphinrezepte verschreibt, so scheue er sich nicht, jenen bei der Standesorganisation oder dem Gesundheitsamt offen anzuzeigen. Das Wohl der Allgemeinheit verlangt dies.

η) Bleivergiftung (Saturnismus).

Bei *Bleivergiftung* kann sich nach neurasthenischem Vorstadium *Encephalopathia saturnina* entwickeln: Epileptische Anfälle, Delirien, angstvolle Dämmerzustände, Verfolgungswahn und Sinnestäuschungen, Abnahme von Gedächtnis, Urteils- und Willenskraft, so daß schließlich der Paralyse ähnliche Bilder entstehen. Cerebrale Herderscheinungen.

Die Diagnose stützt sich auf den Nachweis längerer Beschäftigung mit Blei und überstandener Koliken bzw. Neuritiden und schlaffer Lähmungen (S. 37), Kachexie (Blutbild).

Bei *Kohlenoxydgasvergiftung* findet sich nach behobener Bewußtlosigkeit vor allem der amnestische Symptomenkomplex (vgl. S. 82), ferner Herderkrankungen (Erweichungen im Linsenkern).

c) Luespsychosen.

Die Lues kann sehr bald nach der Infektion leichte „nervöse" unbestimmte Erscheinungen setzen. Ernstere Störungen bereitet sie in doppelter Form: als sog. Hirnlues und als progressive Paralyse und Tabes. Selbstverständlich ist auch die Paralyse eine Hirnlues. Man hat sich aber gewöhnt, das Wort Hirnlues jenen körperlich-seelischen Erscheinungen vorzubehalten, die im 3. Stadium des luischen Leidens durch die Erkrankung des Gehirns entstehen, während die Paralyse und die Tabes später ausbrechen. Man sprach früher deshalb von Metalues bei beiden Erkrankungen.

Der heutige Stand der Lehre von der Neurolues wird von dem wohl besten Kenner dieses Gebietes, NONNE-Hamburg, etwa derart zusammengefaßt:

Die Lues des Zentralnervensystems ist keineswegs stets eine Spätlues. Vielmehr tritt etwa die Hälfte aller Fälle von Neurolues in den ersten drei Jahren nach der Infektion auf. Die sog. Metalues, also Tabes und Paralyse, ist eine besondere (übrigens ektodermale) luische Erkrankung gegenüber der sog. Lues cerebrospinalis, die mesodermal sei (Gefäße und Bindegewebe). Neurotrope Luesspirochäten gibt es nicht. Bei 1270 Paralysen und 1372 Tabesfällen, die NONNE beobachten konnte, hatten 80% *keine* oder fast keine sekundären Anzeichen einer luischen Infektion gezeigt. Es ist unrichtig, daß nur solche luisch infizierte Personen eine Paralyse oder Tabes bekommen, die *nicht* behandelt worden sind. Nicht die Art und nicht die Behandlung der Spirochäte bestimmen den späteren Verlauf des luischen Leidens, sondern der Boden, auf den die Spirochäte trifft, also die *Konstitution* des Menschen. Worin aber speziell diese Disposition besteht, bleibt ebenso unaufgeklärt, wie noch manche Probleme der sog. Metalues. — Die *NONNE*'sche Auffassung befriedigt noch nicht.

α) P a r a l y s e u n d T a b e s.

Die Frist zwischen der luischen Ansteckung und dem Ausbruch der Paralyse ist sehr selten kürzer als fünf Jahre, zuweilen länger als 15 Jahre. Dieser Zwischenraum kann frei von allen Krankheitszeichen sein. Die infantile oder juvenile Paralyse geht meist auf eine fötale oder im Geburtsakt erworbene Lues zurück. Am häufigsten stellen sich die ersten Zeichen des Leidens zwischen dem 30. und 50. Jahre ein, öfter bei Männern als bei Frauen, zuweilen auch konjugal bei beiden Ehegatten.

Beginn. Das Leiden setzt meist allmählich im Laufe von Monaten ein mit Vorboten wie Nervosität, Schlaflosigkeit, Kopfweh, hypochondrischen Empfindungen, Depression (neurasthenisches Vorstadium). Oder mit Schwindelanfällen, epileptiformen Krämpfen, apoplektiformen Ohnmachten, Schlafsucht; auch mit passageren Lähmungen der Extremitäten, der Augenmuskeln (Doppeltsehen), mit kurzdauernden Aphasien. In dem neurasthenischen Vorstadium denkt der Kranke und seine Umgebung meist nur an Überarbeitung u. dgl. Der Arzt versäume nie, auch bei einer scheinbaren Neurasthenie eine gründliche körperliche Untersuchung anzustellen und nach den sicheren Zeichen der Paralyse zu forschen. — Zuweilen beginnt aber auch eine Paralyse mit ganz überraschenden seelischen Störungen, scheinbar aus vollkommener Gesundheit heraus; mit sinnlosen Angstanfällen oder hypomanischer Erregung oder Verwirrtheiten: Ein Kranker stopft Akten in den Abort, ein anderer kauft mehrere Autos gleichzeitig, ein dritter zieht sich auf der Straße nackt aus u. dgl.

Die *sicheren Symptome der Paralyse* sind: reflektorische Pupillenstarre, artikulatorische Aussprechstörung und der Lumbalbefund [positiver Wassermann, Zellvermehrung, Eiweißvermehrung (Globulin), Goldsolkurve]. Man diagnostiziere Paralyse niemals allein aus den seelischen Symptomen. Von der Sprachstörung war oben die Rede (s. S. 30). Für die Schriftstörung folge hier eine Probe:

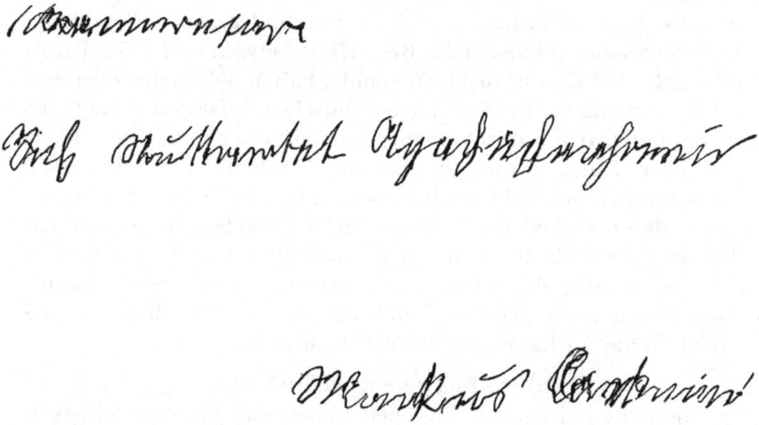

Abb.8   Schrift eines Paralytikers.   (Auf $^2/_3$ verkleinert.)

Der Kranke sollte schreiben: 1. Rennreiter; 2. Ich bin von Stuttgart abgefahren; 3. den Namen.

Die Kniereflexe können normal sein, häufiger sind sie gesteigert, zuweilen sind sie rechts und links verschieden, oft sind sie erloschen (Hinterstrangssymptome). Die Kniephänomene selbst sind also diagnostisch nicht entscheidend.

Absolute Pupillenstarre ist selten. Die Pupillen sind oft entrundet und verschieden weit. Zuweilen besteht Opticusatrophie, grobes Zittern der Zunge, Flattern der Augenlider, spastisch-paretischer oder ataktischer Gang, Störungen von Tast- und Schmerzempfindung besonders an den Unterschenkeln.

Bei der Paralyse ist fast stets das *Rückenmark* beteiligt. Seitenstrangaffektion macht spastische Paraparese der Beine mit Steigerung der Kniephänomene; Hinterstrangaffektion (wie bei Tabes) macht Atonie, Ataxie, Fehlen der Sehnenreflexe, Sensibilitätsstörungen, Romberg.

Möglich sind epileptische und apoplektiforme Anfälle, auch mit nachfolgenden Lähmungen (Mono- und Hemiparese, Hemianopsie

und Aphasie), die sich meist bald zurückbilden. Häufen sich die
Krampfanfälle, so spricht man von *Status paralyticus*. Trophische
Störungen schaffen Dispositionen zu Othämatom (s. S.
10) und
Decubitus (s. S. 47). Es besteht Neigung zu Knochenbrüchen und
Arthropathien (s. S. 45). Selten sind Fußklonus und Babinski.

Die *Wassermannsche Reaktion* pflegt fast stets im Liquor, nicht
ganz so regelmäßig im Blute positiv auszufallen (s. S. 62). Bei Tabes
sind die Liquorbefunde unbestimmter.

Lebt der Kranke lange genug, so entwickelt sich schließlich das
sog. *Terminalstadium,* ein Zustand tiefster Verblödung mit völligem
körperlichen Siechtum und weitgehenden Lähmungen und Kontrakturen der Extremitäten, Unsauberkeit und den geschilderten
trophischen Störungen.

Der *seelische Verlauf* des paralytischen Prozesses kann sehr
verschiedenartig sein. Bei der *einfachen dementen Form* erlöschen
die geistigen Funktionen in der Art, wie sie oben als structurelle
Demenz beschrieben worden ist (s. S. 88). Es entsteht eine Unordnung der geistigen Abläufe: eine einfache Rechenaufgabe wird
vielleicht nicht mehr richtig gelöst, während eine viel kompliziertere logische Funktion bald korrekt, bald verwirrt ausgeführt wird.
Der Kranke redet gern aufs Geratewohl los: Kairo läge da drüben
bei Kapstadt, aber es könnte auch etwas näher bei Konstantinopel
sein. — 200 Mark zu 3½% in einem Jahr brächten viel Geld, vielleicht an die 20 Mark, aber man müsse immer die richtige Bank
wissen, dann bekäme man es mitgeteilt. — Große Ermüdbarkeit,
mangelnde Initiative, zerfahren unbestimmtes Wesen begleiten den
Krankheitsverlauf. Man spürt, und der Kranke spürt es oft selbst,
wie die geistigen Kräfte schnell dahinschwinden. Wegen dieses
starken Krankheitsgefühls sind die Paralytiker im Anfang des
Leidens oft selbstmordgefährdet. Der geschilderte geistige Zerfall
begleitet *alle* Formen der Paralyse. Aber bei der *expansiven oder
manischen Form* kommt noch eine exaltiert heitere Stimmung mit
Größenwahn hinzu. Der Kranke glaubt über unermeßliche Schätze
zu verfügen, 1000 Frauen zu besitzen, Obergeneral aller Ober-
generäle zu sein; sein Kot sei aus lauter Brillanten. Vor einer
Verwechslung mit einer Manie des zirkulären Irreseins schützen
die sicheren paralytischen Körperbefunde. — Die dritte Form des
paralytischen Ablaufs ist die *melancholische (depressive) Form.*
Sie ist das genaue Gegenstück der vorigen.

Befällt der paralytische Zerstörungsprozeß das Gehirn anfangs
nur fleckenweise, so können *Herderscheinungen* das Krankheitsbild beherrschen, was im vorgerückteren Lebensalter zu einer Ver-

wechslung mit Hirnarteriosklerose führen kann. Aber auch diese
sog. LISSAUER*sche Paralyse* wird durch die sicheren Paralyse-
symptome erkannt. Beginnt der Abbau und Entzündungsprozeß
zuerst im Gehirn und geht dann langsam auf die Hinterstränge
über, so spricht man von einer Paralyse mit Hinterstrangerschei-
nungen. Ist die Tabes das Primäre, und kommen nach Jahren
Hirnerscheinungen hinzu, so wird dieser Ablauf als *Taboparalyse*
bezeichnet (aufsteigende Form).

Der *Verlauf* führt nach frühestens einem, längstens fünf Jahren zum Tode. Die eigentliche Todesursache ist entweder ein allgemeiner Marasmus oder eine Cystitis mit Sepsis oder ein großer
Decubitus mit Sepsis. In sehr seltenen Fällen kommt es zum spon-
tanen Stehenbleiben des paralytischen Hirnprozesses (sog. statio-
näre Paralysen). Heute aber, nach Einführung der Malariatherapie,
bleiben viele Paralytiker auch ungeheilt am Leben.

Die *Therapie* vermag nichts mit jenen Methoden zu erreichen,
die sonst die luischen Krankheitsprozesse im Körper aufzuhalten
pflegen. Selbst eine Injektion stärkster antiluischer Mittel in die
Carotiden hat keine wesentlichen Besserungen erreicht. Es besteht
eine Blut-Liquorschranke, die die ausheilende Wirkung des Salv-
arsans oder Quecksilbers im erkrankten Gehirn verhindert. Nach
WAGNER VON JAUREGGs Vorschlag wird heute die Paralyse
durch Einführung von *Malaria*blut in den erkrankten Körper behandelt. Man kann sich von der speziellen Wirkung, die die Malaria hier erreicht, nur eine recht ungenügende Theorie machen.
Doch ist die Tatsache unbestritten, daß eine gut durchgeführte
Malariakur in etwa ¼ der Fälle eine wirkliche Heilung bringt
(ohne gröberen Defekt); ein Achtel wird bis zur Arbeitsfähigkeit
gebessert; ein weiteres Achtel wird ohne Arbeitsfähigkeit gebessert;
ein fünftes Achtel bleibt blöd, aber zu häuslicher Pflege geeignet;
der Rest bleibt anstaltsbedürftig oder stirbt. Zuweilen vergehen
Monate, bis sich eine wirkliche Besserung zeigt. Eine paralytische
Frau saß noch vier Monate nach der Kur blöde grinsend, un-
sauber und verstört herum, bis ganz plötzlich ohne weiteren Ein-
griff eine so schnelle Besserung eintrat, daß sie in wenigen Wochen als eine saubere, zugängliche, freundliche, verständige Frau
entlassen werden konnte. Die gute Wirkung der Malariakur auf
den Krankheitsprozeß wird auch meist am Liquor deutlich: dieser
verliert die hohen Zellzahlen; die Wassermannreaktion wird erst
im Liquor, dann im Blut negativ; bei der Kolloidreaktion wird
aus der tiefen Senkung eine kleine Zacke. Das Eiweiß mindert sich
am spätesten. An die Malariakur schließen die Fachärzte eine

kombinierte Wismuth-Salvarsankur an, denn es scheint, als ob die erwähnte Blut-Liquorschranke durch die Malaria durchlässiger würde.

Die Malaria darf wegen der stets zu befürchtenden Zwischenfälle (Herzschwäche) nur in einem gut geleiteten Krankenhaus bei dauernder Arztbereitschaft durchgeführt werden. Im übrigen kontrolliere man bei einem zu Hause verpflegten Paralytiker stets die Blasenfüllung und katheterisiere rechtzeitig und mit sorgfältigster Asepsis. Gegen den Decubitus schütze man den Kranken nicht nur durch Hautpflege, sondern durch regelmäßiges Umlagern im Bett, Benutzung eines Lehnstuhles, und wenn möglich durch Gehübungen.

Man wird der Heil-Malaria in allen Fällen den Vorzug geben, in denen der Körperzustand diese Kur erlaubt. Bei geschwächtem Körperzustand oder Komplikationen kann man auch das *Rückfallfieber* (Recurrens) (Spirochaeta Duttoni) verwenden. Praktisch ist deren Anwendung leichter, weil man eine lebende Recurrensmaus überall hinschicken kann, Malariablut nicht. Die Übertragung des Mäuseblutes geschieht subcutan oder intravenös. Diese Recurrensinfektion des Paralytikers verläuft sanfter. Das Fieber tritt schon nach einigen Tagen auf, erscheint in mehreren Attacken und bleibt dann von selbst weg.

Die *Sektion* ergibt bei vielen Paralytikern makroskopisch eine Trübung der weichen Hirnhäute über den vorderen zwei.Dritteln der Hirnkonvexität. Meist sind die Hirnwindungen verschmälert, die Täler zwischen den Windungen daher verbreitert und mit Liquor gefüllt (Hydrocephalus externus). Auch die Binnenräume des Gehirns sind oft erweitert (Hydrocephalus internus). Mikroskopisch zeigen sich entzündliche und degenerative Veränderungen durchmischt: Plasmazelleninfiltration der Gefäßscheiden; Stäbchenzellen; Zerfall der Ganglienzellen und Unordnung in ihrer 5-Schichtenlagerung; Gliawucherung; Eisen-Reaktion. — Selten fehlt eine schwere Veränderung des aufsteigenden Teils der aorta.

Der Krankheitsprozeß der *Tabes* im Rückenmark ist demjenigen der Paralyse im Gehirn grundsätzlich gleich, verläuft nur chronischer, meist milder. Die Hauptsymptome der Tabes seien hier kurz zusammengefaßt: Lancinierende Schmerzen, Gürtelempfindung, gastrische Krisen, Parästhesien, reflektorische Pupillenstarre, Schwäche oder Fehlen der Knie- und Achillesreflexe, ROMBERGsches Zeichen, Ataxie, Hypotonie, Sehnerverkrankungen, Arthropathien — geringere Häufigkeit positiver Wassermannscher Reaktion in Blut und Liquor. — Kürzere, leichte, wenig charakterisierte Psychosen sind auch gelegentlich bei der Tabes als spezifische *Tabespsychosen* zu beobachten, doch erwecke jede seelische Störung bei Tabes sogleich den dringenden Verdacht auf eine beginnende Paralyse.

β) H i r n l u e s (L u e s c e r e b r i).

Von der Paralyse zu unterscheiden ist die sog. *Hirnlues.* Obwohl die Paralyse ja auch eine Hirnlues ist, meint man mit diesem letzteren Namen eine luische Erkrankung des Gehirns, welche schon in weit kürzerem Zwischenraum nach der Infektion, zuweilen schon im Sekundärstadium auftritt. Ihre Symptome sind sehr verschiedenartig. Erstens stehen die fokalen Symptome viel mehr im Vordergrund: es finden sich Anzeichen von seiten der Hirnnerven (besonders des Oculomotorius) oder Hirndruckerscheinungen oder Hemiplegien oder Aphasien usw. Auch stellen sich zuweilen Entzündungen der Hirnhäute (Basismeningitiden) mit den entsprechenden, nur sehr langsam verlaufenden Symptomen ein. Hierbei handelt es sich um meist gummöse Erkrankungen, sei es gummöse Entzündungen, sei es einzelne, Herderscheinungen (in der Art der Tumoren) erzeugende Gummata. Aber es gibt auch diffuse entzündliche Erkrankungen der Hirnrinde luischer Herkunft, die keine Paralysen sind, und die, mikroskopisch davon sehr wohl zu trennen, unter dem Bilde der Endarteriitis luica verlaufen. Das klinische Aussehen dieser Rindenerkrankung ist sehr verschiedenartig. Zuweilen ist der Zustand seelischer Störung von dem der Paralyse kaum zu unterscheiden, zuweilen ist es mehr ein dysphorischer Zustand geistiger Verwirrtheit mit starkem Krankheitsgefühl, heftigen Kopfschmerzen und gelegentlichen epileptischen Anfällen. Die Kopfschmerzen, besonders die nächtlich verschlimmerten — die Störungen der Oculomotoriusfunktionen (Augenmuskellähmungen, Ptosis) — und die apoplektiformen Anfälle bei Leuten unter 45 Jahren (ohne Herzleiden) sind die häufigsten und bekanntesten Anzeichen einer cerebrospinalen Lues.

Von einem Tumor wird die Hirnlues durch den Lumbalbefund unterschieden. Letzterer lautet bei *Paralyse:* Liquor klar, Druck normal, 7—100 Zellen im Kubikmillimeter, mäßig vermehrtes Gesamteiweiß, stark vermehrtes Globulin, tiefe Anfangssenkung in der Goldsol- oder Normomastixkurve, positive Wassermannreaktion von 0,2—1,0 im Liquor. Negative Wassermannreaktion im Blut kommt fast nie bei frischen, zuweilen bei älteren unbehandelten, öfter bei behandelten Paralysen vor. Eine paralytische oder fast paralytische Goldsolkurve *allein* kann auch bei verschiedenen Meningitiden, bei Tumoren, bei multipler Sklerose vorkommen (s. Abb. 5, S. 61).

Ein vollkommen paralytischer Lumbalbefund kann ausnahmsweise auch bei einer Hirnlues vorkommen. Bei einer akuten meningitischen Lues ist der Liquor oft trübe, das Eiweiß (besonders das Albumin) stark vermehrt, die Zellmehrung kann in die Hunderte im Kubikmillimeter gehen, die Wassermannsche Reaktion ist in Blut und Liquor stark positiv, die Senkung der Kolloidkurve ist spitzer und mehr gegen die Mitte verschoben. Die Endarteriitis luica erinnert im Liquorbefund oft an die Tabes. Bei einzelnen Gummata sind die Befunde recht verschieden.

Bei der Tabes wechseln die Liquorbilder sehr (je nach dem augenblicklichen Stand des Krankheitsprozesses) vom negativen (stillstehende Tabes) bis zum paralytischen Befund (Übergang in Paralyse). Der häufigste Befund ist: geringe Vermehrung kleiner Lymphocyten, leichte Globulinvermehrung, schwache Senkung der Kolloidkurve kurz vor der Mitte, positive Wassermannsche Reaktion erst bei 1,0, negative oder schwache Wassermannreaktion im Blut.

Die *Therapie* der Hirnlues unterscheidet sich nicht von einer antiluischen Therapie überhaupt: Hg-Kur und Jodkali; Salvarsan intravenös.

d) Organische Schädelunfallsfolgen (traumatische Psychosen).

Hier ist nicht von der oben (S. 108) behandelten traumatischen Neurose die Rede, sondern lediglich von den organischen Folgen eines Schädelunfalls. Die heute so häufige Schädigung des Schädels durch *Autounfälle* bedingt sogleich bei der ersten Untersuchung durch den erstbehandelnden Arzt einen genauen neurologisch-psychiatrischen Status. Es ist für die spätere Begutachtung von großer Bedeutung, ob sogleich nach dem Unfall die Symptome einer Hirnerschütterung, eines Schädelbruches, eines epileptischen Anfalls, fokaler Schädigungen beobachtet werden konnten.

Blutungen aus Ohr und Nase, vielleicht sogar Liquorabfluß, deuten auf einen Schädelbruch hin. Eine Nasenblutung allein ist freilich unwichtig, wenn die Gewalteinwirkung den Gesichtsschädel selbst traf.

Bewußtlosigkeit kann — kurz — auch als Schreckfolge erscheinen, meist aber ist sie Anzeichen einer ernsten Hirnschädigung, sei es, daß nur eine sog. Hirnerschütterung, sei es, daß eine Hirnquetschung (Kontusion) erfolgt ist. In echter Bewußtlosigkeit reagiert der Verletzte kaum auf Schmerzreize, nicht auf Anruf. *Einnässen* spricht für tiefe Bewußtlosigkeit.

Erbrechen begleitet meist eine schwerere Gehirnerschütterung. Brechreiz ist auch bei leichteren Erschütterungen vorhanden. Das

Erbrechen braucht nicht sogleich nach dem Unfall zu erscheinen sondern kann auch noch nach Stunden dann auftreten, wenn eine plötzliche Lageveränderung, etwa der Beginn des Abtransportes des Verletzten, an das geschädigte Gleichgewichtsorgan besondere Anforderungen stellt.

Heftiger *Schwindel* unmittelbar nach dem Unfall, meist zusammen mit Erbrechen, beweist eine organische Schädigung. Wochenlang geklagter Schwindel (bei sonst fehlenden groben Anzeichen) ist nur dann ein Restsymptom organischer Hirnschädigung, wenn es bei bestimmten Gelegenheiten eindeutig angegeben wird: nämlich beim Gehen im Finstern, morgens beim ersten Aufrichten im Bett, beim Bücken des Kopfes zur morgendlichen Waschung; beim Eisenbahnfahren, beim raschen Absteigen von der Trambahn, beim steilen Aufwärtsblicken (nicht suggerieren beim Fragen!).

Pulsverlangsamung deutet auf eine organische Schädigung des Hirns, wahrscheinlich auf eine Schädelraumverengung hin.

Ein *epileptischer Anfall* beweist eine schwere Hirnschädigung (natürlich nur, sofern es sich nicht um einen Epileptiker handelt), meist eine Herdläsion. Häufig ergibt die genaue Abtastung des Schädels dann eine *Impressionsfraktur.* Hierbei kann auch ein Status epilepticus vorkommen. Die sofortige chirurgische Behebung der Impression beseitigt augenblicklich den Status.

Herderscheinungen sind bei einem tief bewußtlosen Menschen sehr schwer festzustellen. Werden sie nach Rückkehr des Bewußtseins beobachtet, so geben sie natürlich der Diagnose wichtigste Anhaltspunkte (Zerreißung eines Hirngefäßes, Fremdkörper im Hirn, innere Absprengung eines Knochenstückes, umschriebene Hirnquetschung). Man vergesse nicht die Möglichkeit des Contre-Coups.

Daß der aus der Bewußtlosigkeit Erwachte *Kopfschmerzen* und meist auch eine *Amnesie,* zuweilen eine retrograde Amnesie (rückwärtsschreitende Erinnerungslosigkeit) hat, ist leicht verständlich. Absolute *Pupillenstarre* nach Schädeltrauma kommt (selten) vor.

Die Helligkeit des Bewußtseins erscheint zuweilen plötzlich, zuweilen langsam wieder. Unmittelbar nach dem Unfall zeigen sich zuweilen deliriöse Verwirrtheiten. Doch ist es sehr schwer, die organischen *Delirien* von den psychogenen Schreckdelirien zu sondern. Man halte sich an die Regel, daß der Verdacht psychogener Störung um so näher liegt, je symptomenreicher, je leidenschaftlicher, je exaltierter die Verwirrtheit ist. Umgekehrt liegt

der Gedanke an ein organisches Delir nahe, wenn die Symptome
einförmig und spärlich sind, und auf der Grundlage einer Somnolenz erscheinen.

Sind die ersten stürmischen Erscheinungen überstanden und
befindet sich der Kranke nun im Krankenhaus oder in eigener
Wohnung, so erwächst dem Arzt die Aufgabe, keine psychogenen
Folgeerscheinungen aufkommen zu lassen. Eine schwerere Hirnschädigung zeigt sich in der Folge meist in jenen Symptomen, die
als KORSAKOWsches Syndrom schon beschrieben worden sind:
Merkfähigkeitsstörung, unsichere Orientiertheit; in schwereren
Fällen Konfabulationen. Schwere, auch stumpfe Schädeltraumen
können dauernde seelische Beeinträchtigungen zurücklassen. Eine
solche *traumatische Demenz* macht sich meist im Fehlen der Initiative, der Einfälle, der Unternehmungslust, der Frische bemerkbar. Dazu kommen Neigung zu Schwindelempfindungen, er-
schwerte Merkfähigkeit, Reizbarkeit gegen Lärm und bei Ärger,
Alkoholintoleranz.

Fokale Hirnschädigungen können eine JACKSON-Epilepsie sogleich, aber auch noch nach vielen Jahren relativer Gesundheit
hervorrufen, wenn die schrumpfende Narbe neuen Reiz auf das
Hirn ausübt. Ausschneidung der Narbe ist dann zu empfehlen.

Wird man unmittelbar zu einem schweren Kopftrauma gerufen,
so kühle man den Kopf, um eine eventuelle Nachblutung zu vermeiden;
man senke aus dem gleichen Grunde den Blutdruck, wenn der Verletzte
nicht schon durch die Wunden viel Blut verlor. Man versorge die Wunden, gewähre dann aber dem Kranken äußerste Ruhe, möglichst kein
oder kurzer Transport! Man gebe Bewußtlosen weder zu essen noch zu
trinken, und reiche Flüssigkeiten, die bei längerer Bewußtlosigkeit
unbedingt erforderlich sind, durch Klysma. Man denke beim Somnolen-
ten an die Entleerung der Blase. Man vermeide den Ausdruck Kom-
motionsneurose! Kommotio ist eine Organschädigung, Neurose ist eine
psychogene Störung (s. S. 106).

e) Hirnabscesse.

Teils als Folge von penetrierenden Verletzungen des Schädels,
teils um Fremdkörper herum, teils von Ohrerkrankungen aus-
gehend, können sich im Gehirn Eiterungen bilden, die, solange sie
abgekapselt bleiben und nicht zu Hirnhautentzündungen führen,
fokale Symptome hervorrufen gleich den Hirnblutungen oder
Tumoren. Die Differentialdiagnose eines Abscesses wird aus lang
dauernden, meist nicht hohen Temperaturanstiegen, aus einer
Leukocytenzählung, aus der Berücksichtigung eines überstandenen
Traumas, eines Ohrenleidens unschwer gestellt werden können.
Freilich erzeugen keineswegs alle Hirnabscesse Fieber. Stauungspapille und Liquordrucksteigerung fehlen meistens. Die große

Gefahr des Abscesses ist der Durchbruch in die Ventrikel. Außer lokalen eitrigen Prozessen am Schädel können eitrige Lungenerkrankungen Hirnabscesse hervorrufen, zumal das Empyem, eitrige Bronchitiden und Bronchektasien.

Der Liquor ist zuweilen normal, zuweilen besteht eine starke Zellvermehrung bei geringer Eiweißvermehrung.

C. Therapie.

Man gewinnt das Vertrauen eines seelisch Erkrankten durch geduldiges Zuhören. Alle Einwände, die die Erzählung des Geisteskranken oft sofort heraufbeschwört, behalte man für sich. Besonders wenn der Arzt beim Ausbruch eines akuten Erregungszustandes zu Hilfe gerufen wird, reize er den Kranken nicht durch Einwände und Widersprüche. Oft gelingt es dem Arzt, durch freundliches Zureden den Kranken zum Einnehmen eines beruhigenden Trankes, den der Arzt am besten selbst zurecht macht, zu bewegen. Dabei wähle man niemals Brom, sondern wesentlich stärker wirkende Schlafmittel, etwa 1 ganzes Gramm Medinal. In Fällen, in denen man eine schizophrene oder paralytische Tobsucht oder einen epileptischen Erregungszustand sofort bekämpfen muß, kommt man auch mit den üblichen Schlafmitteln nicht aus. Dann greife man zum Hyoscin. Von einer 2⁰/₀₀igen Lösung von Hyoscinum (= Scopolaminum) hydrobromicum gebe man 25 bis 30 Tropfen unbedenklich. Die Lösung ist ohne Geschmack und kann daher in jedem Getränk heimlich verabreicht werden. Bei leerem Magen wird sie ziemlich schnell wirken und besonders die Motilität unsicher machen und herabsetzen. Muß man jedoch einen schwer erregten Menschen sofort ruhig stellen, so verwende man das gleiche Mittel subcutan. Bei einem kräftigen Mann kann man ohne Bedenken 1 mg injizieren. Da sich der Kranke dies in den seltensten Fällen gefallen lassen wird, so versichere man sich zuvor genügender männlicher Hilfe durch Sanitätspersonal oder andere Helfer. Mit vier Mann wird man im allgemeinen auch einen tobenden Geisteskranken so weit überwältigen können, daß man eine Einspritzung vornehmen kann. Da aber ungeübte Helfer meist sehr ungeschickt sind, instruiere man vorher genau: Sie zwei kommen von der linken, Sie zwei von der rechten Seite; Sie greifen linken Arm und Schulter, Sie rechten Arm und Schulter, Sie linken Schenkel, Sie rechten Schenkel. Liegt der Kranke dann nach kurzer Überwältigung auf dem Boden, so injiziere man an irgendeiner freien Körperstelle, wo es gerade paßt, ohne vorherige Hautreinigung, am Nacken oder auf der offenen Brust, weniger

gern an den Extremitäten, weil ein plötzlicher Ruck des Gliedes
leicht die Nadel abbrechen läßt. Verschwindet die abgebrochene
Nadel doch im Gewebe, so ist das auch kein Unglück. Ist es ge-
lungen, das volle Milligramm einzuspritzen, so tritt nach etwa
7—10 Minuten die Wirkung ein. Zuweilen zupft der Kranke leicht,
wie ein Delirant; er bekommt unsichere Bewegungen wie ein Betrunkener (deshalb nie in der Badewanne injizieren: Gefahr des
Ertrinkens), gähnt, bewegt Zunge und Lippen (Trockenheit in
Mund und Schlund), wischt sich über die Augen (Mydriase durch
das Hyoscin), lallt und wird zusehends ruhiger, bis er in Schlaf
versinkt. Wenn es irgendwie angängig ist, warte man bis zu diesem Augenblick. Dann kann man bequem den Transport in Anstalt
oder Krankenhaus vollziehen. Handelt es sich um einen längeren
Transport, so gebe man dem Personal ein Fläschchen mit Wasser
mit, dem abermals 1 mg Hyoscin einverleibt ist. Beginnt der
transportierte Kranke unruhig zu werden und langsam zu erwachen, dann verlangt er wegen der Trockenheit des Halses meist
zu trinken; dann kann man ihn durch Eingießen des Fläschchens
in ein Trinkglas (natürlich nicht vor seinen Augen) erneut ruhig
stellen. Man vermeide unter allen Umständen die Zwangsjacke.
Sie ist niemals nötig und gehört vergangenen Jahrhunderten an.
Kennt man den erregten ruhig zu stellenden Kranken schon als
einen Epileptiker, so kann man ihn, noch während er im Hyoscin-
schlaf liegt, ein Luminalklysma machen (0,2 g). In anderen Fällen
empfiehlt sich beim Epileptiker ein nicht zu kleiner Aderlaß.
Kennt man den erregten Kranken als einen Hysteriker, so hat
eine Hyoscinspritze oft auch recht gute erzieherische Resultate,
denn die subjektiven Erscheinungen einer Hyoscinnarkose sind
keineswegs angenehm. Niemals verwende man Morphin. Einem
Alkoholiker, bei dem die Erregung eines Delirium tremens ausbricht, gebe man niemals Hyoscin noch sonstige Narkotica außer
Paraldehyd (s. S. 162), dagegen sogleich Herzmittel. Bei einem
Maniacus, einem Paralytiker, einem psychogen Erregten (auch bei
einer Haftpsychose) wird man meist durch gutes Zureden, am
besten durch ein paar aus der Situation abgeleitete Witze, erreichen, daß er von selbst ein beruhigendes Mittel nimmt. Schizophrene und Epileptiker sind immer unberechenbar. Sie spucken
einem vielleicht das Mittel, das sie schon im Munde haben, ins
Gesicht oder schlagen es einem im letzten Augenblicke vor dem
versprochenen Einnehmen aus der Hand. Schwere, länger dauernde
Erregungen von Paralytikern oder Schizophrenen lassen sich
naturgemäß nur in einer Anstalt behandeln.

Mit der ängstlichen Unruhe einer Melancholica wird man meist auch zu Hause fertig, wenn man nicht die Suicidgefahr fürchtet. Besonders ältere unruhig umhergetriebene Schwermütige werden durch eine Opiumkur (dreimal täglich acht Tropfen, um je einen täglich steigend bis dreimal 20, dann wieder zurück), oft günstig beeinflußt (Arzneiflasche nicht herumstehen lassen!). Man wird sicher nicht die Schlafmittel entbehren können (Morphin ist *niemals* Schlafmittel), aber man beschränke sie auf gelegentliche Darreichung. Es ist ein schlechtes Zeichen für die Kunst eines Arztes, wenn er nichts weiter versteht, als wochenlang Schlafmittel aufzuschreiben.

Mancher Selbstmord kommt dadurch zustande, daß sich die Kranke allabendlich ein halbes Gramm Veronal erbettelt, die Tabletten sammelt und später alle zusammen schluckt! Die *Selbstmordgefahr* nehme man stets sehr ernst, auch bei Jugendlichen! Man denke an das Sprichwort, daß Gelegenheit Diebe macht, und räume also möglichst alle Gelegenheiten fort. Bei einer echten Schwermut ist dauernde Überwachung (auch auf dem Abort) notwendig, wenn man eine Anstaltsbehandlung vermeiden will.

Wird man zu einem Schlafmittelselbstmordversuch gerufen, so stärke man das Herz, spüle den Magen und suche die Atmung gehörig in Gang zu bringen, um der drohenden Pneumonie vorzubeugen (oft viele Stunden lang, durch angelerntes Personal).

Bei einer Melancholie, besonders der Rückbildungsmelancholie, hat auch die S. 126 beschriebene Cardiazol-(Azoman-) Kur ganz überraschende Erfolge, zumal wenn sie als kombinierte Insulinkrampfkur durchgeführt wird. v. BRAUNMÜHL konnte 37 von 40 weiblichen Involutionsmelancholien geheilt oder weitgehend gebessert aus der Anstalt entlassen. Diese Kur kann heute erst von einigen besonders erfahrenen Fachleuten durchgeführt werden. An Stelle des Cardiazolkrampfs ist vielfach der Elektrokrampf getreten. Hier ist noch vieles im Fluß.

Bei allen nervösen, neurotischen, psychopathischen, neurasthenischen Klagen und Zuständen gebührt der medikamentösen Therapie nur eine ganz untergeordnete Stellung. Die *Psychotherapie* ist hier die Hauptsache. Einer der Schlüssel zu jeder Psychotherapie ist Geduld; ein zweiter der Grundsatz, nicht das Symptom, sonder den ganzen Menschen zu erforschen und zu behandeln. In vielen Fällen werden die Symptome schon durch eine lange verständige Aussprache gebessert („Bisher hat mich ja niemand angehört, alle haben gesagt, es sei nur nervös; — *Sie* versuchen doch wenigstens alles zu verstehen"), in anderen kann man aber nur durch positive psychische Behandlungsmethoden weiter kommen. Deren Schilderung gehört nicht hierher. Es gibt nicht eine einzige überall anwendbare psychotherapeutische Methode. Sowohl eine kathartische Behandlung im Halbschlaf, als Psychoanalyse, als Entspannungsübungen, oder Beseitigung von Minderwertigkeitsgefühlen, oder Hypnose können in besonderen Fällen wirksam sein. Mancher praktische Arzt hat eine gute Gabe seelischer Wirkung auf den Kranken, mancher grundgelehrte Spezialist ist psychotherapeutisch denkbar ungeschickt. Glaubt ein junger Arzt in sich Fähigkeiten und Lust zur Psychotherapie zu entdecken, so scheue er sich nicht, ein halbes Jahr auf die äußere Erlernung der Methoden in einer gut geleiteten privaten Heilanstalt für Nervenkranke zu verwenden. Jeder praktische Arzt steigert sein eigenes Können ungemein, wenn er es lernt, in jedem, auch dem körperlich Kranken, den seelischen Faktor mit zu erkennen und günstig zu beeinflussen.

Gebräuchlichste Schlaf- und Beruhigungsmittel.

Adalin. Bromdiäthylacetylharnstoff. Tabletten: 0,5—1,5 in heißem Tee. Mildes Hypnoticum (auch 0,3—0,5 in kaltem Wasser als Sedativum).

Allional. Zur Beruhigung 1—2 Tabletten oder als leichtes Schlafmittel 2—3.

Bromsalze. Zweckmäßig als ERLENMEYERS *Bromgemisch:* Ammon. brom., Kal. brom., Natr. brom. zu 1 : 2 : 2 in Wasser gelöst: 2—6 g pro dosi. Kein eigentliches Schlafmittel, wirkt erst bei wiederholter Gabe beruhigend.

Als regelmäßiges Medikament täglich dreimal 1—5 g bei Epilepsie. Manche Menschen neigen zu Brom-Acne! Bei hohen Dosen oder langem Gebrauch Gefahr des Bromismus! Billiger das einfache Bromnatrium 10 : 150,0.

Angenehme, aber teure Darreichung als Sedobroltabletten (Mischung von Brom mit Suppenwürze. Herstellung einer Suppe durch Aufguß von heißem Wasser).

Bromural. Bromisovalerianyl-Harnstoff-Tabletten 0,3: Schwaches Schlaf- und Beruhigungsmittel.

Chloralhydrat. Sehr gut löslich in Wasser: 1—2 g. Gutes Schlafmittel, aber nicht ungefährlich für das Herz! Als Klysma: 3—5 g bei Status epilepticus. Häufigerer Gebrauch ist zu widerraten.

Curral. Diallylbarbitursäure. Wirksames Schlafmittel: Tabletten 0,1—0,2. Verstärkt aber vorhandene Zittererscheinungen.

Luminal. Phenyläthylbarbitursäure. Schwer löslich, wirkt langsam, bleibt lange im Körper. Sehr nachhaltiges Schlafmittel.

(Zur subcutanen Injektion ist die wässerige Lösung des Natrium-
salzes verwendbar.) In regelmäßigen kleinen Dosen (Tabletten 0,1
zwei- oder dreimal täglich) von günstiger Wirkung auf Epilepsie,
kann lange gegeben werden. In manchen Fällen bewährt sich
besser *Prominal* in etwas höheren Dosen (bis dreimal täglich 0,15
bis 0,2).

Als *Luminaletten* (0,015) gegen Migräne und nervöse Zustände
wirksam.

Medinal. Gut lösliche Verbindung des Veronals (s. dort!).
Natrium diaethylbarbituricum. Tabletten 0,5: zuverlässiges Schlafmittel. Auch als Klysma zu verwenden.

Morphinum muriaticum. Alkaloid des Opiums. Subcutan 0,01
bis 0,03. Nur bei heftigsten Schmerzen wegen seiner prompten
Wirkung. Lieber noch per os. Große Gefahr des chronischen
Morphinismus! Nie dem Kranken die Spritze in die Hand geben!
Morphin ist kein Schlafmittel!

Noctal. β-Brompropenylisopropylbarbitursäure. 1—2 Tabletten
0,1 erweisen sich als mildes Schlafmittel.

Opium. Eingetrockneter Milchsaft vom Papaver somniferum.
Als Tinktur 10—15—20 Tropfen abends gegen triebhafte Unruhe,
zumal bei Dementia senilis (20 Tropfen = 0,1 Opium).

Wirksamer wird Opium fortlaufend und langsam steigend und
fallend bei Melancholie gegeben: Gute Beeinflussung der Angst.

Pantopon, wasserlösliches Opiumpräparat, das die Gesamt-
alkaloide enthält und sich auch zu subcutaner Injektion eignet.
Wird in doppelt so starker Dosis verabreicht wie Morphium. Gegen
Angstzustände und Schmerzen. Weniger Nebenwirkungen wie
Morphium, doch auch Gefahr der Gewöhnung.

Kann allmählich steigend bei Melancholie gegeben werden. Von
zweiprozentiger Lösung 1 ccm subcutan oder zu 0,01 g in Tabletten.

Paraldehyd, flüssig: 4—8 ccm pro dosi. Ausgezeichnetes, weil
rasch wirkendes und ungefährliches Schlafmittel, das nicht das
Herz angreift. Leider sehr schlechter Geruch und Geschmack;
in Fruchtsaft stark verdünnt zu geben. Bei Delirium tremens
macht es manchmal taumlig, statt Schlaf zu bringen. Gut als
Klysma bei Status epilepticus oder paralyticus.

Phanodorm. Cyclohexenyläthylbarbitursäure (Tetrahydrolu-
minal). Mildes, aber ziemlich zuverlässiges Schlafmittel bei 1 bis
2 Tabletten 0,2. Bei Erregungszuständen mehr. Steht dem Luminal nahe, wird jedoch rascher ausgeschieden. In einzelnen Fällen
macht es leichte Delirien, führt auch zuweilen zur Sucht.

Prominal s. unter Luminal.

Scopolaminum (= Hyoscinum) hydrobromicum. Alkaloid aus Scopolia atropoides. Subcutan 0,0005—0,001. Selbst 0,002 sind bei Tobsucht kräftiger Männer noch anwendbar. Nur durch den Arzt! Bringt sogar bei schweren Tobsuchtszuständen schnell und sicher Beruhigung durch meist tiefen, dem Koma ähnlichen Schlaf von 5—8 Stunden Dauer.

Bei längere Zeit fortgesetzter Anwendung leidet leicht die Ernährung, auch können delirante Zustände auftreten. Nach dem Schlafe Trockenheit im Halse und allgemeines Unbehagen, sowie länger dauernde Pupillenerweiterung (Blendungserscheinungen).

Schwache Scopolamintropfen oder -pillen (auch mit Atropin) verringern den Rigor bei postencephalitischen Zuständen, können längere Zeit gegeben werden.

Sedormid. Allylisopropylacetylcarbamid. Mildes Einschlafmittel, 1 bis 2 Tabletten vor dem Schlafengehen.

Somnifen. Lösung von 0,1 Diäthyl- und 0,1 Isopropyl-propenylbarbitursäure auf 1 ccm. Als Schlafmittel 20—40 Tropfen in Zuckerwasser oder eine Ampulle zu 2,2 ccm intramuskulär oder intravenös.

Trional. Diäthylsulfondimethyläthylmethan. Tabletten 0,5 bis 2 g in heißer Milch. Brauchbares Schlafmittel, macht aber zuweilen Erbrechen, wirkt langsam. Kombination mit Paraldehyd empfohlen: 1 Trional auf 5 Paraldehyd. Bei längerem Gebrauch wegen Kumulation Intoxikationsgefahr!

Veronal (meist verschrieben als Acidum diaethylbarbituricum). Diäthylmalonylharnstoff. Vorzügliches Schlafmittel, doch Vorsicht bei Nephritis. Tabletten zu 0,3—1,0. Wegen seiner schweren Löslichkeit besser in warmer Flüssigkeit zu geben. Viel Flüssigkeit nachtrinken! Aber nicht zu oft verschreiben, da leicht Angewöhnung eintritt: Veronalismus.

Anhang.

1. Begutachtung.

Die Frage der *Arbeitsfähigkeit* werde möglichst unter dem Gesichtspunkte beantwortet, daß Arbeit an sich eher ein heilender, als ein schädigender Faktor ist. Alle von neuem Geist erfüllten Heilanstalten führen die Arbeit geradezu als einen Heilfaktor in ihre Therapie ein. Je weniger der Mensch beschäftigt und äußerlich ausgefüllt ist, um so mehr verfällt er auf Grübeln, hypochondrische Einstellung, Symptomkultivierung u. dgl. Die so häufig verordnete *Schonung* ist meist schädlich. Freilich wird es sich oft empfehlen, einen Fabrikarbeiter vor Wiederaufnahme seiner Fabriktätigkeit 6 Wochen in die Land- und Forstarbeit zu schicken. Ebenso falsch, wie die Annahme ist, ein Gemütsleiden, z. B. eine Schizophrenie könne aus Überarbeitung entstehen, ebenso unrichtig ist die Meinung, zur Wiederherstellung sei eine längere „Erholung" erforderlich. Auch für Neurotiker und Psychopathen ist ein längeres Aussetzen der Arbeit meist ganz unangebracht. Das regelmäßige Gleichmaß täglicher Arbeit — sofern sie sich unter hygienischen Bedingungen vollzieht — wirkt seelisch fast immer günstig. Freilich kann ein Schizophrener, der soeben einen katatonen Schub überstanden hat und in seiner körperlichen Verfassung wieder gut hergestellt ist, dennoch längere Zeit arbeitsunfähig sein, sofern ihm noch die Aktivität und Energie fehlt, sich auf dem öffentlichen Arbeitsmarkt selbständig zu behaupten. Die Frage der *Invalidität* bei einem wieder hergestellten Schizophrenen wird sich also nur mit großer Urteilsvorsicht beantworten lassen.

Bei den so häufigen Autounfällen taucht die Frage, welche späteren Klagen auf den *Unfall* zu beziehen sind, oft auf und ist um so schwerer zu beantworten, je dürftiger die Unterlagen der ersten ärztlichen Untersuchungen sind. Deshalb lasse man es sich bei allen Unfällen, die Kopf oder Wirbelsäule auch nur ein wenig mitbetreffen, angelegen sein, gleich anfangs einen neurologischen Status niederzulegen. Der Gutachter, der später die

Frage entscheiden soll, ob irgendwelche psychische oder nervöse Störungen auf den Unfall bezogen werden müssen, wird sich folgende Gedankengänge gegenwärtig halten müssen. Die nach dem oft schweren Schock des Unfalls erscheinenden Schreckerscheinungen (Schlaflosigkeit, Appetitlosigkeit, Zittern der Glieder, Reizbarkeit usw.) sind ebenso Unfallsfolgen, wie etwaige organische Symptome. Aber man muß für alle Schrecksymptome eine gewisse zeitliche Grenze setzen. Ein sensitiver Psychopath, der einen schweren Schock erlebte, wird mit seinen Schrecksymptomen länger zu tun haben als ein robuster Durchschnittsmensch. Aber mit einem halben Jahr wird man auch bei Berücksichtigung einer komplizierenden Psychopathie die zeitliche Grenze der eigentlichen psychogenen Unfallsfolgen längst erreicht haben. In ganz vereinzelten Fällen unter ganz besonderen Komplikationen wird ein Jahr die äußerste Grenze sein. Es gibt nun zahlreiche Menschen, die das Erlebnis eines Unfalls zum Gegenstand ihrer Überlegung, ihrer geistigen Verarbeitungen machen. Aus ihrer vielleicht von jeher bestehenden pessimistisch-hypochondrischen Grundstimmung heraus vertiefen sie sich immer mehr in den — objektiv unbegründeten — Gedanken, ernstlich, ja unheilbar geschädigt zu sein. Eine solche Einstellung schafft immer neue (psychogene) Symptome. Aber für diese Klagen ist das unzweckmäßige Verhalten, die unbegründete Grübelei, die hypochondrische Grundstimmung verantwortlich, nicht der Unfall. Für solche „Folgen", für eine solche echte *Unfallsneurose* haftet der Unfall oder derjenige, der ihn verursachte, nicht. Man lasse sich nicht durch den Einwand irre machen, daß der Klagende doch ohne Unfall seine Beschwerden nicht bekommen habe; also sei doch der Unfall schuld. Kein Gericht wird einen Chirurgen für die Folgen verantwortlich machen, die entstehen, wenn ein Psychopath Fremdkörper in die operativ korrekt gesetzten Wunden einführt. Einem solchen Hysteriker ist der Unfallsneurotiker gleichzuachten: Bei normalem seelischen Verhalten wären seine Unfallsfolgen längst verschwunden; nur eine unpassende, ungeschickte, hypochondrische Einstellung hat weitere Symptome gezüchtet.

In den Fällen, in denen ein schweres Schädeltrauma freilich jene „organischen" Symptome setzte, die oben beschrieben wurden, ist eine Entscheidung über die realen Unfallsfolgen dann sehr schwer, wenn außerdem psychogene Erscheinungen hinzutreten. Nur ein vielerfahrener Facharzt wird hier das Richtige finden. Die Beurteilung der organisch Kriegsgeschädigten wird noch auf Jahre hinaus Mühe machen. Besonders die Hirnerschütterungen, Schädelbrüche und Hirnschüsse sind deswegen schwer zu beurteilen, weil den zahlreichen Klagen oft nur geringe Befunde entsprechen. Man wird geneigt sein, in den Fällen sicherer Schädelöffnung und Hirnschädigung höhere Grade der Erwerbsunfähigkeit anzunehmen, während man bei Hirnerschütterungen besonders dann vorsichtig sein wird, wenn nur die subjektiven Angaben der Geschädigten vorliegen. Komplizierte Rentenarithmetik und ein Streit um Einzelprozente sind zu vermeiden. Die Beschränkung auf ¾, ½, ¼ der Erwerbsfähigkeit oder auf die 30, 50, 70, 90% Erwerbsminderung, die im Versorgungswesen üblich sind, genügt vollauf. Man versäume jedoch in keinem Gutachten die Einbuße und Versehrtheit für den Sonderberuf des Geschädigten und die für den allgemeinen Arbeitsmarkt gesondert zu schätzen.

Wenn die seeliche Störung eines Kranken solchen Grad erreicht, daß er einer *geschlossenen Anstalt* zugeführt werden soll, so gebe das notwendige ärztliche *Zeugnis* kurz die Anamnese, beschreibe kurz den augenblicklichen Zustand und versäume nicht, auszusprechen, ob der Kranke für sich oder andere gefährlich, für die öffentliche Sittlichkeit anstößig oder in bezug auf Schutz, Aufsicht, oder ärztliche Verpflegung so verwahrlost oder gefährdet ist, daß kein anderer Ausweg bleibt, als die Unterbringung in geschlossener Anstalt.

Die an einzelnen psychiatrischen Kliniken (mehr für den Hausgebrauch) verwendeten Bezeichnungen (wie Paranoia, Paraphrenie, episodische Dämmerzustände, hyperkinetische Psychose, Motilitätspsychose, depressive Beziehungspsychose, sensitiver Beziehungswahn, Randpsychose, Phantasiophrenie, progressive Hallucinose, Somatopsychose, progressive Autopsychose, Schizophasie, verbale Defekthallucinose, expansives Defektparanoid, prosektische Defektkatatonie, hypochondrische Defekthallucinose usw.) sind der Schizophrenie zuzuzählen.

2. Zurechnungsfähigkeit.

Die derzeitige (Oktober 1946) Fassung des § 51 des Reichsstrafgesetzbuches lautet:

I. Eine strafbare Handlung ist nicht vorhanden, wenn der Täter zur Zeit der Tat wegen Bewußtseinsstörung, wegen krankhafter Störung der Geistestätigkeit oder wegen Geistesschwäche unfähig ist, das Unerlaubte der Tat einzusehen oder nach dieser Einsicht zu handeln.

II. War die Fähigkeit, das Unerlaubte der Tat einzusehen oder nach dieser Einsicht zu handeln, zur Zeit der Tat aus einem dieser

Gründe erheblich vermindert, so kann die Strafe nach den Vorschriften über die Bestrafung des Versuchs gemildert werden.

Jede sichergestellte echte Psychose schließt die Zurechnungsunfähigkeit ein. Auch von jedem vorübergehenden organischen Ausnahmezustand gilt das gleiche (vom epileptischen Dämmerzustand, pathologischen Rausch). Auch bei weitgehenden Besserungen echter Psychosen, z. B. einer durch die Malariabehandlung sehr gebesserten Paralyse oder einer weitgehend wieder hergestellten Schizophrenie wird man besonders dann immer noch geneigt sein, die Zurechnungsunfähigkeit zu bejahen, wenn die Tat eigenartig und schwer verstehbar erscheint. Beim angeborenen Schwachsinn, bei der epileptischen Wesensveränderung, bei der senilen Rückbildung, bei einer hirntraumatischen Schädigung hängt es von der *Schwere* der jeweiligen seelischen Beeinträchtigung ab, ob man die Voraussetzungen des I. Abschnittes des § 51 bejahen wird. (Man spreche von den Voraussetzungen aber *nicht* vom „Schutze" des § 51.) Eine pathologische Reaktion, wie überhaupt jede psychopathische Störung, wird nur in sehr seltenen Fällen Unverantwortlichkeit bedingen. Taten, in heftiger Leidenschaftserregung ausgeführt, z. B. Eifersuchtstotschlag, haben hernach zuweilen eine (psychogene) Amnesie. Auch dieser Umstand weist *nicht* auf Zurechnungsunfähigkeit hin.

Das Gutachten sei möglichst präzis und klar. Der Richter wünscht kein Erwägungserlebnis, sondern den Rat eines Sachverständigen. Das Gutachten beginne mit dem Tatbestand in wenigen Zeilen. Dann folge die Anamnese, wie sie auf S. 3 dargelegt ist. Beim Status hat der Richter kein Interesse für einen ausführlichen neurologischen Befund. Es genügt die Anführung der sicher krankhaften Körpersymptome. Für den seelischen Status wird auf S. 66 das Schema gegeben. Dann folge die Diagnose mit ihrer Begründung und ihre forensische Auswertung, also das eigentliche Gutachten. Die meisten Gutachten haben den Fehler, daß die Anamnese viel zu lang gerät, indem ausführliche Aktenabschriften hineingearbeitet werden. Für ein gewöhnliches Gerichtsgutachten genügen drei Schreibmaschinenseiten Anamnese, zwei Seiten Status, eine Seite Diagnose und Gutachten.

Verminderte Zurechnungsfähigkeit wird immer dann gegeben sein, wenn (ohne Psychose) ein pathologisch bedingtes Motiv sich brüsk im Motivzusammenhang durchsetzt. Nicht etwa der Nachweis eines leichten Schwachsinns oder einer psychopathischen Artung führt an sich zur Annahme verminderter Zurechnung, sondern nur das spezielle Eingreifen eines solchen Umstandes in die spezielle Entstehung einer Tat kann sie bedingen. Die weitverbreitete Annahme ist vollkommen abwegig: Die als vermindert angenommene Zurechnungsfähigkeit solle dem Täter zu milder Bestrafung verhelfen. Die jetzige Fassung des § 42 b StrGB. sieht ja vor, daß unter bestimmten Umständen ein vermindert zurechnungsfähiger Täter nach Strafverbüßung noch einer Heilanstalt zu langer Internierung überwiesen werden kann.

§ 42 b des Strafgesetzbuches.

I. Hat jemand eine mit Strafe bedrohte Handlung im Zustand der Zurechnungsunfähigkeit (§ 51 Abs. I, § 58 Abs. I) oder der verminderten Zurechnungsfähigkeit (§ 51 Abs. II, § 58 Abs. II) begangen, so ordnet das Gericht seine Unterbringung in einer Heil- oder Pflegeanstalt an, wenn die öffentliche Sicherheit es erfordert. Dies gilt nicht bei Übertretungen.

II. Bei vermindert Zurechnungsfähigen tritt die Unterbringung neben die Strafe.

Der hier zitierte § 58 handelt von Taubstummen.

Ein (normaler) Rausch gilt heute keineswegs mehr als allgemein mildernder Umstand. Vielmehr bestimmt der § 330 a des Strafgesetzbuches sogar harte Strafe für jenen, der sich vorsätzlich oder fahrlässig in einen sinnlosen Rausch versetzt.

§ 330 a des Strafgesetzbuches.

I. Wer sich vorsätzlich oder fahrlässig durch den Genuß geistiger Getränke oder durch andere berauschende Mittel in einen die Zurechnungsfähigkeit (§ 51 Abs. I) ausschließenden Rausch versetzt, wird mit Gefängnis bis zu zwei Jahren oder mit Geldstrafe bestraft, wenn er in diesem Zustand eine mit Strafe bedrohte Handlung begeht.

II. Die Strafe darf jedoch nach Art und Maß nicht schwerer sein, als die für die vorsätzliche Begehung der Handlung angedrohte Strafe.

III. Die Verfolgung tritt nur auf Antrag ein, wenn die begangene Handlung nur auf Antrag verfolgt wird.

§ 42 c des Strafgesetzbuches.

Wird jemand, der gewohnheitsmäßig im Übermaß geistige Getränke oder andere berauschende Mittel zu sich nimmt, wegen eines Verbrechens oder Vergehens, das er im Rausch begangen hat, oder das mit einer solchen Gewöhnung in ursächlichem Zusammenhang steht, oder wegen Volltrunkenheit (§ 330a) zu einer Strafe verurteilt und ist seine Unterbringung in einer Trinkerheilanstalt oder einer Entziehungsanstalt erforderlich, um ihn an ein gesetzmäßiges und geordnetes Leben zu gewöhnen, so ordnet das Gericht neben der Strafe die Unterbringung an.

Eine Beobachtung in einer Anstalt wird in allen schwierigeren Begutachtungsfällen zur Feststellung der Zurechnungsfähigkeit erforderlich sein und regelt sich nach

§ 81 der Strafprozeßordnung:

„Zur Vorbereitung eines Gutachtens über den Geisteszustand des Angeschuldigten kann das Gericht auf Antrag eines Sachverständigen nach Anhörung des Verteidigers anordnen, daß der Angeschuldigte in eine öffentliche Irrenanstalt gebracht und dort be- obachtet werde.

... Die Verwahrung in der Anstalt darf die Dauer von sechs Wochen nicht übersteigen."

§ 126 a der Strafprozeßordnung:

(1) Sind dringende Gründe für die Annahme vorhanden, daß jemand eine mit Strafe bedrohte Handlung im Zustand der Zurechnungsunfähigkeit oder der verminderten Zurechnungsfähigkeit begangen hat, und daß seine Unterbringung in einer Heil- und Pflegeanstalt angeordnet werden wird, so kann das Gericht durch Unterbringungsbefehl seine einstweilige Unterbringung anordnen, wenn die öffentliche Sicherheit es erfordert. Die Tatsachen, die diese Annahme rechtfertigen, sind aktenkundig zu machen.

(2) Für die einstweilige Unterbringung gelten die §§ 114 bis 116, 124—126 entsprechend. Hat der Unterzubringende einen gesetzlichen Vertreter, so ist der Beschluß auch diesem bekanntzumachen. Die Freilassung gegen Sicherheitsleistung ist unzulässig.

(3) Der Unterbringungsbefehl ist aufzuheben, wenn der in ihm angegebene Grund der Unterbringung weggefallen ist, oder wenn das Gericht im Urteil die Unterbringung in einer Heil- und Pflegeanstalt nicht anordnet. Durch Einlegung eines Rechtsmittels darf die Freilassung nicht verzögert werden.

Als Jugendlicher gilt jeder zwischen dem 14. und 18. Geburtstag. Für Jugendliche und ihre Zurechnungsfähigkeit gilt der besondere § 3 des Jugendgerichtsgesetzes.

§ 3

Ein Jugendlicher, der eine mit Strafe bedrohte Handlung begeht, ist nicht strafbar, wenn er zur Zeit der Tat nach seiner geisti-

*gen oder sittlichen Entwicklung unfähig war, das Ungesetzliche der
Tat einzusehen oder seinen Willen dieser Einsicht gemäß zu bestimmen.*

3. Geschäftsfähigkeit.

a) E n t m ü n d i g u n g.

§ 6, 1 des Bürgerlichen Gesetzbuches (BGB.).

*„Entmündigt kann werden: Wer infolge von Geisteskrankheit
oder von Geistesschwäche seine Angelegenheiten nicht zu besorgen
vermag."*

Die Ausdrücke „Geisteskrankheit" und „Geistesschwäche" sind
hier lediglich juristischer Natur und haben nichts mit der ärztlichen
Diagnose gemein. Der wegen *Geisteskrankheit* Entmündigte ist völlig
geschäftsunfähig und steht dem Kinde unter 7 Jahren rechtlich gleich.
Dagegen ist der wegen *Geistesschwäche* Entmündigte noch *beschränkt
geschäftsfähig*, d. h. er kann ein selbständiges Geschäft anfangen usw.
Er steht rechtlich dem Minderjährigen, der bereits das 7. Lebensjahr
vollendet hat, gleich. Es bezeichnet also Geisteskrankheit im Sinne des
§ 6, 1 des BGB. den höheren, Geistesschwäche im Sinne des § 6, 1 des
BGB. den geringeren Grad geistiger Störung, ganz unabhängig davon,
ob psychiatrisch eine akute Psychose, eine Demenz oder ein angeborener Schwachsinn vorliegt. — Immer handelt es sich um die Gesamtheit
der Angelegenheiten.

Wünschen die Angehörigen des Kranken behufs Einleitung der
Entmündigung ein Zeugnis, so genügt in der Regel eine kurze
Bescheinigung:

„Zur Vorlage bei dem Amtsgericht wird bescheinigt, daß der heute
von mir untersuchte X, geboren am ... zu ... die ausgesprochenen
Zeichen einer Geistesstörung bietet und zur Entmündigung geeignet erscheint."

Erst in dem später vom Gericht eingeforderten ausführlichen
Gutachten muß auf den Wortlaut des § 6, 1 genau Bezug genommen werden.

Einweisung in eine (beliebige) Heilanstalt zur Beobachtung auf
sechs Wochen *kann* erfolgen nach § 656 Zivil-Prozeß-Ordnung, wenn sie
ohne Nachteil für den Gesundheitszustand ausführbar ist.

§ 6, 3 des BGB.

Für *nicht geisteskranke Trinker* kommt der 3. Absatz des § 6
in Betracht:

*„Entmündigt kann werden: Wer infolge von Trunksucht seine
Angelegenheiten nicht zu besorgen vermag oder sich oder seine Familie der Gefahr des Notstandes aussetzt oder die Sicherheit anderer gefährdet."*

Wird hier ein Arzt überhaupt zugezogen, so hat er zunächst nur
das Vorhandensein der Zeichen des chronischen Alkoholismus oder
aber einer krankhaften Intoleranz gegen Alkohol, eventuell dipsomaner

Neigungen festzustellen. Besteht schon ausgesprochene geistige Störung, so ist die Entmündigung wegen Geistesschwäche oder Geisteskrankheit anzuregen.

Im § 6, 3 des BGB. heißt es dann weiter von *jeder* Form der Entmündigung:

„Die Entmündigung ist wieder aufzuheben, wenn der Grund der Entmündigung wegfällt."

b) P f l e g s c h a f t.

Bei Psychosen, die voraussichtlich rasch ablaufen, genügt gewöhnlich die Einsetzung einer Pflegschaft.

§ 1910, II des BGB.:

„Vermag ein Volljähriger, der nicht unter Vormundschaft steht, infolge geistiger oder körperlicher Gebrechen einzelne seiner Angelegenheiten oder einen bestimmten Kreis seiner Angelegenheiten, insbesondere seine Vermögensangelegenheiten, nicht zu besorgen, so kann er für diese Angelegenheiten einen Pfleger erhalten.

Die Pflegschaft darf nur mit Einwilligung des Gebrechlichen angeordnet werden, es sei denn, daß eine Verständigung mit ihm nicht möglich ist."

Unmöglichkeit einer Verständigung ist bei jedem die freie Willensbestimmung ausschließenden Zustande krankhafter Störung der Geistestätigkeit gegeben. Das ärztliche Attest hätte dann zu lauten:

„Behufs Einleitung einer Pflegschaft wird bescheinigt, daß der ... aus ... geboren am ... wegen Geistesstörung seine Angelegenheiten nicht zu besorgen vermag, und daß eine Verständigung mit ihm im Sinne des BGB. zur Zeit nicht möglich ist."

§ 1920 des BGB.:

„Eine nach § 1910 angeordnete Pflegschaft ist von dem Vormundschaftsgericht aufzuheben, wenn der Pflegebefohlene die Aufhebung beantragt."

Er muß bei diesem Antrag freilich geschäftsfähig sein.

Hinsichtlich der *Geschäftsfähigkeit* sind ferner zu merken:

§ 104, 2 des BGB.:

„Geschäftsunfähig ist: Wer sich in einem, die freie Willensbestimmung ausschließenden Zustande krankhafter Störung der Geistestätigkeit befindet, sofern nicht der Zustand seiner Natur nach ein vorübergehender ist."

§ 105, II des BGB.:

„Nichtig ist auch eine Willenserklärung, die im Zustande der Bewußtlosigkeit oder vorübergehender Störung der Geistestätigkeit abgegeben wird."

Auf Grund dieser beiden Paragraphen können von Geistesgestörten eingegangene Verpflichtungen wieder rückgängig gemacht werden.

Die Testierfähigkeit regelt außerdem

§ 2 des Gesetzes über die Errichtung von Testamenten und Erbverträgen vom 31. Juli 1938:

„*I. Wer entmündigt ist, kann ein Testament nicht errichten. Die Unfähigkeit tritt schon mit der Stellung des Antrages ein, auf Grund dessen die Entmündigung ausgesprochen wird.*

II. Wer wegen krankhafter Störung der Geistestätigkeit, wegen Geistesschwäche oder wegen Bewußtseinsstörung (z. B. wegen Trunkenheit) nicht in der Lage ist, die Bedeutung einer von ihm abgegebenen Willenserklärung einzusehen und nach dieser Einsicht zu handeln, kann ein Testament nicht errichten."

4. Ehegesetz der Besatzungsbehörde. "Law Nr. 16, 1946".

Der Geschäftsunfähige darf eine Ehe nicht eingehen. Wer in seiner Geschäftsfähigkeit beschränkt ist, bedarf zur Eingehung einer Ehe der Einwilligung seines gesetzlichen Vertreters. Eine Ehe ist nichtig, wenn einer der Ehegatten z. Z. der Eheschließung geschäftsunfähig war oder sich im Zustand der Bewußtlosigkeit oder vorübergehenden Störung der Geistestätigkeit befunden hat.

§ 32. *Ein Ehegatte kann Aufhebung der Ehe begehren, wenn er sich bei der Eheschließung über solche persönliche Eigenschaften des anderen Ehegatten geirrt hat, die ihn bei Kenntnis der Sachlage und bei verständiger Würdigung des Wesens der Ehe von der Eingehung der Ehe abgehalten haben würden. Die Aufhebung ist ausgeschlossen, wenn sein Verlangen nach Aufhebung der Ehe mit Rücksicht auf die bisherige Gestaltung des ehelichen Lebens als sittlich nicht gerechtfertigt erscheint.*

Hat z. B. ein Ehegatte vor der Eheschließung eine seelische Störung gehabt, die der Arzt damals nur als eine nervöse Erschöpfung oder als einen Nervenzusammenbruch bezeichnete, die sich aber später im Rückblick als erster Schub einer Schizophrenie herausstellt, so würden die Voraussetzungen dieses § vorliegen. In diesem Falle würde das Leiden schon z. Zt. der Eingehung der Ehe bestanden haben, wäre also eine „Eigenschaft" des Ehegatten. Ob auch seine „Disposition" zum Beispiel zur Tuberkulose oder zur manisch depressiven Störung in Zukunft als ein- „Eigenschaft" angesehen werden wird, muß erst die Praxis der Rechtsprechung ergeben. — Der § 33 regelt die arglistige Täuschung eines Ehegatten über wichtige persönliche Eigenschaften im gleichen Sinn wie § 32. Nach § 35 muß die Aufhebungsklage binnen eines Jahres nach Bekanntwerden jener Eigenschaften erhoben werden.

§ 43. *Ein Ehegatte kann Scheidung begehren, wenn der andere durch eine schwere Eheverfehlung oder durch ehrloses oder unsittliches Verhalten die Ehe schuldhaft so tief zerrüttet hat, daß die Wiederherstellung einer ihrem Wesen entsprechenden Lebensgemeinschaft nicht mehr erwartet werden kann. Wer selbst eine Verfehlung begangen hat, kann die Scheidung nicht begehren, wenn nach der Art seiner Verfehlung, insbesondere wegen des Zusammenhanges der Verfehlung des anderen Ehegatten mit seinem eigenen Verschulden, sein Scheidungsbegehren bei richtiger Würdigung des Wesens der Ehe sittlich nicht gerechtfertigt ist.*

Dieser § will also Eheverfehlungen treffen, bei denen an der Zurechnungsfähigkeit des Schuldigen keine Zweifel bestehen.

§ 44. *Ein Ehegatte kann Scheidung begehren, wenn die Ehe infolge eines Verhaltens des anderen Ehegatten, das nicht als Eheverfehlung betrachtet werden kann, weil es auf einer geistigen Störung beruht, so tief zerrüttet ist, daß die Wiederherstellung einer dem Wesen der Ehe entsprechenden Lebensgemeinschaft nicht erwartet werden kann.*

Es liegt zwar noch keine Äußerung darüber vor, ob der Gesetzgeber den hier verwendeten Begriff „geistige Störung" im weiteren oder engeren Sinne gefaßt wissen will. Doch dürfte das erstere zutreffen, so daß hier auch erhebliche psychopathische (hysterische) Störungen und Trunksucht unter „geistige Störung" eingerechnet werden können. Dieser Ausdruck ist also weiter, umfassender als die Geisteskrankheit im § 45.

§ 45. *Ein Ehegatte kann Scheidung begehren, wenn der andere geisteskrank ist, die Krankheit einen solchen Grad erreicht hat, daß die geistige Gemeinschaft zwischen den Ehegatten aufgehoben ist und eine Wiederherstellung dieser Gemeinschaft nicht erwartet werden kann.*

Wenngleich auch hier der vom Gesetzgeber gewählte Ausdruck geisteskrank sich grundsätzlich nicht mit dem homonymen des Psychiaters deckt, wird es sich praktisch nur um die echten Psychosen, zumal Paralyse und Schizophrenie handeln. Die manischdepressive Störung dürfte nur in den seltenen Fällen für diesen § 45 in Frage kommen, wenn es sich um sehr gehäufte und schwere Anfälle handelt, die eben die *geistige* Gemeinschaft hoffnungslos zerstören. Ob diese Zerstörung stattgefunden hat, hängt nicht nur von der Art und Schwere der seelischen Störung, sondern auch von dem geistigen Niveau der Ehegatten ab.

§ 47. *In den Fällen der §§ 44—46 darf die Ehe nicht geschieden werden, wenn das Scheidungsbegehren sittlich nicht gerechtfertigt ist. Dies ist in der Regel dann anzunehmen, wenn die Auflösung der Ehe den andern Ehegatten außergewöhnlich hart treffen würde. Ob dies der Fall ist, richtet sich nach den Umständen, namentlich auch nach der Dauer der Ehe, dem Lebensalter der Ehegatten und dem Anlaß der Erkrankung.*

Obwohl es sich bei diesem Paragraphen um die Beurteilung eines sittlichen Momentes handelt, das eigentlich dem Bereich des Sachverständigen entfällt, wird er aus seiner intimen Kenntnis der Sachlage heraus auch zu diesem Komplex manches beitragen können. Das gleiche gilt auch für den folgenden § 48.

§ 48. *1. Ist die häusliche Gemeinschaft der Ehegatten seit drei Jahren aufgehoben, und infolge einer tiefgreifenden unheilbaren Zerrüttung des ehelichen Verhältnisses die Wiederherstellung einer dem Wesen der Ehe entsprechenden Lebensgemeinschaft nicht zu erwarten, so kann jeder Ehegatte die Scheidung begehren.*

2. Hat der Ehegatte, der die Scheidung begehrt, die Zerrüttung ganz oder überwiegend verschuldet, so kann der andere der Scheidung widersprechen. Der Widerspruch ist nicht zu beachten, wenn die Aufrechterhaltung der Ehe bei richtiger Würdigung des Wesens der Ehe und des gesamten Verhaltens beider Ehegatten sittlich nicht gerechtfertigt ist.

§ 49. *Das Recht auf Scheidung wegen Verschuldens besteht nicht, wenn sich aus dem Verhalten des verletzten Ehegatten ergibt, daß er die Verfehlung des andern verziehen oder sie als ehezerstörend nicht empfunden hat.*

Zum letzteren Punkte wird die Auffassung des Psychiaters (z. B. bei Schwachsinnigen) oft wichtig sein.

§ 50. *Die Scheidung ist nicht mehr zulässig, wenn seit dem Eintritt des Scheidungsgrundes zehn Jahre verstrichen sind.*

Schrifttum.

Als größere psychiatrische *Lehrbücher* sind zu nennen:

BLEULER, E.: Lehrbuch der Psychiatrie, 6. Aufl. Berlin: Springer 1937.

BUMKE, O.: Lehrbuch der Geisteskrankheiten, 7. Aufl. München: J. F. Bergmann 1948.

Psychiatrie und Neurologie sind vereint in dem von vielen Verfassern geschriebenen „Lehrbuch der Nerven- und Geisteskrankheiten" von W. WEYGANDT. Halle: Carl Marhold 1935. Neue Auflage wird von H. W. Gruhle vorbereitet.

Neurologie allein in F. LAUBENTHALs Leitfaden der Neurologie, 3. Aufl. Leipzig: Thieme 1943.

Für *Psychologie* kommt nur *ein* neues Lehrbuch in Betracht:

ELSENHANS-GIESE: Lehrbuch der Psychologie, 3. Aufl. Tübingen: J. C. B. Mohr 1939.

Einem vertiefteren Studium der Psychologie des Abnormen diene:

JASPERS, KARL: Allgemeine Psychopathologie, 5. Aufl. Berlin: Springer 1948.

Über Vererbung: Bücher dieses Gebietes, die von politischen Tendenzen frei sind, können z. Zt. nicht genannt werden.

Das wichtige Kapitel der *Psychopathie* wird in folgendem Buch gesondert behandelt:

SCHNEIDER, KURT: Die psychopathischen Persönlichkeiten, 5. Aufl. Leipzig-Wien: Franz Deuticke 1942.

Bei der Intelligenzprüfung verwende man:

Intelligenzprüfung nach BINET-SIMON-BOBERTAG. Vordruck mit eingehender Erläuterung. Halle: Carl Marhold 1925. — Ferner ist eine Testzusammenstellung zu kaufen als „Binetarium" beim Verlag Dr. Otto Bobertag Ww., Berlin.

Für die *Psychotherapie* sei genannt:

SCHULTZ, J. H.: Die seelische Krankenbehandlung, 4. Aufl. Jena: Gustav Fischer 1930, und kleiner:

Neurose, Lebensnot, ärztliche Pflicht. Klinische Vorlesungen über Psychotherapie, Leipzig: Thieme 1936.

Für die psychiatrisch-gerichtliche Praxis diene:

HOCHE, A.: Handbuch der gerichtlichen Psychiatrie, 3. Aufl. Berlin: Springer 1934.

Sachverzeichnis.

Sachverzeichnis. 183

Made in United States
Orlando, FL
22 March 2026

79554942R10108